U0381369

上海文化发展基金会图书出版专项基金资助项目
"十三五"上海重点出版物出版规划项目
社会工作流派译库·军队社会工作系列
军队社会工作丛书

创伤后应激障碍治疗指南

（原著第二版）（上册）

Effective Treatments for P.TSD:
Practice Guidelines from the International
Society for Traumatic Stress Studies，2E

［美］埃德娜·B.福阿（Edna B. Foa）
［美］特伦斯·M.基恩（Terence M. Keane）
［美］马修·J.弗里德曼（Matthew J. Friedman）　　主编
［美］朱迪思·A.科恩（Judith A. Cohen）

沈　黎　**主译**　　张　曙　**审校**

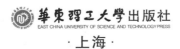

华东理工大学出版社
EAST CHINA UNIVERSITY OF SCIENCE AND TECHNOLOGY PRESS

·上海·

图书在版编目(CIP)数据

创伤后应激障碍治疗指南：原著第二版.上册/
(美)埃德娜·B.福阿(Edna B.Foa)等主编；沈黎主译
.—上海：华东理工大学出版社,2021.12
(军队社会工作丛书)
书名原文：Effective Treatments for PTSD，Second
Edition：Practice Guidelines from the International Society
for Traumatic Stress Studies,2E
ISBN 978-7-5628-5742-6

Ⅰ.①创… Ⅱ.①埃… ②沈… Ⅲ.①创伤—心理应
激—精神障碍—治疗—指南 Ⅳ.①R641.05-62
②R749.05-62

中国版本图书馆 CIP 数据核字(2018)第 302264 号

著作权合同登记号："图字 09-2015-868 号"

策划编辑 / 刘　军
责任编辑 / 牟小林
装帧设计 / 居慧娜
出版发行 / 华东理工大学出版社有限公司
　　　　　　地址：上海市梅陇路 130 号,200237
　　　　　　电话：021-64250306
　　　　　　网址：www.ecustpress.cn
　　　　　　邮箱：zongbianban@ecustpress.cn
印　　刷 / 上海锦佳印刷有限公司
开　　本 / 710 mm×1000 mm　1/16
印　　张 / 17.5
字　　数 / 350 千字
版　　次 / 2021 年 12 月第 1 版
印　　次 / 2021 年 12 月第 1 次
定　　价 / 172.00 元

编辑委员会

目　录

第一编　PTSD 的评估和诊断

第二编　早期干预：急性应激障碍的治疗与
慢性创伤后应激障碍的预防

第三编　慢性创伤后应激障碍的治疗

第一章　导　言

埃德娜·B.福阿(Edna B. Foa)、特伦斯·M.基恩(Terence M. Keane)、马修·J.弗里德曼(Matthew J. Friedman)、朱迪思·A.科恩(Judith A. Cohen)

《创伤后应激障碍治疗指南(原著第二版)》(以下简称为《指南》)由国际创伤应激研究学会(ISTSS)成立的《创伤后应激障碍治疗指南》编写委员会于2005年修改完成。本书将对该领域专家的临床和研究性文献进行全面回顾。本书主要包括两个部分:第一个部分主要是一些重要文献的回顾,第二个部分是《指南》的简要介绍。《指南》试图告诉临床工作者:创伤后应激障碍(Posttraumatic Stress Disorder,以下简称"PTSD")患者的最佳治疗方法是什么。PTSD是一种激发于创伤性事件后的严重精神障碍。PTSD的典型症状包括患者对创伤性事件及其恐惧成分的再度体验,回避与事件相关的思绪、记忆、人物和场所,情感麻木和警觉性提高等。由于往往伴有其他精神疾病,PTSD患者多呈现明显的病态、残疾和生活质量受损等状况。

创伤经历可能导致数种疾病的发生,包括重型抑郁障碍、特殊恐惧症、无特别说明的极端压力障碍、人格障碍(如边缘焦虑障碍和惊恐性障碍)。为避免混淆,本指南着重介绍美国精神医学学会编写的《精神疾病诊断与统计手册(第4版·修订版)》(简称"DSM－Ⅳ－TR",2000)所限定的PTSD的症状及相应的治疗方法。

PTSD的诊断也存在很多缺陷,这在那些幼时遭受性侵犯的人群身上尤为突出。曾有这些经历的人与亲友或其他人交往时会存在问题,进而感到痛苦,甚至精神残疾。迄今为止,几乎没有方法能够成功治疗具有这些创伤经历的患者。根据现有的经验,目前临床上倾向于认为具有这些经历的患者需要长期、持续、多种形式的干预。

《指南》的编写委员会认为,PTSD常伴有其他心理问题,这些共病需要临

1

床医师在诊断和治疗全程中予以特别的关注和评估。需要特别警惕的障碍是药物滥用和抑郁症。对表现出多种障碍的患者,临床医师在制订治疗计划时可参阅本书及相关资料。

《指南》为患有 PTSD 的成年人、青少年和儿童所设计,其目的是帮助临床工作者对这些个体进行更加科学、有效的治疗。因为对 PTSD 患者提供精神健康治疗的临床工作者具有不同的专业背景,所以《指南》涉及多个学科。心理学家、精神科医生、社会工作者、创造性艺术治疗师和婚姻指导者等均参与了《指南》的制订。因此《指南》适用于参与 PTSD 治疗的专业背景不同的临床工作者。

编写委员会明确地排除了对那些目前仍然处于暴力之中或受虐环境中的个体的治疗方案。因为对他们的治疗及治疗本身所带来的法理和道德问题,从本质上不同于那些已不再经受创伤性事件的个体。从临床工作者的角度来看,这些正在经受创伤性事件的个体需要予以特殊考虑,例如,处于家庭暴力间歇性发生的社区或家庭中的儿童。

目前,发展中国家关于 PTSD 的研究较少,有关 PTSD 的研究主要来自西方发达国家。越来越多的人认为,PTSD 是一种在多元文化和社会背景下的,对暴露于创伤性事件的普遍反应。为此,更需要系统性地进行研究,以决定哪些在西方社会证明有效的心理学和精神药理学的治疗措施在非西方国家也有效。

最后还需指出,使用《指南》的临床工作者不必拘泥于这些技术和方法。所有现有的治疗方法都有其局限性,不是所有的患者都会对这些方法有回应,有些患者可能会因为各种各样的原因而放弃治疗,临床工作者不应局限于使用某一种干预措施。在优化治疗方案时,我们鼓励临床工作者,创造性地结合已在其他场合被证明有用或具有成熟理论基础的新方法实施治疗。

一、《指南》的形成过程

编写委员会在修订新版本的过程中决定扩大委员会成员的范围,将更多重点集中在儿童和青少年领域。这一决定既是基于对日益增长的有关儿童有效治疗的实证文献的研究,也是基于越来越多的信息表达了这一重大风险,即对包括退伍军人在内的不同群体中的创伤暴露的个体而言,其童年创伤可能在日后加剧 PTSD 的症状。委员会加入了儿童和青少年方面的专家,共同组成新的编写委员会。新加入的儿童和青少年专家负责撰写与一般成人疗法相对应的总结章节。该章节包括早期干预、认知行为治疗、药物治疗、心理治疗、以学校为基础的治疗,以及创造性艺术治疗。其他章节主要聚焦成人,但也会包含儿童治疗的部分,如眼动脱敏与再加工、团体治疗、心理康复、催眠、家庭治疗,以及PTSD共病治疗。因此,编写委员会包含了方法、理论、学校治疗和专业训练等方面的专家。

专家们共同主持了关于主要的治疗方向和手段的文章修订。每篇文章都由指派的成员编写,内容包括关于研究及临床实践的文献综述。

文献源于创伤性应激的国际出版文献(PILOTS)、联机医学文献分析与检索系统(MEDLINE)、心理学文献库(PsycLIT)、美国国家儿童创伤压力网(NCTSN)以及其他相关文献搜索系统。每篇文章均按照一定的体例书写并有篇幅的限定。每位作者均回顾自己被分配编写领域的文献,描述临床发现,回顾支持该方法的关键科学依据,然后将文章呈交编写委员会。最后,编写委员会会把全部文章发给所有成员,以听取意见、集思广益。这些过程使文章得到进一步修改和完善。

由于一些国际创伤应激研究学会成员对“眼动脱敏与再加工”一章提出了疑问和担心,因此我们专门为此章节设置了一个额外的评审步骤。邦尼·格林(Bonnie Green)博士会担任客座编辑,将收集后的意见书送至外部进行盲审。如果这个过程能够圆满顺利地完成,那么相关内容将会被列入本书中。

在文献综述的基础上,我们针对每种治疗方法撰写了简要的操作指南。在这些指南中,各种治疗方法按照其效能的强度排序。该排序按照美国医疗保健研究与质量局(AHRQ)的编码系统进行标准化,从而体现了我们依据科学证据为临床工作者提供建议的原则。这些操作指南由所有编写委员会的专家审阅并获得赞成后,提交给国际创伤应激研究学会指导委员会,以便在更广泛的范围内进行评阅,如在国际创伤应激研究学会年会的公告讨论会上进行评阅,被放在国际创伤应激研究学会网站上接受会员们的评价。从这些反馈中获得的有益建议将被《指南》予以采纳。修订后的《指南》将会接受国际创伤应激研究学会指导委员会的审议,经过进一步修改后,最终获得批准发布。

毋庸讳言,本书中的PTSD和其他精神障碍的科学文献存在一些局限性。特别是多数研究中运用了“包含”和“排除”标准来决定适当的入组研究对象。因而,每个研究可能并不都代表寻求治疗的全部患者。例如,关于

PTSD 的研究通常排除了有主动物质依赖、急性自杀倾向、神经心理障碍、退化性心血管病患者。因而,《指南》是否适用于以上群体以及这些研究方法能否广泛推行,还需进一步验证。

二、临床问题

(一) 创伤类型

大多数随机的临床试验结果显示,战争退伍军人比有其他创伤经历(如性骚扰、事故、自然灾难等)的非退伍军人 PTSD 患者康复得慢。因此,一些专家认为,战争退伍军人 PTSD 患者比其他创伤所致的 PTSD 患者对治疗的反应效果要差。然而,这个结论还不是很成熟,因为退伍军人 PTSD 患者和其他 PTSD 患者之所以不同,可能与他们 PTSD 的严重性和慢性化程度不同有关,并不能简单归因于战争创伤。另外,针对退伍军人出现的治疗效果差别可能是由于样本误差,因为目前在退伍军人医院中接受治疗的患者可能只是自愿进行治疗且具有多种损害的慢性患者群体。此外,在非退伍军人医院中进行的临床试验表明,退伍军人所做的至少和平民参与者一样。退伍军人对非创伤性事件的处理与非退伍军人相比差别不大。重要的是,以色列退伍军人应对认知行为治疗的方式与选取的平民样本差别不大;在欧洲,退伍军人对药物的反应略优于平民。简言之,目前还无确定证据说明一些特定形式的 PTSD 治疗效果较差。我们需要有更多与作战退伍军人相关的临床试验,这非常重要。

许多有关儿童治疗的研究都针对经历过性虐待、家庭暴力和社会暴力(这些问题经常同时发生)的儿童。值得注意的是,对受过性侵犯的成人受害者的研究显示,与儿童性虐待相关的 PTSD 患者和与成年性虐待或身体虐待相关的 PTSD 患者对暴露治疗的回应差别不大。

(二) 单次和多次创伤

目前还没有相关的临床研究证明,是否可通过患者以前所受创伤的次数来预测其治疗效果。由于多数治疗性研究是在军队退伍人员或受到性骚扰的成年女性(她们多数有受到多次性骚扰的经历)中做的,因而目前关于治疗效果的大多数经验主要适用于曾经受到过两次以上创伤的人群。对经历单次创伤和多次创伤的人进行比较研究,从而探索并验证经历单次创伤的人是否对治疗更加敏感,这将是一项非常有意义的研究。但是,招募患者是非常困难的,因为实验设计中必须控制 PTSD 的严重性、慢性化程度及共病情况,而这些因素比创伤次数更不具可测性。

（三）PTSD 的慢性化

目前在临床治疗中,大家往往更加强调预防、危险因素、PTSD 的早期识别及急性干预等。这是源于对多数医学和精神疾病的如下认识:如果尽早进行临床干预,预后就会比较好。但是,迄今为止的资料并不支持这个观点。此外,有大量证据表明,发生 PTSD 的许多人持续患有不确定的疾病。虽然还不了解 PTSD 慢性化本质上是否与急性临床表现不同,但一般认为慢性 PTSD 较难治疗。一些患有慢性 PTSD 的患者会伴有持续性功能损害的精神疾病,出现严重的症状,婚姻、社交和职业能力低下,以及过度运用精神类咨询服务和社区服务。与心理和药物治疗相比,这些患者能从个人救助和心理社会康复等社会干预中获得更多益处。

（四）性别

虽然女性 PTSD 终身患病率约为男性的两倍(10.4％∶5％),并且当暴露同等的创伤时,女性患 PTSD 的概率是男性的四倍,但是还没有系统的研究表明治疗反应存在性别上的差异。因此,我们无法从性别来预测预后。这需要引起我们的注意,虽然已有研究提示女性比男性对治疗的反应性更好,但在进一步审视之后,我们应注意到男性和女性的治疗研究本身有一些差别,使其无法进行直接比较。首先,在研究对象中,女性 PTSD 通常由(童年和成年)性侵害所致,而男性 PTSD 通常由战争、退伍所致。其次,在一些大规模多中心临床试验中,男性对治疗的反应和女性一样。最后在得出疗效有性别差异这一研究结论之前,其他因素,如治疗模式、PTSD 的严重性及慢性化程度或共病情况将需要在未来的研究中系统性地予以控制。简言之,目前还不能得出性别对治疗反应有影响的结论。

（五）年龄

关于年龄对预后的影响有两个问题:
1. 创伤发生时的年龄对预后是否有影响?
2. 治疗开始时的年龄对预后是否有影响?
这两个问题都没有被系统地研究过,因此关于这些问题尚没有结论性的数据。从目前发表的研究结果来看,从创伤发生时的年龄尚不能预测预后。

(六) 儿童

或许由于美国国家儿童创伤压力网的建立,关于儿童 PTSD 的实证研究开始增多。另外,儿童在评估和治疗时呈现诸多的特点和难点,本书相关章节将会讨论儿童 PTSD 的治疗。其中,发育水平特别重要,因为它不仅影响 PTSD 的临床表现,而且也影响治疗方法的选择。此外,对儿童进行治疗时,还需要考虑他们的父母。如果药物疗法奏效的话,发育生物学因素也会影响药物的选择,而发育认知因素也可影响治疗策略和心理治疗方法的选择。

(七) 老年人

PTSD 在人的一生中的任何时间点都可能发生。老年人独有的特征可影响 PTSD 的易感性,包括因病产生的一种无助的感觉、机能减退被社会边缘化等。亲人的死亡可能会触发创伤性丧失的侵入性回忆,由此使缓解了几十年的 PTSD 症状一下子复发。退休和对老年生活的回顾也能够增加 PTSD 恶化或复发的可能性。发育因素可影响药物治疗时药物和药物推荐剂量的选择,而认知状态可影响到对老年 PTSD 患者的评估和心理治疗。关于老年 PTSD 患者的最新研究显示,认知行为治疗对该人群或许有一定的效果。

三、治疗策略的影响因素

目前几乎没有什么经验性的数据能说明如何来决定 PTSD 的具体治疗策略。但是有一些临床经验性的探讨,对此我们将在本章中进行讨论。

(一) 治疗目标

支持者声称,《指南》中出现的所有治疗方法都对 PTSD 患者有临床疗效。但这些治疗方法的目标却又不尽相同。有些治疗方法(如认知行为治疗、药物治疗、眼动脱敏与再加工)是以减轻 PTSD 的症状为主要临床结果来判断疗效的;有些治疗方法(如催眠、艺术治疗,可能还有精神分析法)强调的是丰富治疗过程中患者的能力,而不是直接改善他们的症状;有些治疗方法(如精神社会康复)强调功能的改善而忽略 PTSD 症状减轻与否；还有一些干预性措施(如入院、强制性治疗)主要关注严重的破坏性行为或 PTSD 治疗本身开始之前必须处理的共病问题。最近,越来越多临床研究者意识到,治疗目标不仅应该是 PTSD 症状严重程度的减轻,而且应注重包括抑郁、一般性焦虑、愤怒、羞耻和内疚在内的相关症状的缓解,同时也要关注生活品质的提高。最终,这样的认知将会对临床试验产生一个更广泛的评估指标。

(二) PTSD 的治疗

PTSD 的"成功治疗"是《指南》评价所有临床实践的主要标准。我们对此的定义建立在其具有干预功能的同时,是否减缓了症状发生的频率、强度和严重程度的基础上。有些治疗似乎减轻了所有 PTSD 症状组群,有些治疗只能减轻一组 PTSD 症状(如再体验、回避/麻木或激越症状)而对其他症状无效。有些专家并不赞同在评价各种治疗方法时只关注特殊症状的做法,认为能够全面治疗 PTSD 而不是减轻某一特殊症状的疗法才是最有效的。在《指南》中,PTSD 症状减轻仍是判定疗效的主要标准,但在有临床症状全面改善的情况下,判定标准也会做简要说明。

(三) 共病

和其他精神疾病患者一样,PTSD 患者通常会患有至少一种其他精神障碍疾病。的确,美国流行病学研究发现,80% 的 PTSD 患者终身患有抑郁症、其他焦虑障碍、药物滥用或药物依赖。有的临床实践表明,最佳的治疗效果应该能够同时改善 PTSD 和共病的症状。于是,共病的出现可能会促使临床医师选择一个有针对性的个体化治疗措施。在承认这一原则的基础上,修订后的《指南》增加了一章,聚焦 PTSD 和共病症状的治疗。然而,必须强调的是,对 PTSD 症状的治疗是评估所有临床实践的主要标准。值得注意的是,一直旨在减少 PTSD 症状的治疗方法,如认知行为治疗,也能够减少相关的症状,如抑郁、焦虑、内疚和愤怒等。

(四) 自杀

自我毁灭和冲动行为虽然不是 PTSD 的核心症状,但被视为关联症状,深刻影响着临床的处置方式。因此,对所有 PTSD 患者的常规评估都应包括对其目前自杀心理和自杀企图的仔细评估。另外还应评估自杀的风险因素,如目前的抑郁状态和药物滥用程度等。如果患者有明显的自杀倾向,必须首先对其进行处理。如果通过门诊不能解决问题,就应该考虑入院治疗。如果自杀行为继发于抑郁症或药物滥用,在开始治疗 PTSD 之前,临床上应该先处理这些问题。

（五）药物滥用或依赖

男性和女性 PTSD 患者的酒精滥用或依赖的终生患病率分别约为52％和28％,而药物滥用或依赖的终生患病率分别为35％和27％。合并这些问题,不仅使治疗复杂化,而且在有些情况下会加重 PTSD 病情。此外,一些合法的药物,如尼古丁、咖啡因及拟交感神经药可能会干扰治疗,因而PTSD 患者应慎用。在大多数情况下,如有显著的药物滥用或依赖情况,应在 PTSD 治疗开始之前予以处理。最近,研究者对同时治疗 PTSD 和酒精或药物滥用患者的方法进行了检测。其中一项研究显示,酒精依赖和PTSD 共病患者经过暴露疗法,两种病症同时显示了很好的疗效,在饮酒和PTSD 症状两方面都有所减缓。这些结果表明,共病同步治疗方法的效果比单一病症逐步治疗的效果可能更好。

（六）其他并发症

越来越多的证据表明,受过应激创伤的人似乎有更高的患病风险。有报道显示,相比未受到应激创伤的人,创伤受害者会更容易出现内科症状,使用更多的医疗服务,在体检时被检出更多的疾病并表现出更高的病死率。有几项研究显示,这可能是由 PTSD 所致。这让人们开始关注筛查患者的应激创伤病史和 PTSD 症状。但是,这项工作尚处于初始阶段,还没有关于寻求内科或手术治疗的患者需先诊治 PTSD 的数据。

（七）失能或障碍

在 PTSD 患者之间,症状的严重性、急慢性、复杂性、相关症状和功能减弱等方面的差异极大,这些差异可能影响治疗方法的选择和临床治疗目标的实现。对某些慢性 PTSD 患者,功能改善可能远比症状减轻重要得多。对另一些患者(特别是那些遭受长期性虐待或折磨的受害者)进行临床干预时,需首先关注分离症状、冲动、躯体化、人际交往困难或自我认定中的病理改变。虽然指南主要强调减轻 PTSD 的核心症状,但临床医师可能会发现,对有些患者而言,最重要或最恰当的临床治疗目标是改善功能。

（八）住院治疗指标

当出现下列情况时,应考虑入院治疗:当个体有自残或伤人的倾向、行为时;病情不稳定或旧病复发时;处于重大应激的强烈痛苦中;虽处于安全环境,但需要特殊观察和评价时。总的建议是,入院治疗必须与门诊治疗相结合,入院治疗需制订长期治疗计划。

四、治疗问题介绍

与创伤相关的治疗方法已经被广泛地讨论了 100 多年。丰富的文献为我们提供了很多临床经验和智慧。在过去的 20 多年里,几种 PTSD 治疗方法已经得到实验和统计学研究的验证,我们知道了什么样的治疗模式可以帮助有创伤问题的患者。相应地,《指南》包括了已经被用于治疗患有相关症状的创伤受害者的各种心理疗法和药物疗法。关于这些疗法的疗效和减轻 PTSD 及相关症状的临床和科研证据千差万别。在本书中,我们决定列举目前已被运用于治疗 PTSD 的各种方法,如精神病理疗法和直接治疗方法,而不是只聚焦以证据为本的治疗方法。

五、临床研究内容

（一）什么是好的对照研究

在过去 25 年的临床研究中,严谨的研究方法在 PTSD 临床试验中的使用次数显著增加。我们认为一项好的对照研究应具备如下特征。

1. 有清楚界定的目标症状

只经历过应激创伤不是治疗或干预的指标,只有存在显著的创伤相关症状（如 PTSD 或抑郁）才适合进行治疗。无论什么样的症状或综合征都应有清楚的界定,以便采用相应的措施去评估和改善情况。另外,除了明确诊断,还应指定一个症状严重性的阈值作为治疗入选标准。

2. 信度和效度的测量

一旦确定目标症状和研究对象,就应该采用良好的心理测量工具。在诊断过程中,应该进行结构性诊断评估和症状严重性评估。这些测量工具必须适合幼儿,因为 DSM - IV - TR 制定的标准并没有充分体现 PTSD 症状在成长中是如何表现出来的。

3. 选用盲测者

早期关于受创伤个体的治疗研究主要依靠治疗师和患者的报告去评价疗效,并在评价体系中引入期待和需求偏差。目前,可信的研究所具备的一个必要条件就是对盲评者的使用。保持评价者盲态有两个必要条件:第一,评价者不能同为治疗师;第二,患者在评价过程中不要透露自己的治疗情况,以免影响盲评者评级。

4. 评价者训练

评价的可信性和有效性在很大程度上依赖评价者的技巧。因此,针对评价者的训练至关重要。关于评价者的标准要求也应具体说明,包括明确评价人之间的可信度和校准研究全程的评价过程,以防止评价者有所倾向。

5. 可操作、可重复、特定的治疗计划

如果针对 PTSD 进行目标症状的治疗,采用专门为 PTSD 制订的治疗计划将是最恰当的。详细的治疗计划有助于保持治疗的一致性、可重复性。

6. 治疗条件的均衡

为了消除潜在的偏差,如果采取了不止一种治疗方法,治疗师就必须具备相关的背景、经验,以及接受相应的培训。

7. 无偏差分配治疗

为了消除潜在的偏见,无论是患者还是治疗师,都不得选择治疗条件。在实际接受治疗时,患者会被随机分配治疗条件。这有助于保证所观察到的治疗方法的差异性或相似性是由于所采用的技术,而不是外界因素所致。为了分开疗效和治疗师,每种治疗应至少由两名治疗师来实施,而患者应该被随机分配给不同的治疗师。

8. 治疗的依从性

研究的另一个要素是使用连续性等级治疗。这些等级显示治疗是否按照计划实施了。

9. 根据可接受的程序进行数据分析

一项控制研究的最后一个要素是可接受数据分析程序的使用。所有参与者都是随机的,任何人受到的治疗都应包含在整体数据分析内。只有一部分数据分析结果可以存在潜在偏差。

(二) 对照研究的局限性

虽然对照研究对评价某一治疗方法是必要的,但是这样的研究得出的结论也不是没有问题。这些研究的严格要求往往会导致样本的代表性不够,因此,其结果的推广就受到了限制。例如,研究要求的随机分配包括了安慰剂组,有些患者会接受,而另一些就不会。导致研究对象入选的因素,可能与他们对治疗的反应密切相关。在评价一个已经完成的研究时,研究对象中途退出也是需要仔细考虑的一个问题。有些研究因为它们特殊的研究内容可能与研究对象期待的不一致,从而会导致研究对象中途退出,进而影响最终结果。

不同的对照研究往往采取不同的干预方法。比如,短期的结构化治疗(如认知行为治疗和药物治疗)就比长期的或结构化较差的治疗更适合对照试验。作为结果,前者的疗效就会比后者显得更有用。

(三) 效应大小是什么?

评价治疗效果的方法有很多种,例如,通过检查有多少接受治疗的人不再符合以前的诊断;计算治疗前到治疗后或随访时症状的严重程度下降了多少,即效应大小。效应大小从根本上来讲是一种统计学方法,是以一个标准的模式来估计某一给定治疗计划对目标症状的严重程度降低了多少。效应大小使我们能够比较不同类型治疗的疗效。本书里所讨论的所有经验研究都是应用该种方法。为了加强文献之间的可比性,本书选用两种方法来对计算和表述效应大小的程序进行标准化。

第一,采用一个单独的效应大小统计。像 Cohen'd 一样,Hedges'g 很容易被概念化。它是以标准化两个均值之间的差异为基础的,典型做法是治疗样本均值减去比较样本除以两个样本共有标准差的商。所以,每个完整的数字都代表一个脱离比较样本均值的标准差。比如,如果 g=0.5,治疗样本均值就将被估计为标准差的一半在比较样本之上。Cohen'd 在样本较小时会被系统过度估计,而 Hedges'g 与之不同的是,它包括了对小样本偏差的数学校准。为使比较更容易,效应大小的符号调整为正的永远代表结果比比较组更好。

第二,采用等级分级评定。这样做是基于以下考虑:即使采用了相同的效应大小统计,使用不同的对照组也会产生不可直接对照的效应大小。如果一篇文章有足够的研究样本,采用了对照组,诸如等待序列或非特异对照治疗,那么使用其他类型对照组的研究就不应再包括在内。如果"未给予治疗"的对照研究样本的数量不足以得出结论,使用"安慰剂"的对照研究样本就需要被包括在内,这样从这一研究计算出的效应大小在对照中往往会偏小,即使治疗是同样有效的。

只有当任何一种类型的研究样本都不够多时,没有包括对照组在内的纯样本设计才能被使用。在这样的设计中,计算标准差异效应大小的唯一办法是用治疗组治疗前的分数来估计对照组的分数。因为这些估计的分数是不独立的,这些计算得出的效应大小与另外两个对照组的效应大小相比是偏大的,不应该直接和它们进行比较。

(四)PTSD 的治疗现状

20 世纪 80 年代早期,随着《精神疾病诊断与统计手册(第 3 版)》将PTSD 作为一种独立的诊断单元,关于治疗 PTSD 的研究就开始了。从那时起,病例和相关研究就不断地被报道。可以说,这些研究从方法学的严谨性上差别很大,因此从这些不同治疗方法得出的结论的可靠性就不尽相同。自从 2000 年发布了第一版《创伤后应激障碍治疗指南》,一些新的研究已经被添加到其中,大量的治疗方法提升了其证据标准。然而,技术或方法证据的缺乏并不意味着其不起作用,只是还没有经过严谨的科学验证。

我们还需要对治疗 PTSD 的其他方法进行进一步的对照研究,许多进行中的国际性项目都有助于《指南》的编写。多数治疗 PTSD 的结论是以疗效试验为基础的。总之,该领域尚待进行效果试验的临床研究还有很多。《指南》还需要定期更新,以期适应本领域的进展。

(五)联合治疗

包含心理治疗和药物治疗的联合治疗的价值还没有被系统地研究。对其他精神障碍(如抑郁症)的研究已经显示出联合治疗的优点。只有几项研究证实包含各种技术的治疗的效果优于只包含很少的技术的治疗。此外,一项关于成年人的研究表明,对药物(如盐酸舍曲林)的反应得益于延长暴露。总体上,这些研究不支持实施更复杂的计划。许多 PTSD 患者同时患有抑郁症。如果有中度到重度的抑郁症,就要采取包含心理治疗和药物治疗的联合治疗。

六、编码系统

为了帮助临床医师对《指南》中的治疗方法进行评价,我们设计了编码用来表示强度。强度被分为六个级别,代表使用某一特别治疗程序或某一建议后的证据的不同水平。

A 级：证据基于临床上 PTSD 个体的随机对照的试验。

B 级：证据基于很好设计的临床研究，没有 PTSD 个体与随机化或安慰剂组做比较。

C 级：证据基于临床研究，应用规范治疗技术或遵循某一特定建议的临床观察。

D 级：证据基于长期而广泛的，但未经检验的临床实践。

E 级：证据基于临床医师尚未被检验的实践。

F 级：证据基于最近建立的，但没有被临床检验过的治疗。

七、治疗建议

（一）治疗师培训

为了更好地理解和应用《指南》，治疗师应该在各自的国家进行专业培训，并获得相应级别的执照。培训需要结合临床实习或相应的训练，治疗师在培训结束后需通过考核。

（二）治疗环境的选择

多数 PTSD 的治疗在门诊进行，比如，在精神病或心理学诊所，以及心理咨询中心。但是，当患者（如严重的人格障碍患者）出现明显的自杀倾向或严重的共病时，须住院治疗且对治疗环境有特殊要求。治疗环境取决于初始诊断结果。临床医师须在治疗全程仔细观察患者的精神状态，并检查治疗环境是否合适。

（三）治疗策略

治疗前首先应该进行科学和系统的评估并明确诊断。一旦诊断明确了，无论选择什么治疗方法，治疗师都应该建立一个专业的治疗环境。第一，临床医师应该建立良好的医患关系，给予患者信任感，并对其安全等特殊问题给予足够关注。很多 PTSD 患者对他人丧失了信任感，特别是当创伤性事件（如暴力袭击、性侵害等）发生在人和人之间时。与其他患者在建立治疗关系时，也应注意保护隐私等相关问题。因此，在治疗的第一阶段，应该关注这些敏感的内容，让患者认识到其是被尊重和保护的。第二，临床医师必须在制订治疗计划时考虑到患者的人身安全,诸如暴露练习中环境的安全性,或刚刚脱离虐待关系的妇女的安全等。第三,临床医师应该考虑到与PTSD症状相关的问题,并提供相关健康教育。第四,临床医师应注意治疗的长期性。第五,临床医师应注意共病情况,必要时,与其他专业人员、患者家属等进行合作。

许多PTSD患者需要一种可依赖的稳定的治疗关系,因为他们的症状不能完全缓解,并存在复发或恶化的可能性。基于以上这些原因,保证治疗关系的稳定性是很重要的。对某些患者来说,治疗的开始和中断都会对其产生影响。关于这一点,治疗师在制订治疗计划时需多给予关注。

当治疗受过创伤的儿童或青少年时,治疗师在治疗过程中通常会让其父母或其他监护人参与进来。对儿童进行治疗时,治疗师需要经常与学校、儿童保护机构、儿童宣传组织、少年司法机构,以及其他儿童福利机构进行接触。同时,治疗师需要对青少年与他们的父母或监护人之间复杂的关系保持敏感性,并灵活处理他们之间的关系。

(四)治疗阻抗

接受治疗的美国越南战争退伍军人的治疗阻抗现象特别明显,但其他创伤患者也有治疗阻抗现象。这种现象主要存在于有机体功能紊乱和其他共病的患者中。针对这些患者,治疗师可以采用冥想、心理治疗、家庭治疗和康复治疗等。

(五)治疗前的准备工作

有几个因素可能会影响急性PTSD患者寻求治疗:他们认为症状会随时间减退,他们感到没有什么能帮助他们,或者他们不便将创伤经历告知他人。如果患者认为治疗是一种为了探讨和接近创伤话题的讨论,这就很好理解为什么许多PTSD患者会延迟或拒绝治疗。因此,治疗师在初始阶段提供治疗常常会失败。即使当PTSD转为慢性时,许多患者要么不寻求治疗,要么在出现相关症状时才接受治疗。所以,明确诊断后,治疗师就应对患者进行相关教育。许多患者不愿意接受治疗,是因为他们把症状当作个人的失败来看待。对许多患者而言,正常化症状可增强他们继续接受治疗的意愿。

一些患者不愿意接受治疗还可能是因为在评价或治疗当中,他们经常要承受讨论创伤性事件时所带来的压力。治疗师应鼓励患者将他们的担心表达出来,并且当讨论或叙述他们的创伤经历时,应对他们所经历的痛苦给予关注,以使他们所关心的问题在治疗的初始阶段得到解决。

八、创伤性事件的真实性

PTSD 确诊的一个前提条件就是个体必须有创伤性事件经历。治疗 PTSD 时不可避免地会涉及对该事件的处理。《指南》中的所有方法都预先假定创伤性事件存在。《指南》也不鼓励使用任何方法去发掘有关创伤性事件的无意识的记忆。

编者们也认识到,对创伤性事件的记忆有时会被有意回避,或被寻求治疗的个体遗忘。但因为缺乏科学证据,编者们不支持出现某些 PTSD 症状(如情感麻木、注意力问题)就诊断患者一定经历了创伤性事件这种做法。因此,编者们也不鼓励使用《指南》去帮助恢复被忘却的创伤记忆。

九、如何使用《指南》

《指南》综述了目前关于 PTSD 的治疗进展,也介绍了 PTSD 患者护理的相关问题。《指南》涉及的 PTSD 问题前提都符合《精神疾病诊断与统计手册(第4版)》(简称"DSM－Ⅳ"),也假定患者经过了共病障碍的评价。《指南》不仅涉及各种治疗方法,还将涉及对各种治疗方法的结论部分的讨论。

我们建议采用已经被证明有效的治疗。记住几种已被证实有效的、可用的治疗是很重要的。同时,目前还有很多未被科学对照研究证实的治疗在被广泛地应用于实践,已积累了大量的临床证据。实际上,临床经验和科学研究有着明显的区别。目前来说,不是所有心理治疗都经过了随机对照临床试验。所以,往往是有经验的临床医师能更好地决定采取哪种治疗方法。

我们认识到并非所有的治疗都是普遍有效的,即使是我们认为最好的治疗也有在某些情况下失败的时候。为此,我们建议大家系统地评估对治疗和干预没有反应的患者,以进一步查找原因。如果几种治疗方法都是经过实践检验的,治疗师可以考虑连续应用它们,以期治疗效果的出现。

人们从 PTSD 研究中积累了很多经验、方法,当然现在仍需继续积累。我们也建议大家能结合自己的临床实践去继续评估那些曾被证实有效的方法。这样,学科就会继续发展,这也是《指南》和国际创伤应激研究学会的目标。

参考文献①

American Psychiatric Association. (2000). *Diagnostic and statistical manual of mental disorders* (4th ed., text revision). Washington, DC: Author.

---

① 为方便读者查阅,本书按英文原版复制参考文献。

第一编
PTSD 的评估和诊断

第二章　评估和诊断

弗兰克·W.韦瑟斯(Frank W. Weathers)、特伦斯·M.基恩、埃德娜·B.福阿

　　PTSD是一种复杂的心理症状,往往呈现为慢性的且使人虚弱的精神失调,其发展源于个体所经历的一些灾难性生命事件,如战争、性侵犯、自然灾害或其他极端的压力状况。目前,核心的PTSD综合征包括17种症状,共3大类,即创伤再现、持续逃避和麻木、过度警觉。除此之外,创伤幸存者的临床表现还常常因为相关特征而变得更复杂,这些特征包括内疚、孤僻、个性改变、情感失调、在亲密和依恋方面的显著损伤(Herman,1992;Wilson,2004);抑郁、滥用药物,以及其他焦虑失调(Brown et al.,2001;Kessler et al.,1995;Orsillo et al.,1996);各种生理健康疾病(Kimerling et al.,2002;Schnurr,Green,and Kaltman,2007)。因此,PTSD是一种表现在认知、情感、行为等方面的多层面失调,这为评估和介入提出了多层次的目标。

　　心理创伤给人带来的影响一直被关注,并且间断性地成为精神健康专业的焦点(Herman,1992;Trimble,1985;Van Der Kolk,2007)。然而,在DSM-III(American Psychiatric Association,1980)将PTSD诊断为一种症状后,大量以经验为基础,关于创伤的研究陆续出现。一方面,作为创伤压力相关领域的核心概念,PTSD已经成为这些对创伤再现感兴趣的研究人员的关注点,并且已经具有大量的功能和启发式的价值。另一方面,PTSD也已经成为饱受争议的主题,批评家们(如Rosen,2004b)已经对其基本假设提出了质疑:关于创伤本质及其独特影响的长期争论;广泛修订的诊断标准;高概率的同源病,以及对差异性诊断的担忧;过分依赖追溯的自陈;关注回应偏见,特别是症状被夸大或者伪装的风险。

　　尽管有些问题是普遍性的,但有些是PTSD特有的。他们共同挑战了创后压力学术领域,以阐明PTSD的概念基础,并根据经验回答了以下问

题：心理创伤的本质是什么？如何更好地定义它？创伤和 PTSD 的关系是什么？PTSD 的症状是什么？PTSD 与其他精神失调的区别是什么？尽管大量工作仍须进行，但到目前为止，对此等重要问题的阐明已经取得了重大进步。多方面的批评都无法否定这样一个事实，即 PTSD 是一种被广泛调查和研究的精神异常，有着在现象学、病理学和治疗方面（请参考 Friedman, Resick, and Meehl, 1955）长达 25 年严谨且有序的调查研究。从结构验证的角度讲（Cronbach and Meehl, 1955），PTSD 是由一个广泛且日益清晰的法理学网络定义的，其构成基础是各种有效性证据。

另外，如果没有心理测量技术的进步，这些研究成果是不可能取得的。像所有的精神异常一样，对 PTSD 科学认识的进步有赖于对具备信度和效度的评估工具的适当使用。从 20 世纪 80 年代中期开始，许多评估方法得到了发展，例如，问卷调查、结构式访谈等，每一年都有更多新方法出现。一些访谈和自陈的方法也已经被广泛地认可与采纳，例如，事件影响量表（IES; Horowitz, Wilner, and ALvarez, 1979），与战争相关的 PTSD 密西西比量表（Mississippi Scale; Keane, Caddell, and Taylor, 1988），PTSD 检测表（PCL; Weathers et al., 1993），访谈与自陈 PTSD 症状量表，PTSD 临床诊断问卷。创伤评估和 PTSD 也是几本书的关注点，其中一些书现在已经有了修订版（Briere, 2004; Carlson, 1997; Wilson and Keane, 2004）。

因此，现有充足的资源可被用来支持心理测评。当总结 20 世纪 90 年代中期 PTSD 评估的现状时（Weathers and Keane, 1999），我们注意到，尽管标准化的方法正在变得规范，但是由于基于经验程序传播的滞后，它却广泛缺失，即使在一些已发表的研究中也是如此，在广泛的临床应用中更是如此。然而 10 年后，相关研究领域标准化的方法已成为必需，并被强烈建议在临床工作中加以运用。这项欣喜的进步是多方面因素共同作用形成的。第一，有持续的创伤和 PTSD 治疗技术的进步。新的技术已经被开发，已有的技术正在被积极推广。这其中的许多技术已经出现在公众领域，并且正在被广泛传播。第二，新一代的临床专家和研究工作者们已经在相关方法的场景模式中得到了培训，也掌握了以证据为本的方法，并在日常评估和治疗行为中得以运用。第三，在精神健康领域，以证据为本的评估得到了越来越多的重视（Hunsley and Mash, 2005）。以证据为本的评估是通往精神健康服务目标的关键一环。从最开端，PTSD 评估方面的研究和实践已经在经验方法上有了坚实的巩固，体现在经典的心理测量学和行为评估传统上（Fairbank, Keane, and Malloy, 1983; Malloy, Fairbank, and Keane,

1983)。随着时间推移,PTSD评估方法已经持续展现出了以证据为本的评估的很多标志性特点,包括:(1)心理测量学声音个体工具的发展;(2)关注跨多个响应渠道的多方法评估,以及组合来自多个来源的信息的经验方法(Keane,Wolfe,and Taylor,1987;Kulka et al.,1991);(3)通过不同创伤后人群和场景的性别、种族和文化影响(Kimerling,Ouimette,and Wolfe,2002;Marsella et al.,1996),调查研究方法的一般性。PTSD评估清楚地阐明了以证据为本的评估的原则。

在这一章我们突出了对创后人群评估的基本任务和事项。接下来,我们提出了关于最常用的几种方法的一个总述。最后,我们对在特定临床条件或研究应用中修改草案提供了一些建议。由于文献浩渺,我们的覆盖范围是有选择性的。我们集中在PTSD综合征上,而不是暴露创伤本身或者别的创伤相关症状,例如,高压下的失调或者复杂的PTSD。我们也集中在自陈和访谈方法上,而不是心理生理学的过程或者别的方法。另外,我们主要集中在诊断上,虽然诊断是大部分评估的最终目标。在一个综合的对创伤幸存者的评估中,也有一些别的重要目标和活动,包括临床使用、历史研究、对问题行为者的功能分析、案例构想和治疗计划(参见 Briere,2004;Carlson,1997;Litz and Weathers,1994;Wilson and Keane,2004)。最终,我们将讨论限定在成年人评估上。

一、任务和问题

PTSD是一种多层次的失调,就精确的测评和诊断而言,这种失调带来了很多挑战。在这一部分,我们概述了关于创伤暴露和创伤相关现象的综合评价,并讨论了与每个任务有关的最显著的问题。在当代临床实践中,建立一个诊断,涉及坚持DSM - VI -(IV)TR指导条例和诊断标准。尽管现在DSM方法仍然大致上有所限制(如分类学的问题 vs.归类的测量方法),并且在PTSD评价标准上有特别限制,DSM - VI -(IV)TR仍然代表了权威的PTSD概念化,并且应当在创伤压力领域被严格执行。在临床场景中,PTSD的诊断是DSM - IV - TR多重诊断的一部分,因此它应当始终遵循官方的诊断标准。在研究场景、一些调查创伤与PTSD可替换的运行定义的案例中,它也可能提供帮助。然而即使这样,提供一个标准的DSM - IV方法来作为参考点,以评价采用一个不同定义的影响也是非常重要的。

当前的 PTSD 诊断标准包含暴露创伤刺激(标准 A);呈现典型性创伤再现、持续逃避和麻木,以及过度警觉等症状(标准 B－D)的综合征;至少持续 1 个月时间(标准 E);并且在社会或者职业功能中(标准 F),有明显痛苦或者损伤。和其他大部分紧张失调,或者在尖锐压力下失调的症状等不同的是,PTSD 诊断标准不包含常规的排斥标准,此综合征并不是由某事件的生理学影响或者普通医学条件引起的,并且也没有更好地解释其他方面的失调。

一项全面的 PTSD 评估将评价诊断标准的各个方面,并且也会评价相关的表现特点和同源病失调,形成有差异的诊断、方法。尽管其中几项任务可以通过自陈的方法完成,但大部分任务仍然需要通过结构式访谈来完成。自陈方法由于其固定的项目内容和评价量表格式等而受到限制,它们的有效性也与报告者能否准确报告项目和打出合适评分的能力有关。相反,访谈可以提供充足的机会来问关联问题,阐明事项和回应,用临床的判断来打出最后的评分。尽管可以在自陈方法的基础上做出一个假定的诊断,一个正式的诊断却不可以只依靠自陈方法。可能在某些研究场景中,只根据自陈也可能推导出一个假定的诊断,但是在临床场景中,几乎没有一种方法可替代临床专家使用的高度有效的结构式访谈来完成诊断。

(一)评估标准 A

评估 PTSD 的第一步就是建立起一个标准,这个标准中的个体受到了极度压力,以至达到 DSM－Ⅳ－TR 定义的标准 A 描述的创伤程度。"创伤"已被证明非常难以定义,而且标准 A 也在 PTSD 介入 DSM－Ⅲ 之后演变了很多。DSM－Ⅳ－TR 中的标准 A 包含创伤性事件的两部分定义和三个不同的元素。标准 A1 表述了前两个元素。第一个元素涉及创伤暴露的类型(个体是否直接经历、目击或间接听说该事件)。第二个元素是区别普通压力与创伤压力的基础,要求该事件涉及生命危险、严重伤害,或者对生理造成威胁。标准 A2 表述了第三个元素。第三个元素要求事件诱发一个含强烈情绪的,对恐惧、害怕或者无助的回应。

标准 A 已经引起很多争论。批评家们质疑创伤是否能被充分定义和区分于别的普通压力源,其中一些批评家呼吁删除标准 A,并只定义有典型症状的 PTSD(例如,Maier, 2006;Solomon, and Canino, 1990;关于标准 A 问题的全部讨论,参见 Weathers and Keane, 2007)。标准 A 在 DSM－Ⅳ－

TR 方面最重要的一项批判是,它代表了过于宽泛的关于创伤的定义,该定义中太多的压力源可被归纳于创伤。DSM - IV - TR 标准 A 的多个方面潜在地造成了过于宽泛地定义创伤的状况,包括模棱两可的用语——"面临"和"威胁生理整体性",这两个用语都远离了标准 A 的原意。

尽管存在局限性,标准 A 在当前的 PTSD 概念化方面仍然起着重要作用。在实际项目里,标准 A 建立了 PTSD 诊断前压力源必须达到的严重程度的临界值。即使其余的标准可被达到,除非可建立一个面对明确的创伤来源的机制,否则 PTSD 诊断也不能实现。根据 DSM - IV - TR,在那些综合征出现但是伤害来源不符合标准 A 的案例中,合理的诊断就是调节失调。因此标准 A 是差异性诊断至关重要的考虑因素。虽然它提供了判断一个压力源是否构成创伤的灵活性,但是保持一个压力源严重性的门槛来抵抗"过于宽泛的定义"的偏颇,仍然是非常重要的。例如,当评估涉及不直接暴露的事件时,建立起反应人和某直接创伤有一个非常近的关系,是很有必要的。

标准 A 的首要目标是识别至少满足标准 A1 或 A2 中的一个事项,可以被用作症状询问的索引事件,这可以通过多种方式完成。在有些案例中,索引事件可以是临床参考(或者作为一项研究学习的补充)的主要原因,因此,它可以在评估之前被识别。除了识别一项索引事件之外,在任何合适的时机,评估其他生命周期中的创伤性事件的暴露也同样重要。在生命周期中暴露多种创伤是典型的(例如 Breslau et al.,1998;Kessler et al.,1995),之前的创伤可能会影响后续对索引事件的反应。

当压力源不能被轻易地概念化为单个事件时,对标准 A 的评估就会变得更具挑战性。DSM - IV - TR 适用于"一个压力源""一个事件",或者"创伤性事件",那样暗示了创伤源是一个单一的、可被良好描述的事件。有些创伤很好地诠释了压力源是一个单一事件。例如,一次性侵害或者身体侵害、一次机动车事故、一次地震或龙卷风。然而,这并不能反映出许多创伤形式的真实性。比如,战争、童年性侵害、社区暴力或是威胁生命的疾病,这些都是同时含有多种创伤的压力源,或者同一种压力源在数月或数年内多次发作。在这些情况下,一个合理的途径就是确保压力源至少一方面符合标准 A,然后再让反应者将压力源作为整体来考虑,并把最严重创伤的几个方面综合联系起来。因此,对于一些创伤类型,索引事件其实可能是对多种标准 A 事件的总结。另一个可能的途径是让反应者从多重创伤性事件中,就造成伤害的频率和严重程度而言,区分出一个目前最痛苦的事件,然后将其用作症状询问的基础。

(二)评估症状的标准

下一步就是评估 PTSD 的 17 种症状,并且确定反应者是否在三类综合征类别中的每一种都有必要数目的症状(5 种创伤再现症状中至少有 1 种,7 种持续逃避和麻木症状中至少有 3 种,5 种过度警觉症状中至少有 2 种)。完成这一项任务有一系列潜在的困难。第一,PTSD 是一项伴随大量症状的多方面的失调,这代表了在多个反映渠道中广泛公开或隐蔽的一系列行为。第二,有一些症状,特别是幻觉、失眠和对未来的悲观幻想,在诊断标准里非常不利于被概念化,并被非常模糊地定义。它们并不被一些临床专家很好地理解,反应者则理解得更糟,最终导致了在询问、回答和评分等环节中出现错误和偏颇。第三,一些症状在很大限度上互相重叠,这可能在某类别中(例如,创伤再现症状中的侵扰性思想、暗示的痛苦、暗示的心理生理学的反应行为之间的重叠)或是某几个类别之间(噩梦和睡眠障碍,等等),并且独立地评估和评价它们也是非常困难的。这可能导致"双重密码",即反应者被记录两种或更多的症状,他们本质上是由同样的问题引起的,这会导致夸大全部 PTSD 的严重性分值。第四,很多症状,如情感麻木等,是消极的症状或者行为的缺失。这些评估尤为困难,因为对反应者来说,它们可能不像积极症状那样明显,比如,创伤再现症状和过度警觉症状(Keane,1989)。

1. 确定个体症状存在或缺失

评估个体的症状是为了达到两个目标。第一个目标是评价反应者对一个症状的描述是否符合诊断标准。例如,对于反应或者感觉到创伤性事件就好像又发生一样的症状,即常说的"幻觉",确定反应者的经历是否包含了对真实的分裂,以及是否伴有精神状态的显著改变,是非常必要的。如果没有分裂的特质,这种症状很难和其余的创伤再现症状区分开来,例如,侵入回忆症状。同样,对于无法回忆创伤的某一重要方面的症状,有必要确定这种"失忆"是不是一种功能性上的,有意避免某种创伤中害怕的记忆的症状。其余的引起失忆症的原因,例如,在某创伤性事件中持续神志不清,或者甚至随着时间的消逝而忘记,不属于这种症状的范畴。在别处我们已经提供了一份详细的,关于所有 17 种症状的描述,以及评估指导说明(Weathers et al.,2004)。

第二个目标是评价反应者的描述是否呈现出一个临床上显著的问题,

而不只是一种既不是某种精神失调，也不需要治疗的普通反应。正如斯皮策(Spitzer)首先提到，继而被韦克菲尔德(Wakefield，2007)提到的，PTSD症状可能被广泛地应用，以致一些反应者可能提供了错误的线索，因为他们将 PTSD 理解成了普通的而不是病理学的对压力的反应。Spitzer 建议可以用"过量的紧张，经常性或持久的"来描述症状，以提高符合症状严重程度的相应门槛。这一途径可以使普通症状和病理反应之间的界限更加分明。然而，这种界限在多种 DSM - IV - TR 症状中已经非常明显(例如，高强度的心理压力、明显的兴趣缺失、夸张的惊吓回应)，并且在标准 F(临床上的显著的悲痛)中，所以应该被纳入日常的结构式访谈的临床判断中。对于自陈的方法，通过区分出合适的事件严重程度的临界值，可以适当抬高诊断的门槛。

2. 将症状关联到索引事件

一旦个体症状的存在被证实，下一步就是在症状与索引事件之间建立清楚的联系。因为症状会被计入 PTSD 的诊断，症状一定会根据创伤性事件的暴露而变得严重，至少就创伤性事件是直接诱发因素而言，症状一定会由创伤性事件所引发。对于以前受过创伤或者以前有 PTSD 症状的反应者，必须清楚的是，现在的综合征将会因为索引事件而加剧。在任何情况下都应该清楚，症状代表了之前功能上的层次到索引事件的一个显著变化。

就五种创伤再现症状(B1 - B5)、两种有用的逃避综合征(C1 - C2)和失忆症状(C3)而言，这是一个相对直接的任务，因为所有症状都与创伤有着内在的联系，而创伤又清楚地涉及索引事件其余的 9 种症状。C 类别的剩余症状(C4 - C7)、过度警觉症状(D1 - D5)与创伤性事件并没有内在联系，所以需要特定的询问来使得这些症状在功能上联系到索引事件。这是一个困难重重的任务，特别是在采用自陈方法时。在结构式访谈中这可能更加可行，但是在许多案例中，特别是索引事件创伤发生于诊断访谈的许多年之前时，例如，童年时代的性侵害，这种和症状之间的联系仍然是模棱两可的，并且需要临床判断。为了让这项任务更加明确，同时为了做出合适的判断来帮助访谈顺利进行，临床医师专用 PTSD 量表(CAPS)包含了对最后 9 种症状的每一种与创伤有关的询问和评分机制。访谈者就症状的开端进行询问，并就症状和索引事件之间的联系，用"肯定的""可能的""可能不是的"进行评价。评价为"肯定的"或"可能的"，将被计入 PTSD 的诊断中；评价为"可能不是的"症状，由于它们明确地被归因于其他因素，因而不被计入 PTSD 诊断中。

3. 量化症状的严重程度

尽管量化 PTSD 症状的严重程度不是诊断所必需的,但是其对一系列的临床和研究应用仍然非常有帮助。针对综合征、症状类别族,甚至是单个事项持续衡量严重程度提供了比二分法更灵活、更敏感的指标。在它们最重要的功能之中,持续地 PTSD 测定:(1) 量化了 PTSD 严重程度,并且考虑了更加精确的关于当前临床状态的陈述;(2) 通过 PTSD 严重程度的平均值提供了关于种群差异的评价;(3) 将 PTSD 广泛应用于相互关系和回归的统计分析中(例如,为了评价趋同性和差异性的效度,使用 PTSD 严重程度并作为一个预测者或者多方面回归性统计的标准,或者在因素分析中包含个人的症状评分);(4) 尤其在治疗结果的研究之中,允许随着时间的推移,评估症状严重程度的变化。

(三) 阐明时间次序

DSM - IV - TR 要求 PTSD 症状至少持续 1 个月,以区别于短期的、常见的、对压力做出的临时反应,因为这些压力来自一个更慢性的更像精神失调的综合征。如果持续时间在 1～3 个月,这种症状被特指为"尖锐的";如果持续时间长于 3 个月,则被特指为"慢性的"。另外,如果症状在索引事件发生 6 个月或更长时间以后才开始,这种综合征就被特指为"带有拖延的开始"。

(四) 评价主观的伤痛和功能性损伤

完成症状标准的评估,下一个任务就是评价标准 F,这也要求症状在临床上造成显著的主观伤痛或者功能性损伤。通过评估个体症状,主观伤痛的程度通常是明显的。伤痛被清楚地列入几种创伤再现症状评价标准,并且隐含三个症状群中的许多其他症状。通过结构式访谈,临床专家在确定个体症状是否出现时会考虑主观伤痛,因此综合地对符合标准 F 的伤痛进行评价,实际在症状询问上是冗余的。自陈方法通常不包括对主观伤痛独立的、全面的评价,所以标准 F 的这方面可以从整个严重性评分推断出。相反,尽管功能性损伤可以从症状的程度询问上被推断出,为了理解临床上混合的症状效果是如何影响目前的社会和工作功能,在症状层面上,全面地评价常常是更好的选择。几种结构式的访谈和自陈方法包括了单独的评分,以此来评估综合征在关键功能领域上的影响。

值得注意的是在 DSM - IV - TR 中,临床上显著的伤痛或者功能损伤可以符合标准 F。个体可能经历了许多伤痛,尽管生产力减弱、人际关系淡化,但仍然在努力地度过日常生活。因此,他们可能只报告了中度或轻度的损伤。在这种情况下,一方面,至少根据目前的失调的概念化,一个 PTSD 的诊断报告仍然合适;另一方面,可能有一些不合情理的是,个体可能会有临床上显著的伤痛,但至少没有一定程度的功能性损伤。因此,主观伤痛和功能损伤通常都会在临床中有所涉及。

(五)建立差异性诊断

正如所有的精神失调一样,差异性诊断是评估 PTSD 的一项极其重要的任务。非常重要的就是区分 PTSD 和调整型失调。根据 DSM - IV - TR,如果一个调整型失调的诊断需要被确定,那么要么是标准 A 压力源的症状没有满足全部的 PTSD 标准,要么是某压力源的某症状并没有满足标准 A。后一种区分更为关键,因为它为一些回应度低的压力个体提供了诊断范围,同时保持一个相对严格的压力源严重程度的阈值,从而解答了关于过于宽泛的定义和过剩的 PTSD 诊断的问题。

除了 PTSD 和调节型失调之间的区别,PTSD 和其他失调的差异性诊断普遍上是没有模棱两可的,典型性也比另一种差异性诊断简单很多。PTSD 可以和因尖锐压力造成的失调区别开。PTSD 包含了一些症状,且这些症状在索引事件后持续了一个多月。此外,尽管有一些症状和其他失调有重叠,如重度抑郁症和其他焦虑症,但是没有其他失调可以合情合理地解释 PTSD 的特征,特别是定义创伤再现和规避的一些特征。

(六)评估同源病的失调

尽管 PTSD 已经可以和其他失调区分开,但是它经常和其他失调一起出现,特别是较严重的抑郁、实质使用性质的失调和一些其他的焦虑失调(Keane and Kaloupek, 1997;Kessler et al., 1995)。其他失调的出现表明了临床症状更复杂、更严重,因此全面的 PTSD 评估必须包括一个全程的同源病的评价,其目标是判断同时出现的其他失调是什么,优先处理介入的目标,并且制订一个合适的治疗方案。正如接下来的讨论,明尼苏达多项人格测验(MMPI)的介入在对临床专家提出关于同源病问题的警报方面,扮演了非常重要的角色,但是最好的途径仍然是使用结构式访谈,如 DSM - IV 临床定式访谈(SCID)(First et al., 1996)。

(七) 评估相关的特征

除了同源病失调外,PTSD 的临床表现经常还涉及其他临床上显著的问题,最突出的愧疚(即幸存者的愧疚、对作为或不作为行为的愧疚)也被描述成"复杂 PTSD"的一个症状。复杂 PTSD 可能来源于慢性的人与人之间的创伤,例如,性侵害或者军事暴力(Herman,1992)。复杂 PTSD 的主要症状包括情感失调、分离、自我知觉和行为者知觉的改变、人际关系明显受损、意义的改变,以及伴随有无望和绝望的信仰的缺失。尽管这些症状不是目前的 PTSD 诊断标准的一部分,但其作为相关特征被罗列出来,以警示那些为慢性人际创伤受害者们工作的人,要特别注意这些症状。值得注意的是,诸如内疚、羞耻、自我和他人观念的改变等问题也经常在一些个体中被发现,而这些个体的 PTSD 并非源于因人际关系引发的创伤性事件。

(八) 评估回应偏见

PTSD 评估中的一项关键任务是彻底评估反应偏差,特别是夸大或者伪装症状(Guriel and Fremouw,2003;Rosen and Taylor,2007)。与其他精神失调相比,PTSD 特别容易被伪装症状影响,因为它是一个高度的可补偿的失调,在为战争老兵寻找相关残疾补偿的越南事务部门和民事诉讼中都是如此。伪装症状不仅将威胁摆在了临床评估的效度面前,同时也把威胁摆在了创伤伤痛领域以研究数据为基础的整体性面前(Rosen,2004a)。在 PTSD 的差异性诊断部分中,当有可能进行第二次确定的时候,DSM - IV - TR 包含了排除伪装症状的方法。

然而在实际操作中,这是非常困难的。对于包括自陈和结构式访谈在内的大多数 PTSD 方法来说,事项是透明的,病理学的回应可以轻易地被识别,但是也没有办法发现回应的偏见,因为虚构或者夸大一个病理表现是相对容易的。然而,当一项或多项临床评估被尽可能地使用,许多不同的临床评估方法就能够发现伪装症状和其他一些回应偏见。第一种方法是注意多途径的信息来源,如公共记录、医疗记录、从朋友或家人那里收集到的亲属的报告,或者其余的认识报告者的人,从而在创伤暴露上进行合作。第二种方法是使用一个多层次的量表,如第二版明尼苏达多项人格测验(MMPI - 2),以及人格评估量表,这包括了心理测量表的声音量表来发现回应偏颇。第三种方法是使用一个专门的发现伪装病症的工具,如症状报告结构式访谈(SIRS;Rogers,Bagby,and Dickens,1992)。这些对策都需要额外的时间和资源,但是会增加对回应效度的把握和最终评估程序的成果。

（九）综合多种方法的整体信息

在 PTSD 的评估中,长期以来提倡使用多种方法(Keane et al.，1985；Keane et al.，1987；Kulka et al.，1991)，一个典型的综合性方案会包括一个治疗创伤暴露的方法,一个关于 PTSD 的结构式访谈,一个或多个 PTSD 的自陈方法,一个多项人格测验,甚至可能还有一个心理病理学的评估。从一个结构式效度的角度讲,单一的 PTSD 方法都被看作一个潜在建设的指示的错误,任何一种单一方法的局限性都可以被另一种方法抵消。然而在不同方法间综合信息是非常困难的,并且目前只有很少的经验可以被采用。相继的规则可以被开发,不同方法的评分可以通过回归性统计技术被综合(Kraemer，1992；Kulka et al.，1991)，但是这些途径需要大量的样本并且可能在很多情况下并不实际。当所有的提示都是或对或错时,可以通过临床判断进行基本确定。然而当提示不一致时,那么就有几种不同的选项。其中第一个选项优先考虑是使用最好的方法(如结构式访谈)。第二个选项是咨询报告者并询问关于造成不一致的原因。第三个选项是使用额外的方法,或收集可能有助于解决不一致的其他信息。

二、方法

在这一章我们描述了几种最常用的诊断 PTSD 的方法,包括结构式访谈和自陈方法(关于一个全面的创伤方法和 PTSD 的列表,以及一个关于它们使用频率的预估,请参考 Elhai et al.，2005)。就 PTSD 的 DSM 诊断内容方面,这些方法互不相同。所有的访谈都符合 DSM 的评价标准。然而,自陈方法可以被划分为那些直接符合 DSM 标准,或者可以评估创伤相关症状但却不直接符合 DSM 标准的类别。PTSD 方法就形式方面也不尽相同,特别是在项目的措辞、响应选项的数目、响应维度的类型(如症状发生的频率、主观痛苦程度)，以及时间框架(如上周、上个月)。因此,当选择一种方法,仔细检查以确保它适合既定的目的是非常重要的。

（一）结构式访谈

结构式访谈被视为诊断精神失调的"黄金标准"。因此只要可行,PTSD

的评估就需要包括一个结构式访谈。在 PTSD 的评估中,有很多经过充分验证的访谈,以满足各种临床和研究需要。在这一章中,我们描述了四种不同特点的访谈,它们不同的潜在功能分别面向不同的应用。一个 PTSD 结构式访谈标准的使用和评分,需要诊断式访谈和差异式诊断的专业知识,也需要一个对创伤和临床 PTSD 表现的全面的、概念性的理解,并且需要具备丰富的访谈经历。因此,简单地通过描述特征(如提示的内容和评级量表的性质)来比较访谈是不合适的。一个充分的访谈描述必须包括它是如何被使用和被谁使用这样的信息。这个描述应该明确地解释在一个最初的提示后,接下来该如何操作,以及在反应转换成评分环节,有多少临床诊断被涉及。它也应明确规定访谈者具备的资质,包括在诊断式访谈中的训练、评估创伤幸存者的经验以及记录特定访谈的信度。对于访谈而言,在提示和评分方面提供相对少的引导,而更多依靠访谈者的临床技术和判断是非常有意义的。

1. DSM－Ⅳ 临床定式访谈(SCID)

DSM－Ⅳ 临床定式访谈包括三个研究版本、一个 Axis Ⅰ 失调的临床版本,以及一个诊断人格失调的版本。PTSD 的 DSM－Ⅳ 临床定式访谈模块可以在全部 DSM－Ⅳ 临床定式访谈的场景中被使用,但是经常被单独使用,或者只有一点额外的模块来评估最有可能和 PTSD 同源的失调(抑郁、其他焦虑失调等)。与所有的 DSM－Ⅳ 临床定式访谈模块一样,PTSD 模块直接指引 DSM－Ⅳ 诊断标准描述。它开始于一个简要地对潜在的创伤性事件的描述,然后由两个问题来确定症状中最严重的问题,并且确定该事件是否满足标准 A。下一个是症状的问询环节,它包含了对 17 种 PTSD 症状中每一种症状的一个提示。所有的标准都被评定为"？＝不充分的信息,1＝存在的,2＝低于最低限度的,3＝满足限度的"。如果所有的诊断标准都被满足(如被列为等级"3＝满足限度的"),那么该反应就可以被用 PTSD 来诊断。

DSM－Ⅳ 临床定式访谈的 PTSD 模块具有很好的信度和回归效度。库克拉等(Kulka et al., 1991)发现了互相之间的信度为 0.93 的 κ 值。相似地,基恩等(Keane et al., 1998)发现了很高的 PTSD 评分信度,就"当前""从没有"和"一直有"而言,有 77％的一致和加权的 0.68 的 κ 值。他们也发现了优良的测试—再测试的信度,有 78％的一致和加权的 0.66 的 κ 值。这两个报告都涉及大量以男性退伍老兵作为样本的 PTSD 研究。其他调查者在其余的样本和场景中也发现了高度的信度。有学者发现了互相之间信度为 0.77 的 κ 值(Skre et al.，1991)。有学者发现了互相之间的信度为 0.88 的 κ 值和测试-再测试的信度为 0.78 的 κ 值(Zanarini et al.，2000)。在第二项研究中,有学者发现了互相之间信度和测试-再测试信度同时为 1 的 κ 值,这说明了完美的信度(Zanarini and Frankenburg，2001)。就效度方面,有学者发现了 DSM‐IV 临床定式访谈的 PTSD 模块和 PTSD 的自陈方法具有正相关性,包括密西西比量表(κ＝0.53)和明尼苏达量表(κ＝0.48)的 MMPI‐PK 量表,相对于一个综合的 PTSD 诊断(敏感度＝0.81,特殊性＝0.98),有优异的诊断功能(Schlenger et al.，1992)。

DSM‐IV 临床定式访谈的 PTSD 模块有几项优势。它相对简短,符合 PTSD 的 DSM 标准,并且含有其他完备的 DSM‐IV 临床定式访谈的特征。然而它也有一些劣势,其中一个劣势就是,在创伤表现方面有些草率,可能不能够为报告创伤性事件提供一个充分的背景环境。然而,最主要的限制是它本质上含有非黑即白的对个体症状和诊断的评分。总之,它不能提供持续的对严重程度的评分,也不能发现症状严重程度的变化。

2. PTSD 症状量表—访谈(PSS‐I)

PTSD 症状量表—访谈(Foa et al.，1993)是一种结构式访谈,最早被用于评估 PTSD DSM‐III‐R 标准,包含应对 PTSD 17 种症状标准的 17 个问题。每一种症状严重程度的评分标准为" 0＝根本不,1＝有一点点,2＝有一些,或者3＝很多"。这一评分标准在当前的 DSM‐IV 版本中有所修改,现在包含结合的频率和强度的评分"1＝每周一次或更少/一点点,3＝每周五次或更多/非常多"(Foa and Tolin，2000)。在 PTSD 症状量表—访谈上结合程度和频率的评分的理论根据是,对于一些症状,如梦魇,频率是最相关的计量方式。对于一些其他症状,如过度警觉和对未来感到悲观,严重程度是唯一相关的计量方式。PTSD 症状量表—访谈对 PTSD 的三个类别的症状有严重程度/频率的计分,也包括全部的 PTSD 严重程度计分。它也形成了一个 PTSD 诊断,这个诊断通过一个理性的计分方法而得出。经由该方法,一个事项如果被评定为"1＝每周一次或更少/一点点",那么它将被视作对一个症状的诊断。

PTSD 症状量表—访谈有出色的心理测量学的性质。在最初的报告中(Foa et al.，1993),PTSD 症状量表—访谈阐明了高度的内部一致性,其所有 17 项都有 0.85 的 α 协同因数。在一个 PTSD 诊断中,它也阐明了很好的测试—再测试信度(γ＝0.80 作为全部的严重程度)和很高的互相之间的信度(κ＝0.91),并在组内的互相关系中有 0.97 的高度相关性。效度也很出色。PTSD 症状量表—访谈有 0.88 的敏感性、0.96 的特殊性和 0.94 的效率性,这是在根据 DSM-IV 临床定式访谈预测一个 PTSD 诊断中的表现。另外,它与 PTSD、抑郁和焦虑的几种自陈方法有强烈的关联性。

近来,有学者也报告了出色的心理测量学的性质,并得出结论:PTSD 症状量表—访谈比较并支持了临床医师专用 PTSD 量表。在这项研究中,PTSD 症状量表—访谈再次展现出高度的内部一致性,伴随有 0.86 的 α 整体严重程度值,以及优秀的互相之间的信度,和在三项症状类别上的介于 0.91~0.93 的协同性,以及 0.93 的整体严重程度(Foa and Tolin,2010)。带有 DSM-IV 临床定式访谈的 PTSD 模块、临床医师专用 PTSD 量表及 PPS-I 也展示了良好的共同反应性。PTSD 症状量表—访谈的全部严重程度性质,与 DSM-IV 临床定式访谈 PTSD 模块的协同评分为 0.73,与临床医师专用 PTSD 量表的协同评分为 0.87。在诊断水平上,PTSD 症状量表—访谈有 0.65 的 κ 值,这是在临床医师专用 PTSD 量表评分处于原始的频率(F)=1/强度(I)=2 的规则下,并且 DSM-IV 临床定式访谈 PTSD 模块的 κ 值达到了 0.56。福阿和托林(Tolin)也发现,相比临床医师专用 PTSD 量表,PTSD 症状量表—访谈显著需要更少的时间(对于全部样本来说,是 22 分钟 vs. 33 分钟,对于在 PTSD 症状量表—访谈中基于 PTSD 的样本来说,则是 29 分钟 vs. 43 分钟)。

PTSD 症状量表—访谈的优势是相对简短且容易使用;形成 PTSD 诊断,以及三个症状类别和全部综合征的连续严重程度评分;具有很好的信度和效度。它的一个劣势是,对于每一种症状,都只有一个单一的问题。然而 PTSD 症状量表—访谈(Hembree,Foa,and Feeny,2002)提出了指引与额外的问题,以指导访谈者应对模棱两可的回答。它的另一个劣势是,诊断评分规则基于理性得出,并没有提出和评价可替换的规则。这个评分规则可能是相对自由的,它含有 PTSD 普遍的等级,明显高于原始的临床医师专用 PTSD 量表(Foa and Tolin,2000)的 F1/I2 评分规则,而该评分规则是日常应用中最为宽容的临床医师专用 PTSD 量表规则。

3. PTSD 的结构式访谈

PTSD 的结构式访谈(Davidson,Smith,and Kudler,1989)是为了对 PTSD 的 DSM-III 和 DSM-IV 规则进行评估而被开发的。最开始它被用作 PTSD 结构式访谈(SIP),1997 年根据 DSM-IV 准则进行了修改(Davidson,Malik,and Travers,1997)。PTSD 结构式访谈包含了 19 个项目,其中有 17 项关于 PTSD 的 DSM-IV 诊断标准项目,2 项关于诊断创伤相关的罪恶感项目。评分标准为0—4分,并且那些被列为"2=轻度的或者更高的"被考虑为认可的症状。PTSD结构式访谈提出了一个对PTSD综合征严重程度的持续评估的方法。

PTSD结构式访谈显示出良好的心理测量学的性质。在最初的报告中,戴维森等(Davidson et al.,1989)报告了一个全量表的0.94的α值,0.71的测试-再测试信度值和优秀的互相之间的信度,0.97~0.99的组内一致性,以及完美的诊断协议。相对于DSM-IV临床定式访谈的PTSD模块,他们也报告了它良好的诊断效用,带有0.96的敏感性、0.80的特殊性和0.79的κ值。对于修订本,戴维森等(1997)报告了一个全量表的0.80的α值、0.89的测试-再测试信度值和0.90的优秀的互相之间的信度值。他们还报告了PTSD的自陈方法的中度至强度的相关性,以及抑郁和焦虑值的中度相关性。针对DSM-IV临床定式访谈的PTSD模块的诊断效用,在值为20时,PTSD结构式访谈与DSM-IV临床定式访谈达成完全一致。最终作为一项治疗成果方法,PTSD结构式访谈表现出了良好的,对临床变化的敏感性。

如同PTSD症状量表—访谈,PTSD结构式访谈的优势是相对简短和容易被使用,它含有关于PTSD症状严重程度的持续的方法,也有一个两分法的PTSD诊断。另外,PTSD结构式访谈还提供了随后的提示和评分量表描述,来帮助阐明症状和评分。PTSD结构式访谈的一个劣势是依赖单个、合理派生的评分规则来诊断。另外,心理测量学的发现尽管很有可能是对的,但PTSD结构式访谈仍然是被限制的,因为它没有被其他调查者独立地证实。

4. 临床医师专用PTSD量表

临床医师专用PTSD量表(Blake et al.,1990,1995)是一个针对PTSD的全面的结构式访谈量表。临床医师专用PTSD量表由30个项目组成,包含了17项评估PTSD的DSM-IV症状的项目;5项评估开端、持续时间、主观伤痛和功能损伤的项目;3项评估整体的回应效度、症状严重程度和症状提升的项目;5项评估关联症状的项目,其中包括创伤相关的罪恶感和分离性。在症状层次,临床医师专用PTSD量表含有对每一项的连续性且两分法的评分方式;而在综合征层次,它含有对所有PTSD症状严重程度进行诊断的方法,并且这对一个两分法的PTSD诊断也同样有效。

临床医师专用PTSD量表有几项显著的特征。第一,它应用了独立的0~4分评分量表来评估每一个症状的频率和程度。第二,临床医师专用

PTSD 量表的项目包括了最重要的提示问题,也包含了一系列衍生问题,以此来帮助澄清模棱两可的回复。第三,临床医师专用 PTSD 量表提示问题和评分量表包含了清晰的行为参考,以此来增加询问的一致性和评分的精确性。第四,临床医师专用 PTSD 量表包含了"与创伤相关的"询问、对麻木和过度警觉症状的评分量表,以此来评估症状和索引事件之间的关系。第五,临床医师专用 PTSD 量表提供了一个终身诊断状态的步骤。第六,一系列不同的评分标准可用于将临床医师专用 PTSD 量表评分转化为 PTSD 的一个诊断的过程,这也使临床医师专用 PTSD 量表根据不同的评估任务进行调节(Weathers,Ruscio,and Keane,1999)。

临床医师专用 PTSD 量表已经被广泛地研究,具有出色的心理测量学的性质。它被广泛地引用,并且已经被证明对一系列的临床和研究评估有帮助。在一个已发表的版本中,临床医师专用 PTSD 量表包括采访提纲、一份访谈操作者指引和一份技术指南(Weathers et al.,2004)。该量表在多种语言中可用,并且有在这些语言中积累心理测量学的特性信息(Charney and Keane,2007)。相对于其他访谈方法,临床医师专用 PTSD 量表的主要劣势是需要耗费更长的时间,并且需要更多的延伸性训练,以便在使用和评分过程中运行得更加流畅。

(二)自陈方法

1. DSM 相应的方法

(1)PTSD 检测表(PCL)

PTSD 检测表于 1990 年由美国 PTSD 中心开发。PTSD 检测表的 17 个项目符合了 PTSD 的 17 项 DSM - IV 症状。反应者就他们在过去的 1 个月中,就每一项症状的程度进行评分,用的是一个 5 分的量表,即从"1=一点也没有"到"5=极度的"。除了最初对 8 项关于目标事件(创伤再现、极力规避和失忆症)的描述,PTSD 检测表的三个版本都是一致的。民用版本(PCL - C),即"一段来源于过去的痛苦的经历";军事版本(PCL - M),即"一段痛苦的军事经历",在一个特定的压力源没有被辨识的情况下,是合适的;相反,特殊版本(PLC - S)指的是一个特殊的压力源,该压力源被参与者,或是在一些研究应用中的调查者所识别。PTSD 检测表包含一个关于 PTSD 症状严重程度持续的方法,针对三个版本和所有综合征。它也可能对含有一个两分法的 PTSD 诊断评分,这需要计量一些项目,这些项目被评定为"3=轻度的或者更高的",就朝着诊断发展的症状而言,然后紧随

DSM－IV诊断规则,该规则至少有一个创伤再现的症状、三个规避性和麻木性症状,以及至少两个过度警觉的症状。

PTSD检测表已经被广泛采用,大量有关创伤人群的研究显示了其出色的心理测量学特性。在最初的关于男性退伍老兵的测量中(Weathers et al.,1993),PTSD检测表表现出了对整个量表的高度内在一致性,有0.97的α值,出色的测试-再测试信度,和一个分开2～3天的独立使用的0.96的协同性值。PTSD检测表同时很好地同其他PTSD和战争暴露的诊断方法合作。相对于DSM－IV临床定式访谈的PTSD模块,PTSD检测表展现了很好的诊断效用,带有0.82的敏感性、0.83的特殊性和0.64的κ值。另外,在一个遭受性侵害的受害者样本中,有学者报告了其出色的内在一致性,伴随有全量表0.94的α值和对临床医师专用PTSD量表一致的反映值(Blanchard et al.,1996)。根据一个稍微低一些的终值为44的PTSD检测表,他们发现了0.94的敏感度值、0.86的特殊性值和对应PTSD临床医师专用PTSD量表诊断的0.94的效能值。他们也发现每一个PTSD检测表都同临床医师专用PTSD量表有良好的合作,伴随有7项协同性评分超过0.70,其他项也都高于0.60。另外,在一份大学生样本中,全量表α值,介于0.68～0.92的重新测试的间隔测试-再测试信度值,以及同PTSD的自陈方法、抑郁和焦虑之间的高度的协同性值体现了内在一致性(Ruggiero et al.,2003)。

PTSD检测表除了能够预测基于访谈的PTSD诊断的能力以外,对其他的一些评估任务也很有帮助,包括描述可能的PTSD症状(如Andrykowski et al.,1998;Dobie et al.,2002),监测临床变化(如Forbes,Creamer,and Biddle,2001)和在大量表的流行病学中估算患PTSD的普遍性(如Kang et al.,2003)。PTSD检测表也在PTSD的一个因素分析研究中得到大力应用(如Asmundson et al.,2000;DuHamel et al.,2004;Palmieri et al.,2007;Simms,Watson,and Doebbeling,2002)。

一个值得深入研究的问题是PTSD检测表特定终值的选择。可选择的终值根据创伤种类、场景和任务(反映 vs.差异性诊断)的不同而不同,并且清楚的是,没有单一的终值对所有的应用都合适。在给定的场景中,为一项创伤类型选择一个PTSD检测表终值,最好的途径是在运用相似样本研究中区分出终值。

(2) 戴维森创伤量表(DTS)

戴维森创伤量表(Davidson,1996)是一种有17个项目的自陈方法,该方法评估了PTSD的DSM－IV的诊断标准。项目形式与临床医师专用

PTSD 量表很相似,即每一项症状的频率和严重程度都是在独立的 4 分量表上被评分的。频率量表从"0=一点也不"到"4=每天都有",严重程度从"0=一点也不沮丧"到"4=极度的沮丧"。

戴维森创伤量表显现出了良好的心理测量学的特性。戴维森(1996)发现了高度的内在一致性,且其频率、严重程度的 α 值和总评分都高于 0.90,而且有高度的测试-再测试信度值,在超过一周间隙的使用上的协同性值有 0.86。戴维森创伤量表也表现出了良好的统计回归性和区别的效度,同其他 PTSD 方法有良好的联系,并且同外向性的方法没有互相联系。另外,戴维森创伤量表在不同的族群间有所区分,这些族群在 PTSD 严重程度方面互不相同,并且对 PTSD 严重程度的变化有敏感的反应,这也是一种治疗的功能。相对于 DSM-IV 临床定式访谈的 PTSD 模块,戴维森创伤量表展现了良好的诊断功效。

戴维森创伤量表是一种有用的 PTSD 诊断方法。在治疗成果研究中,它非常适合追踪症状严重性的变化,并且在这方面已经被广泛采用(Davidson,Tharwani,and Connor,2002)。戴维森创伤量表的一个限制是,额外的心理测量学的工作还没有进行,所以还不清楚原来的发现被运用到其他样品和场景中会是什么样子。

(3) 创后压力诊断量表(PDS)

创后压力诊断量表(Foa,1995；Foa et al.,1997)被用来评估全部 PTSD 的 DSM-IV 诊断标准。创后压力诊断量表作为一个描述工具,它在普通人群和有创伤经历的个别人群中进行 PTSD 的诊断。相应地,PTSD 包含四个部分。前两个部分用来评估标准 A。第一个部分包含了一系列的常见潜在创伤性事件,并要求反应者指明他们是否经历过多次那样的事件。第二个部分包含以下内容:在第一个部分反映的事件中,当前哪一事件对他们来说是最煎熬的,最煎熬的事件发生在多久以前,以及他们是否在事件中感到恐惧、害怕或无助。第三个部分要求反应者对 PTSD 的 17 项症状的频率和严重程度进行评分,将它们和第二个部分区分出的创伤性事件联系起来。第四个部分评估了功能性的损伤。对应过去的 1 个月,症状在 4 分的频率量表方面被评分,其中"0=一点没有或只有 1 次""1=每周 1 次或更少/一段时间内 1 次""2=每周 2～4 次/一半时间""3=每周 5 次或更多/几乎是经常的"。症状评分被归纳出含有一个总的症状严重程度评分,这介于 0～51 分,并被整理至四个严重程度类别中的一个,即微度的(10 分或更低)、轻度的(11～12 分)、轻到重度(21～35 分)、重度(36 分及以上)。创后压力诊断量表也含有一个两分法的 PTSD 诊断。

就信度而言,福阿等(1997)报告了高度的内在一致性,并有覆盖 17 项症状项目的 0.92 的 α 值,有良好的测试-再测试信度和 0.83 的高整体相关性,有对于 PTSD 诊断 0.74 的 κ 值。就效度而言,福阿等发现创后压力诊断量表是与 PTSD、抑郁和焦虑强烈联系的自陈方法。另外,创后压力诊断量表的全部严重程度评分和全部症状的数量基于 DSM-IV 临床定式访谈的 PTSD 模块,显著区分出了有和没有 PTSD 诊断的个体。最后,创后压力诊断量表展示了相对于 DSM-IV 临床定式访谈的充足的诊断功能,带有 0.89 的敏感度值、0.75 的特殊性值、0.82 的效用值和 0.65 的 κ 值。

创后压力诊断量表的优势是可以评估所有的 PTSD 诊断标准。创后压力诊断量表包含了对症状严重程度的诊断方法,并且在一份创伤幸存者的样本中,它显示出良好的心理测量学特质。因为它具有评估全部 PTSD 诊断标准的能力,所以已经被广泛应用于检测 PTSD 在人群中的比例的研究中,这些人群都经历过一次创伤性事件(地震、战争等)。创后压力诊断量表已经被翻译为多种语言(克罗地亚语、希伯来语、西班牙语、中文、日语、德语、法语、波斯语、阿拉伯语、荷兰语等),其心理测量学特质已经被多次检验。例如,鲍威尔和罗斯纳(Powell and Rosner,2005)对生活在波黑萨拉热窝或巴尼亚卢卡的 812 个人(其中大部分人经历过多次创伤性质的战争事件)使用了克罗地亚语版本的创后压力诊断量表和其他与创伤有关的心理病理学量表[事件影响量表和贝克抑郁量表(BDI)],总共量表和细分量表之间的联系值都是非常高的,有 0.89 的创伤再现值、0.93 的规避值和 0.87 的过度警觉值。统计回归性和区分有效度也都很充足。创后压力诊断量表和事件影响量表之间的联系性是 0.75,然而创后压力诊断量表和贝克抑郁量表之间的是 0.60。也有学者报告了类似的结果,他们使用了创后压力诊断量表的德语版本调查 143 个创伤幸存者(Griesel,Wessa,and Flor,2006)。一个可能的弊端是,因为创后压力诊断量表依靠单一的理性诊断评分法则,可替换的法则还没有被提出或者被评估。

(4) 创伤后压力细节评估(DAPS)

创伤后压力细节评估与创后压力诊断量表相似,评估了 PTSD 的所有 DSM-IV 诊断标准,包括创伤暴露、17 项 PTSD 症状、功能损伤的程度。除此之外,创伤后压力细节评估包含了以下量表:评估创伤相关的悲痛和分离、特定创伤的分离、药物滥用和自杀。另外,创伤后压力细节评估还包含了评估积极和消极回答偏好的量表。创伤后压力细节评估包含大约 400

个遭遇过创伤的成人的常规样本的 T 评分和被用来生成一个有维度的文件,该文件包含 2 个回应效度的量表和 11 个临床量表。对于临床量表,T 评分达至 65 分及以上被认为具有临床意义。

创伤后压力细节评估的内在一致性非常出色,除了消极偏见性(NB)和相对创伤暴露(RTE)外,它有非常高的共同效率值。另外,连同其余的自陈方法和心理病理学,回应偏见量表展现了很好的线性回归性和区别效度。相对于临床医师专用 PTSD 量表,基于创伤后压力细节评估的 PTSD 诊断有出色的诊断功能性。有一个很好的介于敏感性(0.88)和特殊性(0.86)之间的平衡,还有一个高水平的效率值(0.87)和一个好的共同效率的 κ 值(0.73)。

创伤后压力细节评估是一个对 PTSD 诊断工具箱的有价值的补充,并会对一系列研究和临床应用有利。它的主要优势是包含回应效度量表,能够完全覆盖所有 PTSD 诊断标准。一个潜在的劣势是,它比其他自陈的 PTSD 方法更冗长。另外,创伤后压力细节评估是一个相对新的工具,文献中也很少有附加的心理测量学的研究出现。然而,有学者发现,创伤后压力细节评估在临床和研究场景中正被合理地广泛应用,所以更多的实验报告可能会很快出现(Elhai,2005)。

2. 其余关于 PTSD 评估的方法

(1) 事件影响量表

事件影响量表(Horowitz et al.,1979)是在 DSM - III 正式确认 PTSD 是一种精神障碍之前开发的,是最早测量创伤后症状的标准化测量方法。事件影响量表是创伤领域被广泛使用的自陈方法。基于霍罗威茨(Horowitz)的两阶段压力回应模型,事件影响量表含有 15 个项目:7 项评估侵入症状,8 项评估规避症状。在过去一周内,每一种症状的发生频率按 4 分制评定,即"0=一点也没有,1=很少,3=有时候,5=经常的"。事件影响量表的心理学性质已经被延伸评价,并且正如松丁(Sundin)和霍罗威茨(2002)指出,它已经被证明是一个对与创伤相关症状有效的方法。

然而,事件影响量表不能够评估过度警觉的症状,因此它不能够完整地涉及 PTSD 症状标准。为了解决这一问题,韦斯等(Weiss et al., 1997)增加了 6 个过度警觉的项目和 1 个分离的项目,从而开发了一个 22 项的改进版事件影响量表。他们也做了一些关于评分量表的重要修改,包括改变反应维度,将反应选项从 4 扩展到 5,重新标注了限制条件,例如"0=一点也没有,1=一点点,2=轻度的,3=挺多的,4=极度的"。尽管新项目的加入将事件影响量表(修订版)更多地与 DSM - IV 标准一致,它仍然不能够直接对诊断标准做出反应。一些 PTSD 症状都没有被评估到(如减少的兴趣、疏离和悲观),而另外一些症状则被评估得模棱两可(如失忆症、限制的影响范围等)。新项目的加入使得事件影响量表(修订版)成为众多应用中一个有吸引力的方法。生理测量学数据显示,修订后的版本表现出了和旧版一样高的信度和效度。需要说明的是,事件影响量表(修订版)的引入并不意味着弃用原版(Sundin and Horowitz,2002)。两个版本目前均被使用,并可以被有效地用来评估与创伤相关的症状学。

(2) 与战争有关的 PTSD 密西西比量表(M－PTSD)

与战争有关的 PTSD 密西西比量表是一种包含 35 个项目的自陈方法(Keane et al.,1988)。项目在一个 5 分的量表上评分,限制项根据项目内容不同而不同(如"1＝从不"到"5＝非常频繁",或者"1＝从来不对"到"5＝总是对的")。与战争有关的 PTSD 密西西比量表有优秀的心理测量学特质(如 Keane et al.,1988;King and King,1994;King et al.,1993;McFall et al.,1990)。

与战争有关的 PTSD 密西西比量表(民用版)(CMS)加入了非常重要的四个项目,以更好地覆盖 DSM－III－R PTSD 标准,从而产生了一个包含39 种项目的版本,和一个包含 35 种项目的与战争有关的 PTSD 密西西比量表(民用版)。有学者在评估了这个包含 35 种项目的版本后认为,这一版本的表现非常合理,但是需要改进(Vreven et al.,1995)。然而,也有学者在评价了这两个版本之后得出结论,与战争有关的 PTSD 密西西比量表(民用版)像是一个普通的压力测试,不是一种特定的 PTSD 方法(Lauterbach,Vrana,and King,1997)。为了提高与战争有关的 PTSD 密西西比量表(民用版)在特定应用中的实用性,调查者们进行了改进。例如,删除、增加或修改了一些项目,并对所有项目使用了统一的模板(如 Inkelas et al.,2000;Norris and Perilla,1996)。但是总的来看,与战争有关的 PTSD 密西西比量表(民用版)还是没有像原来的军用版本表现得那么好,因为在模板、使用方法和样品性质方面的研究不同。一个持续的关注点已经集中在了反向评分的项目上,这些项目被证明是非常有问题的,并且可能需要被修改或删除(Conrad,Wright,and McKnight,2004;Inkelas et al.,2000)。

3. 多项人格测验

明尼苏达多项人格测验—第二版(MMPI－2)和人格评定量表(PAI)(Butcher et al.,2001;Morey,2007)是广谱的工具,它们被用来广泛评估个人性格和心理病理学的各个方面。它们有 PTSD 评估的几项优势:第一,它们包括了特别化的 PTSD 量表;第二,它们允许同源病失调和相关临床特性的评估;第三,它们认同对所有扰乱程度严重性的估量;第四,它们允许回应具有性偏见的评价。

(1) 明尼苏达多项人格测验(MMPI)

明尼苏达多项人格测验是最早、最广泛被使用的心理评估工具之一(Hathaway and Mckinley,1951)。明尼苏达多项人格测验在 1989 年被校订后成为明尼苏达多项人格测验—第二版(Butcher et al.,2001),后者继承了明尼苏达多项人格测验作为一个杰出的多项人格量表的传统,并包含了一系列创新的特点。明尼苏达多项人格测验—第二版包含了对性格、心理病理学和多重的回应偏见形式的评估。

明尼苏达多项人格测验/明尼苏达多项人格测验—第二版已经在 PTSD 的评估中被广泛使用,特别是在战争退伍军人中。最早使用明尼苏达多项人格测验的研究导致了一个平均 F-2-8 的 PTSD 简介的区分,以及一个特别的 PTSD 量表的建构(Fairbank et al.,1983;Keane,Malloy,and Fairbank,1984)。大量的研究者已经发现,F-2-8 典型性能够很好地描述出 PTSD 的平均简介,其余的量表经常被提高,并且从普遍意义上讲,在研究内和研究之间的简介都有大量的异质性(如 Glenn,Beckham,and Sampson,2002;Wise,1996)。

与 PTSD 诊断更加直接相关的是 MMPI-PK。最初的 MMPI-PK 含有 49 种明尼苏达多项人格测验项目,这些项目是从遭受了 PTSD 的越战退伍军人和遭受了其他心理失调的越战退伍军人之间区分出来的。对于明尼苏达多项人格测验—第二版,3 种多余的项目被丢弃,1 种项目被重写(Lyons and Keane,1992)。基恩等(1984)发现了一个 30 的终值(明尼苏达多项人格测验—第二版中为 27)提供了最好的区分度,在衍生物和交叉验证的样本中有 82% 正确的分类。尽管其表现可能是样本特性和诊断步骤的一个功能,以及终止评分偏见被降低而导致有所差异(如 Cannon et al.,1987;Watson,Kucala,and Manifold,1986),但大量的研究已经广泛地肯定了 MMPI-PK 的诊断功能。

MMPI-PK 也被成功应用于平民创伤样本中(Koretzky and Peck,1990)。然而一些调查者已经意识到,它可能更多的是一种测量普通压力的方法,而不是测量特定的 PTSD 的方法。例如,几种标准的明尼苏达多项人格测验—第二版临床和内容量表,特别是量表 7 和 8,以及焦虑和发怒内容量表,相比于 MMPI-PK 预测工作事故受害者的 PTSD 方面,有更高的效率(Scheibe et al.，2001)。最后，MMPI - PK 作为独立的方法已被证明在全部明尼苏达多项人格测验/明尼苏达多项人格测验—第二版的场景中,更值得考虑(Herman et al.，1996；Lyons and Scotti，1994)。

明尼苏达多项人格测验—第二版最有价值的一个特性是,有一系列对回应效度的提示。明尼苏达多项人格测验—第二版的量表在 PTSD 的评估中非常有用,该量表可以发现造假的回应方式,特别是罕见性(F)、罕见性支持(Fp)和 Gough 的掩饰量表(Ds)。(Rogers et al.，2003)另外,为了提高识别真实的和作假的 PTSD(Elhai et al.，2002),一种新的量表被开发——罕见 PTSD(Fptsd)。在最初的研究中,Fptsd 在检测虚假 PTSD 方面做得比现有的明尼苏达多项人格测验—第二版量表更好(Elhai et al.，2002)。然而一个紧随的研究发现,Fptsd 提升了对虚假 PTSD 的监测能力并且超过 F,但是没有超过 Fp。另外,可能是因为 Fptsd 和 Fp 共享了项目中的很大一部分性质,Fptsd 并没有提升对虚假 PTSD 的监测能力并且超过现存的 F 量表(Marshall and Bagby，2006)。可以确定的是,需要更多的研究来确定这个量表的临床有效性。

总之,明尼苏达多项人格测验—第二版是一个对 PTSD 评估系列的有价值的补充。它评估了在 PTSD 的临床表现中很常见的问题,并且提供了回应偏见的方法。Penk、Rierdan、Losardo 和 Robinowitz(2006)提供了一份针对多样的明尼苏达多项人格测验—第二版的临床应用的总览,并且在细节方面描述了该量表的信息是如何被有效地同其他来源的信息整合在一起。

（2）人格评定量表(PAI)

人格评定量表(Morey，2007)已经迅速发展并被广泛应用于临床、研究和法庭场景中。人格评定量表包含了 344 条项目,组成了 22 个互不重叠的量表,包含了 4 个回应效度量表、11 个临床量表、5 个治疗量表和 2 个人际间量表。另外,临床量表中的 9 个细分量表和治疗量表中的 1 个细分量表是被母量表所评估的(例如,抑郁量表下认知的、感性的和生理的细分量表)。效度量表监测随意或者粗心的回应,或者一个过分积极或者消极情绪中的表现趋势,包括不一致性、不常见性、消极印象性和积极印象性。临床量表评估完整的临床综合征,包括身体的抱怨、焦虑、与焦虑相关的失调、抑郁、狂躁、偏执狂、精神分裂症、边界特征、反社会特征、酒精问题以及药物问题。治疗量表评估了和临床使用相关的几个关键方面,包括攻击性、自杀构思、压力、不支持和治疗抗拒。人际量表评估了一般人格的两个方面,包括支配性和温暖。

人格评定量表强调被评估的结构的清晰性,和评估结构的项目内容的效度。另外,人格评定量表不是一个回应"对或者错"的量表,而是一个评分为 4 分的量表,即"错,完全不正确""有点正确""主要正确"和"非常正确"。

因为人格评定量表是一个相对新的工具,所以它在 PTSD 评估中使用的调查方法比较有限。然而已有研究指出,人格评定量表有可观的未来,并可能在一个对于创伤幸存者的研究和临床工具方面非常有用。使用人格评定量表评估 PTSD 的关注点是焦虑相关失调量表(ARD - T)的创伤压力细分量表,其中包含 8 个项目:5 个项目主要评估创伤再现,1 个评估有极力规避,1 个评估在平常行为中的兴趣丧失,1 个评估罪恶感。每一个焦虑相关失调量表项目都与以前的经历有关,有时被广泛地称为压力源("关于我的过去"),有时特指创伤("有时候很糟糕"或者"自从我有一段很坏的经历")。尽管焦虑相关失调量表没有明确评估标准,但它确实评估了 PTSD 的一些最显著的方面,并且是 PTSD 患者人格评定量表中最高的方面。另外,几个其他的概念上相关的人格评定量表和细分量表在 PTSD 中被提高。例如,莫兹利等(Mozley et al.,2005)对 176 个有 PTSD 的战争退伍军人的男性使用了人格评定量表。他们发现在 NIM、SOM、ANX、ARD、DEP 和 SCZ 方面有显著提高,在焦虑相关失调量表和 DEP 方面提升最高。他们同时发现焦虑相关失调量表与密西西比量表有很好的相关性(0.67),并且与明尼苏达多项人格测验—第二版的 PK 量表(0.58)及戴维森创伤量表(0.44)有一般的相关性。

另外,PTSD 类群评分显著高于没有 PTSD 的类群,包括 ANX、DEP、ARD、SOM、PAR、BOR 和 SCZ,也有 NON 和 RXR(McDevitt-Murphy et al.,2005)。最大的种群差异是针对焦虑相关失调量表和抑郁的生理学细分量表(DEP - P)。相对于 PTSD 检测表,CAPSARD - T 和 DEP - P 展示了高度的诊断功能性。

在一个随后的研究中,麦克德维特-墨菲等(McDevitt-Murphy et al.,2007)比较了人格评定量表和明尼苏达多项人格测验—第二版的区分效度,主要为了区分大学生中的 PTSD、萎靡和厌世。人格评定量表和明尼苏达多项人格测验—第二版区别于 PTSD 和调节好的对照组,都有很明显更高的提升。对于人格评定量表,最大的群体差异是针对焦虑相关失调量表,另外的差异是在 PIM、ANX、ARD、DEP、BOR 和 RXR。人格评定量表和明尼苏达多项人格测验—第二版也区分了 PTSD 和厌世群体,尽管群体的样式有一些不同,并且影响范围更小一些。然而在区分 PTSD 和抑郁群体方面,人格评定量表比明尼苏达多项人格测验—第二版更加有效。对人格评定量表而言,在 PIM、焦虑相关失调量表、狂躁量表的明显细分(MAN - G)、反社会行为量表(ANT - A)和反社会特征量表的自我中心度(ANT - E)子量表上,PTSD 和抑郁之间存在显著的组间差异。相反,对于明尼苏达多项人格测验—第二版,只在针对于低的自我尊重的内容量表(LSE)发现了一个明显的群体差异。

基于目前相对少的文献,人格评定量表显示出了 PTSD 评估方面可观的优点。和明尼苏达多项人格测验—第二版一样,人格评定量表严格地评价了多种不同形式的回应偏见,评估了广泛范围的同源性疾病的综合征,并且含有一个特定的 PTSD 量表。另外,初步证据表明,与其他常见的同源病的失调相比(如抑郁等),人格评定量表有更好的区分效度。

三、关于 PTSD 评估设计的建议

在这个章节,我们将提供一些建议和准则去协助 PTSD 评估工具的选择,同时对假定的背景、目标人群和预期的应用给出一系列的评估规则。这些规则可能并不适用于所有情况,但基本上可以运用在大部分的 PTSD 评估上。

1. 建立明确的目标

所有评估方法的选择都应源于对评估目标的清楚陈述,包括评估的目标是什么,以及渴望的最终产品是什么(比如,推论、结论,以及基于评估的决定)。最普遍的 PTSD 评估成果包括对可能的创伤暴露、建立对 PTSD 的诊断,以及量化 PTSD 症状的严重性。这些目标对工具的选择具有直接参考作用。举例来说,自陈方法对展现和量化症状严重性是非常有用的,但是不能作为唯一诊断依据。在一些案例里,结构式访谈对诊断和量化症状的严重性是有用的,但是对大规模的呈现并不有效。如果条件允许,要尽可能使用针对性强的方法和工具。

2. 思考目标群体和评估背景

在评估中考虑目标群体和背景有助于选择合适的评估方法。主要的变量包括性别、年龄、创伤的类型(比如、战争、性攻击、混合性创伤、慢性复发创伤)和环境(诊所和社区、住院病人和出院病人、集中创伤与一般精神病)。选择方法对于特别群体的评估信度是非常重要的。群体的本质也可以帮助确定评估的范围,而不是诊断其他 PTSD 的核心综合征。这些综合征强调一些症状,如一生创伤历史、合并症、PTSD 相关症状、伪装病症及其他类型的回应偏见。

3. 考虑可以利用的资源

评估方法的执行和范围取决于人员和时间。哪些人员是可以使用的？是否经过训练和认证？他们可用于评估的时间有多少？问卷可以由抄录人员去执行和记录,访谈可以通过高度结构化的调查进行,但是必须由经过训练的人进行临床会谈,然后做出临床诊断。还需要考虑评估的时间有多少,特别是评估人员需要的时间,也包括根据评估的背景需要回应的负担及后勤方面的约束。大部分的评估方案涉及交换与平衡,更多的资源和时间将被运用于PTSD诊断的重要目标和症状的严重性上,而相对少的时间被用在其他目标上,比如,合并症和回应偏见上。

4. 提高评估的灵活性

为了获得最有效的信息,回应在评估过程中是非常重要的。创伤伴随着一种无力和无助的感觉,其核心问题是回避和缺乏信任。我们通过鼓励和支持去挑战恐惧,通过提高可预见性和可控制性,从而投入更多和加强回应。可预见性可以通过对评估程序的透明度和清晰度的提升得以提高,其中包括特别的评估活动、特殊的问题以及它们的合理性。可控制性可以通过提升回应者的自主能力和选择能力得到提高,例如,强调知情同意等。

5. 尽可能地使用会谈

如前所述,会谈比自陈方法有更多的优势。如果时间有限,DSM-IV临床定式访谈或者PTSD症状量表—访谈是非常适合的。DSM-IV临床定式访谈评估所有的DSM-IV-TR准则,并且含有PTSD的诊断。PTSD症状量表—访谈包含诊断和一个关于PTSD症状严重性的持续方法,当然,确定创伤还需要一些其他方法,并且必须确认症状已经持续至少1个月。如果时间充裕,临床医师专用PTSD量表是很好的选择。它不仅有利于对严重性进行诊断和持续治疗,而且可以提供更多详细的信息,这些信息对于功能分析和治疗计划非常有用。

6. 尽可能使用与DSM相应的自陈方法

除了会谈,DSM自陈方法是多元评估方法中最重要的组成部分,在某些运用方面,它被作为最基本的甚至唯一的方法。如果会谈无法执行,只有与DSM相应的方法可以使用,那么创后压力诊断量表或者创伤后压力细节评估就是最好的选择,因为这些方法覆盖了所有的准则,并且能够提供诊断和持续的治疗。

7. 在应用中使用最合适的评分标准

尽管PTSD的评估不可缺少,当需要把评估转变成两分法时,持续的方法引进了更为复杂的层面(例如,选择切断评分去定义,或者根据DSM-

IV-TR 准则分成两个项目评分进行诊断)。无论如何,尽可能针对既定的群体、背景和评估计划去选择合适的评分标准是非常重要的。已有的经验表明,评分标准要适时变化。不幸的是,对于许多方法而言,并没有足够的研究去指引一个最佳的规则,因为也许可替代的规则还没有被提出来,也没有被充分验证。

8. 尽可能使用多种多样的方法

正如前文所谈到的,PTSD 的评估一直提倡使用多元的方法。一系列的问题可能会遇到临床和研究的需要,包括 PTSD 会谈、DSM 相应的测量、方法的补充,如事件影响量表或是密西西比量表,以及其他的明尼苏达多项人格测验—第二版或者人格评定量表。如果时间允许,对于其他类型失调的访谈,比如非 PTSD、部分 DSM-IV 临床定式访谈,将是非常有用的。在选择明尼苏达多项人格测验—第二版和人格评定量表的过程中,明尼苏达多项人格测验—第二版有更加广泛的研究基础,它被用来评估 PTSD 有超过 25 年的历史。人格评定量表的优势在于其更加简短,更加接近于目前诊断和临床使用的熟悉的概念,而特别的 PTSD 量表比任何的明尼苏达多项人格测验-第二版显现更多明显的识别正确性。

9. 评估回应偏见

在所有 PTSD 的临床和研究评估中,应对反应偏倚,特别是伪装病症进行常规评估。由于它们严格及有效的程序,明尼苏达多项人格测验—第二版和人格评定量表被视为评估的最好资源。由于可能存在比较高的伪装病症的潜在性,使用诸如 SIRS 这样专门的量表就是必需的。这个至关重要的评估领域,尤其是在创伤压力方面,以及在更广泛的评估精神健康失调方面,没有得到足够的重视。

四、总结和未来工作的指向

在对创伤性事件和 PTSD 的标准化方法中,开发和评估工作已经取得了可观的进展。临床医生和研究人员现已掌握大量的工具和方法,这将为几乎所有横向应用调试提供心理测量上健全和实用的 PTSD 测量。正如上文提到的,这些工具是实验学习中的必备品,并在临床中得到越来越多的应用。日益增加的对 EBA 程序的关注又将促进这些工具和方法被进一步推广应用,直至它们成为日常临床的部分。

尽管目前已取得阶段性成果,但很多工作仍然尚未完成。首先,正如我们之前提到的那样（Weathers and Keane，1999），实际上已经有太多的治疗创伤性事件和 PTSD 的方法，并且每一年都会有新的类型增加。尽管工具方面的进步一直是受欢迎的，但是相比于现存的方法，新的方法很少能够取得突破性提高。大部分的方法是多余的，仅表现了微小的变化。然而它们确实在一些方面有所不同，通过减少横向研究成果的可比性，阻碍了PTSD 研究方面的进步。一个更有效的方法可能是扩大现有方法的经验基础，并由此向成为一个创伤压力研究领域服务的共同系列发展。这将会涉及多渠道有效信息的积累，包括从因素分析研究中得来的趋同性迹象、诊断效用、差异性的迹象、临床变化的敏感性和结构性迹象。关于这点，差异性是最具争议和最重要的信息来源，并且不幸的是，到目前为止这些差异性依然是最不发达的。

其次，要对评估标准化进行更多研究，包括创伤类型（战后 vs.性侵害，等等），场景（住院病人 vs.不住院病人，临床 vs.研究，创伤诊治 vs.初级护理，等等），关键的人口特征（年龄、性别、种族）和文化，可比较性和对于将方法翻译成其他语言的心理测量学表现。最重要的是记录试验，而不应当只推测，因为在一种不同的情境下，某种方法在某个人群中被发展和评估将表现出相似性。为了得出对给定的某人群的评估任务，与之相联系的评估不同评分标准和评分边界是非常需要的。

然后，将多种方法结合起来须做很多工作。尽管推荐多种方法的使用，但目前关于如何整合多种方法，只有很少的经验指导。

最后，PTSD 的方法体系已经自 DSM－III 之后有了长足的进化，并且极有可能继续进化，所以 PTSD 评估方法需要及时更新。斯皮策等（Spitzer et al.，2007）为了阐明 PTSD 症状明显的非典型性，建议删除 PTSD 症状评价体系中的一些易和其他失调混淆的评价标准，特别是易怒症、失眠症、注意力集中困难症和缺失兴趣等失调行为，然后将标准 C 和标准 D 中的症状整合进一个族群中。斯皮策等强调，它们不是一成不变的，研究创伤压力方面的专家将是最适合对它们进行修改的人选。

目前这些诊断标准的变化总体上仍然有很大不确定性。然而关于现象学、病因学和对 PTSD 治疗的科学知识将会得到更深入的发展。PTSD 的建立也培植了关于人类对创伤的反应的持续性和系统性调查，关于那些受困于重大灾后心理问题的个人，对他们的研究和关怀，EBA 也将继续提供基础。

参考文献

American Psychiatric Association. (1980). *Diagnostic and statistical manual of mental disorders* (3rd ed.). Washington, DC: Author.

American Psychiatric Association. (2000). *Diagnostic and statistical manual of mental disorders* (4th ed., text revision). Washington, DC: Author.

Andrykowski, M. A., Cordova, M. J., Studts, J. L., & Miller, T. W. (1998). Posttraumatic stress disorder after treatment for breast cancer: Prevalence of diagnosis and use of the PTSD Checklist—Civilian version (PCL-C) as a screening instrument. *Journal of Consulting and Clinical Psychology, 66*, 586–590.

Asmundson, G. J. G., Frombach, I., McQuaid, J., Pedrelli, P., Lenox, R., & Stein, M. B. (2000). Dimensionality of posttraumatic stress symptoms: A confirmatory factor analysis of DSM-IV symptom clusters and other symptom models. *Behaviour Research and Therapy, 38*, 203–214.

Blake, D. D., Weathers, F. W., Nagy, L. M., Kaloupek, D. G., Gusman, F. D., Charney, D. S., et al. (1995). The development of a clinician-administered PTSD scale. *Journal of Traumatic Stress, 8*, 75–90.

Blake, D. D., Weathers, F. W., Nagy, L. M., Kaloupek, D. G., Klauminzer, G., Charney, D. S., et al. (1990). A clinician rating scale for assessing current and lifetime PTSD: The CAPS-1. *Behavior Therapist, 13*, 187–188.

Blanchard, E. B., Jones-Alexander, J., Buckley, T. C., & Forneris, C. A. (1996). Psychometric properties of the PTSD Checklist (PCL). *Behaviour Research and Therapy, 34*, 669–673.

Breslau, N., Kessler, R. C., Chilcoat, H. D., Schultz, L. R., Davis, G. C., & Andreski, P. (1998). Trauma and posttraumatic stress disorder in the community: The 1996 Detroit Area Survey of Trauma. *Archives of General Psychiatry, 55*, 626–631.

Briere, J. (2001). *Detailed Assessment of Posttraumatic Stress (DAPS)*. Odessa, FL: Psychological Assessment Resources.

Briere, J. (2004). *Psychological assessment of adult posttraumatic states: Phenomenology, diagnosis, and measurement* (2nd ed.). Washington, DC: American Psychological Association.

Brown, T. A., Campbell, L. A., Lehman, C. L., Grisham, J. R., & Mancill, R. B. (2001). Current and lifetime comorbidity of the DSM-IV anxiety and mood disorders in a large clinical sample. *Journal of Abnormal Psychology, 110*, 585–599.

Butcher, J. N., Graham, J. R., Ben-Porath, Y. S., Tellegen, A. M., Dahlstrom, W. G., & Kaemmer, B. (2001). *Minnesota Multiphasic Personality Inventory–2: Manual for administration, scoring, and interpretation* (rev. ed.). Minneapolis: University of Minnesota Press.

Cannon, D. S., Bell, W. E., Andrews, R. H., & Finkelstein, A. S. (1987). Correspondence between MMPI PTSD measures and clinical diagnosis. *Journal of Personality Assessment, 51*, 517–521.

Carlson, E. B. (1997). *Trauma assessments: A clinician's guide.* New York: Guilford Press.

Charney, M. E., & Keane, T. M. (2007). Psychometric analysis of the Clinician-Administered PTSD Scale (CAPS)—Bosnian translation. *Cultural and Ethnic Minority Psychology, 13*, 161–168.

Conrad, K. J., Wright, B. D., & McKnight, P. (2004). Comparing traditional and Rasch analyses of the Mississippi PTSD Scale: Revealing limitations of reverse-scored items. *Journal of Applied Measurement, 5*, 15–30.

Cronbach, L. J., & Meehl, P. E. (1955). Construct validity in psychological tests. *Psychological Bulletin, 52*, 281–302.

Davidson, J. (1996). *Davidson Trauma Scale* [Manual]. Toronto, Ontario, Canada: Multi-Health Systems.

Davidson, J. R. T., Malik, M. A., & Travers, J. (1997). The Structured Interview for PTSD (SIP): Psychometric validation for DSM-IV criteria. *Depression and Anxiety, 5*, 127–129.

Davidson, J. R. T., Smith, R. D., & Kudler, H. S. (1989). Validity and reliability of the DSM-III criteria for post-traumatic stress disorder: Experience with a structured interview. *Journal of Nervous and Mental Disease, 177*, 336–341.

Davidson, J. R. T., Tharwani, H. M., & Connor, K. M. (2002). Davidson Trauma Scale (DTS): Normative scores in the general population and effect sizes in placebo-controlled SSRI trials. *Depression and Anxiety, 15*, 75–78.

Dobie, D. J., Kivlahan, D. R., Maynard, C., Bush, K. R., McFall, M. E., Epler, A. J., et al. (2002). Screening for post-traumatic stress disorder in female Veteran's Affairs patients: Validation of the PTSD Checklist. *General Hospital Psychiatry, 24*, 367–374.

DuHamel, K. N., Ostroff, J. S., Ashman, T., Winkel, G., Mundy, E. A., Keane, T. M., et al. (2004). Construct validity of the Posttraumatic Stress Disorder Checklist in cancer survivors: Analyses based on two samples. *Psychological Assessment, 16*, 255–266.

Elhai, J. D., Gray, M. J., Kashdan, T. B., & Franklin, C. L. (2005). Which instruments are most commonly used to assess traumatic event exposure and posttraumatic effects?: A survey of traumatic stress professionals. *Journal of Traumatic Stress, 18*, 541–545.

Elhai, J. D., Ruggiero, K. J., Frueh, B. C., Beckham, J. C., & Gold, P. B. (2002). The Infrequency-Posttraumatic Stress Disorder Scale (Fptsd) for the MMPI-2: Development and initial validation with veterans presenting with combat-related PTSD. *Journal of Personality Assessment, 79*, 531–549.

Fairbank, J. A., Keane, T. M., & Malloy, P. F. (1983). Some preliminary data on the psychological characteristics of Vietnam veterans with posttraumatic stress disorders. *Journal of Consulting and Clinical Psychology, 51*, 912–919.

First, M. B., Spitzer, R. L., Gibbon, M., & Williams, J. B. W. (1996). *Structured Clinical Interview for DSM-IV Axis I Disorders, Clinician Version (SCID-CV)*. Washington, DC: American Psychiatric Press.

Foa, E. B. (1995). *Posttraumatic Stress Diagnostic Scale* [Manual]. Minneapolis, MN: National Computer Systems.

Foa, E. B., Cashman, L., Jaycox, L., & Perry, K. (1997). The validation of a self-report measure of posttraumatic stress disorder: The Posttraumatic Diagnostic Scale. *Psychological Assessment, 9*, 445–451.

Foa, E. B., Ehlers, A., Clark, D. M., Tolin, D. F., & Orsillo, S. M. (1999). The Post-Traumatic Cognition Inventory (PTCI): Development and validation. *Psychological Assessment, 11*, 303–314.

Foa, E. B., Riggs, D. S., Dancu, C. V., & Rothbaum, B. O. (1993). Reliability and validity of a brief instrument for assessing post-traumatic stress disorder. *Journal of Traumatic Stress, 6*, 459–473.

Foa, E. B., & Tolin, D. F. (2000). Comparison of the PTSD Symptom Scale—Interview version and the Clinician-Administered PTSD Scale. *Journal of Traumatic Stress, 13*, 181–191.

Forbes, D., Creamer, M. C., & Biddle, D. (2001). The validity of the PTSD Checklist as a measure of symptomatic change in combat-related PTSD. *Behaviour Research and Therapy, 39*, 977–986.

Friedman, M. J., Keane, T. M., & Resick P. A. (Eds.). (2007). *Handbook of PTSD: Science and practice.* New York: Guilford Press.

Glenn, D. M., Beckham, J. C., & Sampson, W. S. (2002). MMPI-2 profiles of Gulf and Vietnam combat veterans with chronic posttraumatic stress disorder. *Journal of Clinical Psychology, 58*, 371–381.

Griesel, D., Wessa, M., & Flor, H. (2006). Psychometric qualities of the German version of the Posttraumatic Diagnostic Scale (PTDS). *Psychological Assessment, 18*, 262–268.

Guriel, J. L., & Fremouw, W. (2003). Assessing malingered posttraumatic stress disorder: A critical review. *Clinical Psychology Review, 23*, 881–904.

Hathaway, S. R., & McKinley, J. C. (1951). *Minnesota Multiphasic Personality Inventory: Manual for administration and scoring.* New York: Psychological Corporation.

Hembree, E. A., Foa, E. B., & Feeny, N. C. (2002). *Manual for the administration and scoring of the PTSD Symptom Scale—Interview (PSS-I).* Unpublished manuscript available online at *www.istss.org/resources/browse.cfm*

Herman, D. S., Weathers, F. W., Litz, B. T., & Keane, T. M. (1996). Psychometric properties of the embedded and stand-alone versions of the MMPI-2 Keane PTSD Scale. *Assessment, 3*, 437–442.

Herman, J. L. (1992). *Trauma and recovery.* New York: Basic Books.

Horowitz, M. J., Wilner, N., & Alvarez, W. (1979). Impact of Event Scale: A measure of subjective stress. *Psychosomatic Medicine, 41*, 209–218.

Hunsley, J., & Mash, E. J. (2005). Introduction to the special section on developing guidelines for the evidence-based assessment (EBA) of adult disorders. *Psychological Assessment, 17*, 251–255.

Inkelas, M., Loux, L. A., Bourque, L. B., Widawski, M., & Nguyen, L. H. (2000). Dimensionality and reliability of the Civilian Mississippi Scale for PTSD in a postearthquake community. *Journal of Traumatic Stress, 13*, 149–167.

Kang, H. K., Natelson, B. H., Mahan, C. M., Lee, K. Y., & Murphy, F. M. (2003). Posttraumatic stress disorder and chronic fatigue syndrome-like illness among Gulf War veterans: A population-based survey of 30,000 veterans. *American Journal of Epidemiology, 157*, 141–148.

Keane, T. M. (1989). Post-traumatic stress disorder: Current status and future directions. *Behavior Therapy, 20*, 149–153.

Keane, T. M., Caddell, J. M., & Taylor, K. L. (1988). Mississippi Scale for Combat-Related Posttraumatic Stress Disorder: Three studies in reliability and validity. *Journal of Consulting and Clinical Psychology, 56*, 85–90.

Keane, T. M., Fairbank, J. A., Caddell, J. M., Zimering, R. T., & Bender, M. E. (1985). A behavioral approach to the assessment and treatment of post-traumatic stress disorder in Vietnam veterans. In C. R. Figley (Ed.), *Trauma and its wake: Vol. I. The study and treatment of post-traumatic stress disorder* (pp. 257–294). New York: Brunner/Mazel.

Keane, T. M., & Kaloupek, D. G. (1997). Comorbid psychiatric disorders in PTSD: Implications for research. *Annals of the New York Academy of Sciences, 821*, 24–34.

Keane, T. M., Kolb, L. C., Kaloupek, D. G., Orr, S. P., Blanchard, E. B., Thomas, R. G., et al. (1998). Utility of psychophysiological measurement in the diagnosis of posttraumatic stress disorder: Results from a Department of Veterans Affairs Cooperative Study. *Journal of Consulting and Clinical Psychology, 66*, 914–923.

Keane, T. M., Malloy, P. F., & Fairbank, J. A. (1984). Empirical development of an

MMPI subscale for the assessment of combat-related posttraumatic stress disorder. *Journal of Consulting and Clinical Psychology, 52,* 888–891.

Keane, T. M., Street, A. E., & Stafford, J. A. (2004). The assessment of military-related PTSD. In J. P. Wilson & T. M. Keane (Eds.), *Assessing psychological trauma and PTSD* (2nd ed., pp. 262–285). New York: Guilford Press.

Keane, T. M., Wolfe, J., & Taylor, K. L. (1987). Post-traumatic stress disorder: Evidence for diagnostic validity and methods of psychological assessment. *Journal of Clinical Psychology, 43,* 32–43.

Kessler, R. C., Sonnega, A., Bromet, E., Hughes, M., & Nelson, C. B. (1995). Posttraumatic stress disorder in the National Comorbidity Survey. *Archives of General Psychiatry, 52,* 1048–1060.

Kimerling, R., Clum, G. A., McQuery, J., & Schnurr, P. P. (2002). PTSD and medical comorbidity. In R. Kimerling, P. C. Ouimette, & J. Wolfe (Eds.), *Gender and PTSD* (pp. 271–302). New York: Guilford Press.

Kimerling, R., Ouimette, P. C., & Wolfe, J. (Eds.). (2002). *Gender and PTSD.* New York: Guilford Press.

King, D. W., King, L. A., Fairbank, J. A., Schlenger, W. E., & Surface, C. R. (1993). Enhancing the precision of the Mississippi Scale for Combat-Related Posttraumatic Stress Disorder: An application of item response theory. *Psychological Assessment, 5,* 457–471.

King, L. A., & King, D. W. (1994). Latent structure of the Mississippi Scale for Combat-Related Posttraumatic Stress Disorder: Exploratory and higher-order confirmatory factor analyses. *Assessment, 1,* 275–291.

Koretzky, M. B., & Peck, A. H. (1990). Validation and cross-validation of the PTSD subscale of the MMPI with civilian trauma victims. *Journal of Clinical Psychology, 46,* 296–300.

Kraemer, H. C. (1992). *Evaluating medical tests: Objective and quantitative guidelines.* Newbury Park, CA: Sage.

Kulka, R. A., Schlenger, W. E., Fairbank, J. A., Hough, R. L., Jordan, B. K., Marmar, C. R., et al. (1991). Assessment of posttraumatic stress disorder in the community: Prospects and pitfalls from recent studies of Vietnam veterans. *Psychological Assessment, 3,* 547–560.

Lauterbach, D., Vrana, S., & King, D. W. (1997). Psychometric properties of the Civilian Version of the Mississippi PTSD Scale. *Journal of Traumatic Stress, 10,* 499–513.

Litz, B. T., & Weathers, F. W. (1994). The diagnosis and assessment of post-traumatic stress disorder in adults. In M. B. Williams & J. F. Sommer, Jr. (Eds.), *Handbook of post-traumatic therapy* (pp. 9–22). Westport, CT: Greenwood Press.

Lyons, J. A., & Keane, T. M. (1992). Keane PTSD Scale: MMPI and MMPI-2 update. *Journal of Traumatic Stress, 5,* 111–117.

Lyons, J. A., & Scotti, J. R. (1994). Comparability of two administration formats of the Keane Posttraumatic Stress Disorder Scale. *Psychological Assessment, 6,* 209–211.

Maier, T. (2006). Posttraumatic stress disorder revisited: Deconstructing the A-Criterion. *Medical Hypotheses, 66,* 103–106.

Malloy, P. F., Fairbank, J. A., & Keane, T. M. (1983). Validation of a multimethod assessment of posttraumatic stress disorders in Vietnam veterans. *Journal of Consulting and Clinical Psychology, 51,* 488–494.

Marsella, A. J., Friedman, M. J., Gerrity, E. T., & Scurfield, R. M. (Eds.). (1996). *Ethnocultural aspects of posttraumatic stress disorder: Issues, research, and clinical applications.* Washington, DC: American Psychological Association.

Marshall, M. B., & Bagby, R. M. (2006). The incremental validity and clinical utility of the MMPI-2 Infrequency Posttraumatic Stress Disorder Scale. *Assessment, 13,* 417–429.

McDevitt-Murphy, M. E., Weathers, F. W., Adkins, J. W., & Daniels, J. B. (2005). Use of the Personality Assessment Inventory in assessment of posttraumatic stress disorder in women. *Journal of Psychopathology and Behavioral Assessment, 27,* 57–65.

McDevitt-Murphy, M. E., Weathers, F. W., Flood, A. M., Benson, T., & Eakin, D. E. (2007). A comparison of the MMPI-2 and PAI for discriminating PTSD from depression and social phobia. *Assessment, 14,* 181–195.

McFall, M. E., Smith, D. E., Mackay, P. W., & Tarver, D. J. (1990). Reliability and validity of the Mississippi Scale for Combat-Related Posttraumatic Stress Disorder. *Psychological Assessment, 2,* 114–121.

McNally, R. J. (2004). Conceptual problems with the DSM-IV criteria for posttraumatic stress disorder. In G. M. Rosen (Ed.), *Posttraumatic stress disorder: Issues and controversies* (pp. 1–14). New York: Wiley.

Morey, L. C. (2007). *Personality Assessment Inventory: Professional manual* (2nd ed.). Lutz, FL: Psychological Assessment Resources.

Mozley, S. L., Miller, M. W., Weathers, F. W., Beckham, J. C., & Feldman, M. E. (2005). Personality Assessment Inventory (PAI) profiles of male veterans with combat-related posttraumatic stress disorder. *Journal of Psychopathology and Behavioral Assessment, 27,* 179–189.

Norris, F. H., & Hamblen, J. L. (2004). Standardized self-report measures of civilian trauma and PTSD. In J. P. Wilson & T. M. Keane (Eds.), *Assessing psychological trauma and PTSD* (2nd ed., pp. 63–102). New York: Guilford Press.

Norris, F. H., & Perilla, J. L. (1996). The revised Civilian Mississippi Scale for PTSD: Reliability, validity, and cross-language stability. *Journal of Traumatic Stress, 9,* 285–298.

Orsillo, S., Weathers, F. W., Litz, B. T., Steinberg, H. R., Huska, J. A., & Keane, T. M. (1996). Current and lifetime psychiatric disorders among veterans with war-zone-related post-traumatic stress disorder. *Journal of Nervous and Mental Disease, 184,* 307–313.

Palmieri, P. A., Weathers, F. W., Difede, J., & King, D. W. (2007). Confirmatory factor analysis of the PTSD Checklist and the Clinician-Administered PTSD Scale in disaster workers exposed to the World Trade Center Ground Zero. *Journal of Abnormal Psychology, 116,* 329–341.

Penk, W. E., Rierdan, J., Losardo, M., & Robinowitz, R. (2006). The MMPI-2 and assessment of posttraumatic stress disorder (PTSD). In J. N. Butcher (Ed.), *MMPI-2: A practitioner's guide* (pp. 121–141). Washington, DC: American Psychological Association.

Powell, S., & Rosner, R. (2005). The Bosnian version of the international self-report measure of posttraumatic stress disorder, the Posttraumatic Stress Diagnostic Scale, is reliable and valid in a variety of different adult samples affected by war. *BMC Psychiatry, 5,* 11.

Rogers, R., Bagby, R. M., & Dickens, S. E. (1992). *Structured Interview of Reported Symptoms (SIRS) and professional manual.* Odessa, FL: Psychological Assessment Resources.

Rogers, R., Sewell, K. W., Martin, M. A., & Vitacco, M. J. (2003). Detection of feigned mental disorders: A meta-analysis of the MMPI-2 and malingering. *Assessment, 10,* 160–177.

Rosen, G. M. (2004a). Malingering and the PTSD data base. In G. M. Rosen (Ed.),

Posttraumatic stress disorder: Issues and controversies (pp. 85–99). New York: Wiley.

Rosen, G. M. (Ed.). (2004b). *Posttraumatic stress disorder: Issues and controversies.* Chichester, UK: Wiley.

Rosen, G. M., & Taylor, S. F. (2007). Pseudo-PTSD. *Journal of Anxiety Disorders, 21,* 201–210.

Ruggiero, K. J., Del Ben, K. S., Scotti, J. R., & Rabalais, A. E. (2003). Psychometric properties of the PTSD Checklist—Civilian version. *Journal of Traumatic Stress, 16,* 495–502.

Scheibe, S., Bagby, R. M., Miller, L. S., & Dorian, B. J. (2001). Assessing posttraumatic stress disorder with the MMPI-2 in a sample of workplace accident victims. *Psychological Assessment, 13,* 369–374.

Schlenger, W. E., Jordan, B. K., Caddell, J. M., Ebert, L., & Fairbank, J. A. (2004). Epidemiological methods for assessing trauma and PTSD. In J. P. Wilson & T. M. Keane (Eds.), *Assessing psychological trauma and PTSD* (2nd ed., pp. 226–261). New York: Guilford Press.

Schlenger, W. E., Kulka, R. A., Fairbank, J. A., Hough, R. L., Jordan, B. K., Marmar, C. R., et al. (1992). The prevalence of post-traumatic stress disorder in the Vietnam generation: A multimethod, multisource assessment of psychiatric disorder. *Journal of Traumatic Stress, 5,* 333–363.

Schnurr, P. P., Green, B. L., & Kaltman, S. (2007). Trauma exposure and physical health. In M. J. Friedman, T. M. Keane, & P. A. Resick (Eds.), *Handbook of PTSD: Science and practice* (pp. 406–424). New York: Guilford Press.

Simms, L. J., Watson, D., & Doebbeling, B. N. (2002). Confirmatory factor analyses of posttraumatic stress symptoms in deployed and nondeployed veterans of the Gulf War. *Journal of Abnormal Psychology, 111,* 637–647.

Skre, I., Onstad, S., Torgersen, S., & Kringlen, E. (1991). High interrater reliability for the Structured Clinical Interview for DSM-III-R Axis I (SCID-I). *Acta Psychiatrica Scandinavica, 84,* 167–173.

Solomon, S. D., & Canino, G. J. (1990). Appropriateness of DSM-III-R criteria for posttraumatic stress disorder. *Comprehensive Psychiatry, 31,* 227–237.

Spitzer, R. L., First, M. B., & Wakefield, J. C. (2007). Saving PTSD from itself in DSM-V. *Journal of Anxiety Disorders, 21,* 233–241.

Sundin, E. C., & Horowitz, M. J. (2002). Impact of Event Scale: Psychometric properties. *British Journal of Psychiatry, 180,* 205–209.

Trimble, M. R. (1985). Post-traumatic stress disorder: History of a concept. In C. R. Figley (Ed.), *Trauma and its wake: Vol. I. The study and treatment of post-traumatic stress disorder* (pp. 5–14). New York: Brunner/Mazel.

van der Kolk, B. A. (2007). The history of trauma in psychiatry. In M. J. Friedman, T. M. Keane, & P. A. Resick (Eds.), *Handbook of PTSD: Science and practice* (pp. 19–36). New York: Guilford Press.

Vreven, D. L., Gudanowski, D. M., King, L. A., & King, D. W. (1995). The civilian version of the Mississippi PTSD Scale: A psychometric evaluation. *Journal of Traumatic Stress, 8,* 91–109.

Watson, C. G., Kucala, T., & Manifold, V. (1986). A cross-validation of the Keane and Penk MMPI Scales as measures of post-traumatic stress disorder. *Journal of Clinical Psychology, 42,* 727–732.

Weathers, F. W., & Keane, T. M. (1999). Psychological assessment of traumatized adults. In P. A. Saigh & J. D. Bremner (Eds.), *Posttraumatic stress disorder: A comprehensive approach to research and treatment* (pp. 219–247). Boston: Allyn & Bacon.

Weathers, F. W., & Keane, T. M. (2007). The Criterion A problem revisited: Controversies and challenges in defining and measuring psychological trauma. *Journal of Traumatic Stress, 20,* 107–121.

Weathers, F. W., Keane, T. M., & Davidson, J. R. T. (2001). The Clinician-Administered PTSD Scale: A review of the first ten years of research. *Depression and Anxiety, 13,* 132–156.

Weathers, F. W., Litz, B. T., Herman, D. S., Huska, J. A., & Keane, T. M. (1993, October). *The PTSD Checklist (PCL): Reliability, validity, and diagnostic utility.* Paper presented at the annual meeting of the International Society for Traumatic Stress Studies, San Antonio, TX.

Weathers, F. W., Newman, E., Blake, D. D., Nagy, L. M., Schnurr, P. P., Kaloupek, D. G., et al. (2004). *Clinician-Administered PTSD Scale (CAPS)—Interviewer's guide.* Los Angeles: Western Psychological Services.

Weathers, F. W., Ruscio, A. M., & Keane, T. M. (1999). Psychometric properties of nine scoring rules for the Clinician-Administered Posttraumatic Stress Disorder Scale. *Psychological Assessment, 11,* 124–133.

Weiss, D. S. (2004). The Impact of Event Scale—Revised. In J. P. Wilson & T. M. Keane (Eds.), *Assessing psychological trauma and PTSD* (2nd ed., pp. 168–189). New York: Guilford Press.

Weiss, D. S., & Marmar, C. R. (1997). The Impact of Event Scale—Revised. In J. P. Wilson & T. M. Keane (Eds.), *Assessing psychological trauma and PTSD* (pp. 399–411). New York: Guilford Press.

Wilson, J. P. (2004). PTSD and complex PTSD: Symptoms, syndromes, and diagnoses. In J. P. Wilson & T. M. Keane (Eds.), *Assessing psychological trauma and PTSD* (2nd ed., pp. 7–44). New York: Guilford Press.

Wilson, J. P., & Keane, T. M. (Eds.). (2004). *Assessing psychological trauma and PTSD* (2nd ed.). New York: Guilford Press.

Wise, E. A. (1996). Diagnosing posttraumatic stress disorder with the MMPI clinical scales: A review of the literature. *Journal of Psychopathology and Behavioral Assessment, 18,* 71–82.

Zanarini, M. C., & Frankenburg, F. R. (2001). Attainment and maintenance of reliability of Axis I and Axis II disorders over the course of a longitudinal study. *Comprehensive Psychiatry, 42,* 369–374.

Zanarini, M. C., Skodol, A. E., Bender, D., Dolan, R., Sanislow, C., Schaefer, E., et al. (2000). The Collaborative Longitudinal Personality Disorders Study: Reliability of Axis I and II diagnoses. *Journal of Personality Disorders, 14,* 291–299.

第三章 儿童与青少年评估

维克托·巴拉班(Victor Balaban)

    早在20世纪80年代,人们普遍认为儿童和青少年对各种创伤性事件的心理应激是暂时的且不重要的(Rigamer,1986)。而现在,各种各样的创伤会给孩子造成灾难性影响的观点已经被广泛接受。关于儿童和青少年对创伤性事件的心理应激研究仍然处在初级阶段,很多关于这方面的已发表的研究中出现了互相矛盾的情况,甚至连诸如年龄和性别差异这些基本的问题都没有得到解决(Yule,2001)。儿童和青少年在经历战争(Allwood,Bell-Dolan,and Husain,2002;Balaban,2006)、疾病(Brown,Madan-Swain,and Lambert,2003)、社区暴力(Cooley-Quille et al.,2001)、家庭暴力(Grych et al.,2000)和自然灾害(McFarlane,Policansky,and Irwin,1987)等各种重大事件后,都可能出现创伤后应激症状。

    由于未经治疗的创伤后症状会产生不良的后果,所以对儿童和青少年的PTSD进行准确和及时的评估就显得非常重要(Grych et al.,2000;Yates et al.,2003)。创伤后应激会影响认知功能、主动性、人格类型、自尊、观念及对冲动的控制(Pynoos and Nader,1991)。其中,非常年幼的孩子的个性也会发生变化(Gislason and Call,1982;Terr,1988)。经历创伤后,儿童会抱有消极的期望并对未来感到悲观(Pynoos and Eth,1986;Pynoos and Nader,1991)。

    目前缺乏关于儿童创伤反应的流行病学的权威研究,原因之一是研究者在进行评估时使用的工具多种多样且可靠性层次也有差异。因此,现在非常需要对创伤后儿童的心理进行系统评估,这可以更好地确定儿童和青少年创伤后症状的发病率和病因,并能就此采取更加有效的干预措施。

一、PTSD 的诊断标准

PTSD 是一种经历了创伤应激而产生的焦虑性障碍。PTSD 有三个典型特征：（1）持续地重复体验创伤性事件，如重现或者侵入思维；（2）回避与创伤性事件有关的内容或者感到麻木；（3）生理方面持续高度警觉或者反复地触景生情。这些迹象和症状在创伤性事件发生后持续一个月以上，会使身体机能严重受损。如果一个孩子在一次创伤性事件后出现了这些诊断标准中所提到的情况并且持续一个月，那么这个孩子就会被认为患有急性应激障碍（ASD）。PTSD 的持续时间少于三个月，那么就是急性型PTSD；创伤后的应激障碍持续三个月以上，则是慢性型 PTSD。还有一些患者是在创伤性事件发生半年以后或者更长一段时间后才会出现类似症状，这一类型称为迟发型 PTSD[APA，1994（DSM－IV）；Pfefferbaum，1997；Yule，1999]。

DSM－IV 中 PTSD 的诊断标准是专门为成年人设计的，并不适用于儿童。在幼儿的后紧急评估中用到的工具必须考虑到他们有限的语言表达能力和应对压力的不同方式。例如，孩子太年幼以至无法用言语表达他们的症状，也可能无法表达出麻木和回避的迹象，他们可能使用重演的方式表现这些反复经历的症状，而不是用倒叙或者侵入性思维（Eth，Silverstein，and Pynoos，1985；Scheeringa et al.，1995）。

二、选择合适的评估工具

"心理评估"是心理学的一个领域，专门通过构建、管理、测评和解释来检验和分析行为及心理特征（Anastasi and Urbino，1996）。当进行一项创伤后的评估时，一般来说最好的工具并非只有一个。不同的测量工具适用于不同的情境，甚至心理测量完好的工具也可能有其他的一些特征，可能在不同的人群或者紧急情况中影响其实用性。一个良好的心理测量工具应该同时具备可靠性和有效性（Anastasi and Urbino，1996）。

成千上万次的评估访谈、各种测量工具和等级量表被用于测量各种各样的结构中，很多测量只是很简单地使用一个著名的测量工具，而没有考虑到它的独特性和情境，从而白费功夫。例如，因为大部分的心理测量工具并不适用于测量有创伤的人们，根据经验，它们不能评估与儿童、青少年创伤相关的症状(Balaban,2006；Saylor and Deroma，2002)。此外，许多以前的量表可能有大量的心理测量数据作为支撑，但是这些量表并不是专门为儿童、青少年设计的，或者它们建立在一些原来的、不清晰的基础定义之上。近期的量表通常在设计时考虑到这些不足而克服了这些缺陷，但是这些量表使用的时间有限，还不能在有效性和可靠性上得出明确的结论。有学者发现，阻碍与创伤有关的心理健康评估发挥有效作用的原因之一就是缺乏可靠的、有效的测量工具，但是现在已经有了大量的可被接受的测量工具，它们可以被用来测量儿童和青少年的精神病理学(Myers and Winters，2002)。

本章意在通过回顾适用于评估儿童和青少年 PTSD 的测量工具，从而为未来的评估提供借鉴。本章将回顾两种测量工具：问卷和自陈量表、结构和半结构式访谈。

(一) 问卷和自陈量表

1. 儿童创伤后应激障碍反应指标(CPTSD - RI)

儿童创伤后应激障碍反应指标被用于测量 6～17 岁儿童经历过一连串创伤性事件后的症状和 PTSD，是在儿童 PTSD 研究中应用最多、最广泛的量表。它包括 20 个题目，回答者可以根据目前的症状在 0—4 的范围内进行打分，整个量表需要 15～20 分钟完成。儿童创伤后应激障碍反应指标被翻译成好几种不同的语言，并被经历过各种各样创伤后的儿童和青少年应用。在青少年创伤方面，相比较其他评估量表，儿童创伤后应激障碍反应指标拥有更多的心理测量学的研究，并且拥有良好的可靠性和有效性。由 17 个问题组成的更简洁的儿童创伤后应激障碍反应指标版本也被制定出来了(Ohan,Myers,and Collett，2002；Pynoos et al.，1987,1993)。

儿童创伤后应激障碍反应指标似乎更适用于评估经历过灾难和紧急情况的儿童。它是为儿童和青少年专门设计的，可以在许多紧急情况下使用。此外，它的使用成本也不高，简单、快速，并且拥有心理测量学的研究作为支撑。

2. 事件影响量表(修订版)(IES - R)

事件影响量表被用来测量人们和某一个特定事件相关的主观感受到的痛苦，它是创伤后障碍自陈量表的一种，是成人 PTSD 研究中应用非常广泛的一个测量工具(Horowitz,Wilner,and Alvarez,1979)。为了适应 DSM - IV 的 PTSD 诊断标准，事件影响量表也有了新的版本，即事件影响量表(修订版)。事件影响量表(修订版)测量包含思维闯入、回避和情绪唤醒三个反应的 22 个项目，已经被翻译成多种不同的语言。

值得注意的是,事件影响量表(修订版)并不覆盖 PTSD 包含的所有症状。此外,这个测量工具也没有评估儿童和青少年痛苦经历的特定表现,其心理测量的性质在幼儿中还没有被研究(Briere, 1997;Jones and Kafetsios, 2002;Ohan et al., 2002;Weiss and Marmar,1997)。

事件影响量表(修订版)适用于筛选出那些经历过特定的、非持续性的创伤,但由于它关注的焦点是特定时间的影响,所以这有可能会限制它的适用性。在儿童经历大量或者持续性的创伤事件时,这种量表并不适用。此外,这一量表是为成年人制定的,所以可能对于儿童和青少年来说并不是最好的选择。由 13 个项目组成的更加简短的事件影响量表(修订版)已经被制定出来,但是心理测量方面的数据仍然不足(Smith et al., 2002)。

3. 儿童创伤后压力症状量表(PTSS - C)

儿童创伤后压力症状量表经过不断发展,已经成为一种易于诊断的测量方法,在儿童经历混乱的灾难情境下,能够识别创伤后症状,并且可以诊断他们的 PTSD。它由 30 个封闭性问题组成,用时 30 分钟左右。前 17 个问题以 DSM 制定的 PTSD 诊断标准为基础,剩下的问题评估儿童特定的创伤后症状,如负罪感、多动等。有限的可得到的数据表明,儿童创伤后压力症状量表拥有良好的信度(Ahmad et al., 2000)。

儿童创伤后压力症状量表易于诊断,并且是专门为经历过混战和创伤情景的幼儿设计的。然而,它是一种相对较新的测量工具,可得到的验证数据较少,相比其他量表,它要花费更多的时间和技术才能得到结果。

4. 儿童创伤症状检查表(TSCC)

儿童创伤症状检查表是一种评估经历过严重或者长期性创伤后的痛苦和创伤后症状的自陈量表,主要用于评估儿童对性虐待的反应。该量表包含焦虑量表、抑郁量表、愤怒量表、创伤后应激量表、分裂症状量表、性问题量表 6 个分量表,共有 54 个项目。题目量更少的 44 个项目和 40 个项目的版本中不包含与性有关的项目,同样可以使用。

儿童创伤症状检查表已经表现出了良好的信度,所收集的心理测量数据非常丰富,既包含临床的也包含非临床的数据。该量表最重要的作用是筛选 PTSD 症状,而不是诊断。

5. 幼儿创伤症状检查表(TSCYC)

幼儿创伤症状检查表(Briere et al., 2001)是针对 3～12 岁儿童照顾者的自测量表。根据创伤后每个症状最近一个月的发生频率,将照顾者评为

5 个等级。幼儿创伤症状检查表包括 8 个临床量表：创伤后应激——侵入(PTSI)、创伤后应激——回避(PTS - AV)、创伤后应激——唤醒(PTS - AR)、性问题(SC)、分裂症状(DIS)、焦虑(ANX)、抑郁(DEP)和愤怒/侵略(ANG)。它也包含一个总的创伤后应激量表——创伤后应激总表(PTS - TOT)和其他一些量表,来确保照顾者报告中反应等级和非典型反应的效度。

幼儿创伤症状检查表易于诊断,并且仅需经过简单的培训后即可操作。然而,该量表并不回应与特定的创伤儿童症状有关的问题。

6. 儿童创伤后应激障碍症状量表(CPSS)

儿童创伤后应激障碍症状量表是一种评估 DSM - IV 中,与 PTSD 相关的症状和功能损伤的自陈量表,它适用于 8～18 岁的儿童、青少年。该量表包含 17 个主要问题,用来测量 PTSD 症状在前一个月的发生频率,而 7 个附加问题则用来评估日常功能(例如,在学校的表现、人际关系等)。儿童创伤后应激障碍症状量表只能获取初始数据,但这些数据都是有效的。诊断 PTSD 的灵敏度和信用评分底线仍然在不断地发展(Foa et al.,2001；Ohan et al.,2002)。

尽管儿童创伤后应激障碍症状量表诊断迅速,并且专门为儿童设计,但它是一个相对来说较新的测量工具,拥有的有效资料较少,这也导致它与其他量表相比,获得结果的难度要大些。

7. 学龄前儿童创伤后应激障碍症状量表(PTSDPAC)

学龄前儿童创伤后应激障碍症状量表(Levendosky et al.,2002)是一种由儿童照顾者填写的量表,它以 DSM - IV 中 PTSD 的诊断标准为基础,并添加了一些与幼儿相关的项目。家长会被问到是否认可症状的存在,包括那些与重复体验相关的创伤性事件。学龄前儿童创伤后应激障碍症状量表并不涉及症状出现的频率。

8. 儿童行为检查表(CBCL)

儿童行为检查表(Achenbach and Rescorla,2000)并不是专门为测量儿童 PTSD 而设计的;不过,研究者根据儿童行为检查表之前版本中的问题创造出了 PTSD 量表(Levendosky et al.,2002)。在儿童行为检查表的 PTSD 项目中,包括愤怒、难以集中注意力、强迫性思想、过分依赖、非理性恐惧、迫害妄想症、紧张、噩梦、害怕/焦虑、负罪感、头痛、恶心、胃痛、呕吐、鬼鬼祟祟、忧郁/烦躁、情绪不稳定、失眠、悲伤、退缩。家长根据这些选项把过去 2 个月中的情况评为"并非如此,有些、有时候是真的,完整正确/大部分是如此"。研究人员发现,儿童行为检查表的 PTSD 量表和创造出评估 PTSD 症状的量表之间没有关联(Levendosky et al.,2002)。然而,与结构式临床访谈相比,运用儿童行为检查表的 PTSD 的改良版来筛查2～6岁儿童的 PTSD 症状,能呈现良好的灵敏度和独特性(Dehon and Scheeringa,2005)。

(二) 结构式和半结构式访谈

1. PTSD 半结构式访谈和观察记录

PTSD 半结构式访谈和观察记录(Scheeringa and Zeanah,1994)是以被访者为基础,针对家长的访谈,儿童也要在场。访问者首先询问家长关于孩子可能经历的一些创伤。如果家长表述孩子经历了这一创伤,他就会被问及事件是何时发生的,以及他是否考虑到事件可能对孩子造成的创伤。然后,访问者给母亲读出一系列关于 PTSD 症状的问题。如果表述孩子有这一症状,访问者将会要求其举出具体的例子,直到家长确信症状以及由此导致的功能障碍存在为止。例如,"你的孩子存在重现事件并且对事件做出反应的情况吗?"访问者会要求家长就观察发现的具体实例做出回答,然后询问症状的发生、频率和持续时间。

这种测量方法对临床技巧要求很高。访问者必须观察儿童的症状,同时引导家长回答问题,并就家长描述的特征做出判断。该量表有与之匹配的编码指南来帮助使用者辨别迹象和症状,如果访问者的水平很高,那么这个测量方法能够给出一个非常准确的诊断描述。虽然这个测量方法包括在访谈家长的过程中对孩子的直接观察,但是它并不包括在语言上或玩耍时对孩子的直接访谈。

2. 儿童和青少年的诊断访谈(DICA)

儿童和青少年的诊断访谈(Reich,Leacock,and Shanfield,1994)在1969 年被制订后经历了多次修改,其主要用于临床和流行病学的研究。儿童和青少年的诊断访谈-修订版(DICA - R)是用来评估当前和终生诊断的半结构式访谈。儿童和青少年的诊断访谈-修订版 PTSD 模型是 18 个诊断量表中的一个,包含 17 个问题。访谈中的 PTSD 部分是以儿童认定的创伤性事件为基础。接受过 2～4 周训练的访问者可以掌握儿童和青少年的诊断访谈-修订版。诊断不是以家长或者儿童/青少年的访谈为基础,而是一个完整的评估,这个评估需要考虑双方提供的资料和信息。

3. 学龄儿童情感障碍和精神分裂症评分表(K - SADS)

学龄儿童情感障碍和精神分裂症评分表(Kaufman et al.,1997)作为一个完整的测量工具,是为评估儿童精神病理而设计的。这个半结构式访谈(用来进行)全部或者部分诊断,包括当前和终生的 PTSD(K - SADS - PL)

诊断。PTSD模型是32个量表中的一个,量表根据被认可项目的数量多少而有所变化。要掌握这个测量工具需要大量的训练,因为诊断分类和鉴别诊断意义重大。临床医生在做出诊断时,会将家长观察到的儿童行为报告与儿童自评整合起来。在PTSD模型中,量表最初是评价各种创伤性事件,无论这些事件发生在最近还是过去。

4. 临床医师专用PTSD量表—儿童和青少年版(CAPS-CA)

临床医师专用PTSD量表—儿童和青少年版(Newman et al.,2004)是用于评估PTSD的症状,以及与儿童、青少年相关的症状的半结构式临床访谈。临床医师专用PTSD量表—儿童和青少年版包括36个问题,这些问题是以儿童将某一具体事件看作最为痛苦的事情为基础的。临床医师专用PTSD量表—儿童和青少年版评估目前和终生的诊断、症状的频率和强度,同时也评估社会功能、发展功能和学校功能。诊断还包括访问者关于创伤类型和对功能影响的临床判断。

儿童PTSD测量工具参见表3.1。

表 3.1 儿童 PTSD 测量工具

测量工具	描　述	长度/诊断时间	年　龄	可　靠　性
CPTSD-RI (Pynoos et al., 1998)	评估儿童创伤后症状和PTSD	22个项目;20～30分钟	6～17岁	内部相容性0.69—0.8;间信度0.88,超过一周的重测信度为0.93;使用PTSD测量方法的聚合效度为0.91
IES-R (Weiss and Marmar, 1997)	在创伤性事件后测量PTSD症状	22个项目;10～15分钟	7岁儿童使用(并不是为儿童设计)	(只能获得成人的效度数据)内部相容性:分量表0.79—0.90,总量表0.60—0.90;间信度未报告;超过1周的重测效度0.79—0.89;使用PTSD测量方法的聚合效度0.41—0.78
PTSS-C (Ahmad et al., 2000)	确认混乱灾难情境幼儿创伤后症状	30个项目;30分钟	6～18岁	内部相容性0.78—0.88;间信度0.94;重测信度未报告;使用PTSD测量方法的聚合信度0.64—0.95

测量工具	描　述	长度/诊断时间	年　龄	可　靠　性
CPSS(Foa et al., 2001)	评估与 PTSD 相关的症状和功能损伤	24 个项目；15 分钟	8～18 岁	内部相容性：分量表 0.70—0.80，总量表 0.89；分量表重测信度 0.63—0.85，总量表重测信度 0.84；间信度未报告；使用 PTSD 量表的聚合效度 0.80
TSCC(Briere, 1996)	评估创伤后 PTSD 症状，尤其是性虐待	54 个项目；20 分钟	7～16 岁	内部相容性：分量表 0.70—0.90，总量表 0.89；间信度、重测信度未报告；使用 PTSD 量表的聚合效度 0.75—0.82
TSCYC(Briere et al., 2001)	创伤症状监管人评价量表	90 个项目	3～12 岁	内部相容性（临床量表）0.73—0.93；使用 CBCL、CSBI、CD 的聚合效度 0.52—0.82
PTSDPAC(Levendosky et al., 2002)	照顾者完成的 PTSD 量表	18 个项目	3～5 岁	内部相容性 0.79
CBCL(Achenbach and Rescorla, 2000)	照顾者完成的行为检查表	13 个项目	根据版本分为 1.5～5 岁、4～18 岁	内部相容性 0.80—0.89；使用结构式访谈的聚合效度 0.66
DICA(Reich, Leacock, and Shanfield, 1994)	用来评估目前的和终生的 PTSD 诊断的结构式访谈	1～2 小时	6～17 岁	N/A
K - SADS - PL (Kaufman et al., 1997)	评估当前和终生 PTSD 诊断的半结构式访谈	45 分钟	7～17 岁	内部相容性 N/A；目前/终生诊断间信度 0.98；间信度 0.63（Freeman and Beck, 2000）；目前 PTSD 重测信度 0.67；终生 PTSD 0.60

测量工具	描　　述	长度/ 诊断时间	年　龄	可　靠　性
CAPS - CA（Newman et al.，2004)	评估儿童和青少年与 PTSD 症状有关的半结构式临床访谈	45 分钟	8~15 岁	内部相容性总分 0.89；间信度 0.80—1.0；CPTSD - RI 的聚合效度 0.51
创伤后压力障碍半结构式量表（Scheeringa and Zeanah，1994)	主要监管人的半结构式访谈，访谈时儿童也在场	8 个暴力症状；20 个 PTSD 症状	6 岁以下	间信度 0.74—0.79

三、设计儿童创伤后心理评估的因素

除了选择合适的测量工具外，最近的研究还表明，当准备对儿童进行创伤后评估时，还应考虑以下重要因素。

（一）评估创伤的严重性和类型的重要性

评估儿童创伤的类型、性质、持续时间是至关重要的。研究发现，创伤后症状的严重程度与经历的程度（Cooley-Quille et al.，2001）、经历的次数（Allwood et al.，2002)有关。大量的调查问卷被设计出来，以评估各种创伤类型的等级。这些调查问卷本身并不是心理健康评估工具，但它们可以提供一个重要的方法来辨别处于危险中的儿童和青少年，并且可以成为创伤后心理健康评估的一部分（参考 Sayloa and DeRoma，2002）。

（二）评估多重障碍的必要性

有 PTSD 的青少年往往需要进行双重诊断，这使得临床医生很难分辨那些重叠的症状。有研究表明，经历许多创伤之后的青少年往往会大概率出现并发症（Kilpatrick et al.，2003；Sack et al.，1998）。虽然大量现存的关于儿童对创伤的心理反应的研究都是基于 PTSD 研究，但 PTSD 只是其中一种创伤反应。有创伤的儿童呈现了一系列以创伤为基础的症状，包括焦虑、抑郁、躯体障碍、学习困难、对抗性行为及品行障碍（Goenjian et al.，1995；Sack et al.，1995；Yule，2001）。虽然各种症状的出现给诊断增加了难度，但是准确的 PTSD 诊断仍然非常必要。

（三）儿童行为的独立评价

评估儿童心理健康常常需要输入一些数据资料。研究发现，通常情况下儿童能够准确地评价他们内在的状态，但是他们不是观察自己行为的可靠的人。相反，成年人往往是儿童行为可靠的观察者，但是又存在低估儿童内在痛苦的倾向（Jensen et al.，1993；Loeber et al.，1991）。只要有可能，儿童的评估应该包括成年人对他们行为的评价，但这并不能代替儿童对他们自己的评价。

（四）对家庭成员的评估，尤其是母亲

如果可能，在评估儿童时应该同时评估其主要照顾者的心理健康状态。大量研究表明，父母的改变与孩子的心理健康相关，尤其是母亲的反应（Laor，Wolmer，and Cohen，2001；McFarlane et al.，1987；Pynoos，Goenjian，and Steinberg，1988；Smith et al.，2001）。

（五）功能状态

只要有可能，包括社会和行为功能问题的测量工具应该被用到经历创伤后的儿童评估中。合适并且具有适应力的行为在紧急事件之后应该会有很大差异，所以症状的存在并不一定表明功能缺失；同样，症状不存在并不代表没有痛苦（如 Bolton et al.，2000；Sack et al.，1995；Shalev et al.，2004；Terr，1988）。

（六）年龄和发育的差别

虽然年龄对于儿童创伤后行为和心理的影响并没有完全被证实，然而任何一种评估测量工具须与年龄、发育相适应是非常重要的（例如，紧急事件后对幼儿的评估必须考虑到他们有限的语言功能和应对压力的不同方式）。例如，儿童太小而无法用语言描述他们的症状，他们可能无法准确地表达麻木和退缩的迹象，他们也可能用扮演的形式来重现症状，而不是闪入或者侵入式思维的方式（Eth et al.，1985；Scheeringa et al.，1995）。一般而言，应该让成年的照顾者为 5 岁以下的儿童选择测量工具，因为儿童在这个年龄段还不能够准确地表达这种类型的精神病症状。

并不是所有的儿童测量工具都适用于不同年龄段的儿童。测量工具必须与儿童的年龄相适应。此外,有证据表明,儿童对生理症状和心理症状进行自我评价时,可能会受到认知发展水平、家庭、家长、同龄人、学校和社区环境等因素的影响,这还需要进一步研究。

（七）风险和复原能力因素

大量研究表明,风险因素会影响对创伤的反应和恢复,包括先前的创伤经历、精神病症状,以及社会支持的缺乏（Caffo and Belaise, 2003; Pfefferbaum, 1997）。关于受创伤儿童的其他研究也已经表明,家庭功能缺失和家长缺位也会给原来的创伤增添影响（Norris et al., 2002）。理论上,创伤后评估和筛查应该包括这些潜在风险因素,以确认哪些儿童和青少年可能成为与创伤相关的精神障碍高危人群。有研究人员对印度洋海啸中幸存的泰国儿童进行研究后,准确地指明了 PTSD 未来发展的风险因素（Thienkrua et al., 2006）。

虽然大多数关于创伤影响的研究都关注消极的影响,但是最近的一些研究开始关注评估创伤后可能出现的积极转变（常常被称为"创伤后的成长"或者"对抗性的成长"）（如 Linley and Joseph, 2004; Tedeschi, Park, and Calhoun, 1998）。一般来说,大多数经历了灾难和紧急事件的成年人表现出了快速的复原能力,并没有患上与创伤相关的精神障碍（Shalev et al., 2004）,但是儿童和青少年的相关数据还没有统计。

（八）跨文化差异

如果被评估的人来自不同的地方,那么评估人员在使用任何一个量表时都应注意文化差异。许多评估人员对文化和种族差异缺乏敏感性,简单地将测量工具翻译成另外一种语言并不一定意味着评估同样的症状或障碍。即使语言不成问题,对测量工具的原始验证研究也可能不足以在新的环境或人群中建立临界值。例如,在中产阶级临床人群中验证的测试可能需要重新验证,以便适用于其他人群（Kleinman and Good, 1986; Mollica et al., 2002）。

如果时间和条件允许,对于尚未被在跨文化情境下被验证的量表,或是在跨文化情境下新开发的量表,有几种策略可以最大限度地提高它们的效度。第一种策略是使用民族志的方法（访谈关键人物、开展焦点小组、自由列举、分类排序等)来决定,可以把量表翻译成当地语言。在评估心理健康时,准确地翻译和回译非常重要,因为在表达心理和情绪状态时,一个微小的翻译错误也可能改变问题的实质意思。第二种策略是通过试点研究来探测测量工具的效力。至少,一个测量工具应该具有足够的内部可靠性,同时,在测量同样的障碍时应该和其他测量方法具有趋同的效力(更多测量工具的发展过程和效力等的阐释参见 Anastasi and Urbino,1996;Bolton,2001;Mollica et al.,1992)。

既有研究并未清晰地说明怎样使一个测量工具在不同的文化中被验证。因此,评估人员在使用测量工具前,最好联系作者或者测量工具的发布者,确认该测量工具是否在任何特殊的文化中都有效力。

事实上,只有很少的测量工具在非西方人群中被验证过,但这并不意味着使用这个已经存在的测量工具来进行心理评估不可行。例如,在波多黎各洪水之后,有研究人员将焦虑、抑郁障碍和当地的身心机能紊乱进行比较(Guarmaccia,1993);在卢旺达种族大屠杀之后,有研究人员将抑郁和当地被称为悲伤综合征的症状进行比较,这些都是可以完成的例子(Bolton,2001)。目前很少有研究会对不同文化背景下的儿童创伤后的心理反应进行比较。今后,研究者应该将注意力集中在理解文化因素对儿童创伤后反应的影响上(Hinshaw and Nigg,1999;Yule,2001)。

四、讨论

使用有效且可靠的测量工具进行谨慎地筛查和评估,有利于对创伤后儿童及其家庭进行有效的介入。调查问卷和访谈都是评估创伤后儿童的重要工具,它们各自发挥着不同的功能。自评症状检查表和调查问卷是测量心理健康重要的公共卫生工具,并且对流行病学的筛查非常实用,但是它们不能够作为临床诊断的唯一标准。没有检查表能够代替心理健康专业人士的角色。然而,在人数较多的情况下,诊断访谈会受到限制。临床医生可以将调查问卷、症状检查表和结构式、半结构式访谈一起使用,并将其作为评估过程的一部分,以更加全面地检查、筛查,以确定高危儿童。

理论上,评估应该在儿童认为能够完全表达他们自己并且不会造成附加焦虑的环境下进行。创伤后评估的设计需要在逐项给予的基础上被详细考虑。例如,幼儿在和父母分离后可能会感到害怕;或者在某些文化中,家长不赞同由孩子自己进行评价。所以在某些情境下,评估人员要指导儿童进行评估,并同时指导家长进行评估。

设计创伤后评估时,还必须考虑弹性的角色和促进心理健康的目标,而不是只关注疾病和精神病理学。理论上,将来的研究者应该识别儿童创伤后的弹性、应对能力和复原能力。

五、注释

当选择心理评估的测量工具时,注意一些测量工具可在公共领域内使用,另外一些必须得到许可才能够使用是非常重要的。通常,先和作者联系关于测量工具的使用,因为测量工具的使用方法多样(例如,如果作者参与测试,得到许可的测量工具就不需要任何费用)。

参考文献

Achenbach, T. M., & Rescorla, L. (2000). *Child Behavior Checklist for Ages 1½–5.* Burlington: University of Vermont.

Ahmad, A., Sundelin-Wahlsten, V., Sofi, M. A., Qahar, J. A., & von Knorring, A. L. (2000). Reliability and validity of a child-specific cross-cultural instrument for assessing posttraumatic stress disorder. *European Child and Adolescent Psychiatry, 9*(4), 285–294.

Allwood, M. A., Bell-Dolan, D., & Husain, S. A. (2002). Children's trauma and adjustment reactions to violent and nonviolent war experiences. *Journal of the American Academy of Child and Adolescent Psychiatry, 41,* 450–457.

American Psychiatric Association. (1994). *Diagnostic and statistical manual of mental disorders* (4th ed.). Washington, DC: Author.

Anastasi, A., & Urbino, S. (1996). *Psychological testing.* New York: Prentice-Hall.

Balaban, V. (2006). Psychological assessment of children in disasters and emergencies. *Disasters, 30*(2), 178–198.

Bolton, D., O'Ryan, D., Udwin, O., Boyle, S., & Yule, W. (2000). The long-term psychological effects of a disaster experienced in adolescence: II. General psychopathology. *Journal of Child Psychology and Psychiatry, and Allied Disciplines, 41*(4), 513–523.

Bolton, P. (2001). Cross-cultural validity and reliability testing of a standard psychiatric assessment instrument without a gold standard. *Journal of Nervous and Mental Disease, 189*(4), 238–242.

Briere, J. (1996) *Trauma Symptom Checklist for Children: Professional manual.* Lutz, FL: Psychological Assessment Resources.

Briere, J. (1997) *Psychological assessment of adult posttraumatic states.* Washington, DC: American Psychological Association.

Briere, J., Johnson, K., Bissada, A., Damon, L., Crouch, J., Gil, E., et al. (2001). Trauma Symptom Checklist for Young Children (TSCYC): Reliability and association with abuse exposure in a multi-site study. *Child Abuse and Neglect, 25,* 1001–1014.

Brown, R. T., Madan-Swain, A., & Lambert, R. (2003). Posttraumatic stress symptoms in adolescent survivors of childhood cancer and their mothers. *Journal of Traumatic Stress, 16*, 309–318.

Caffo, E., & Belaise, C. (2003). Psychological aspects of traumatic injury in children and adolescents. *Child and Adolescent Psychiatric Clinics of North America, 12*, 493–535.

Cooley-Quille, M., Boyd, R. C., Frantz, E., & Walsh, J. (2001). Emotional and behavioral impact of exposure to community violence in inner-city adolescents. *Journal of Clinical Child Psychology, 30*, 199–206.

Dehon, C., & Scheeringa, M. (2005). Screening for preschool posttraumatic stress disorder with the Child Behavior Checklist. *Journal of Pediatric Psychology, 31*, 431–435.

Eth, S., Silverstein, S., & Pynoos, R. S. (1985). Mental health consultation to a preschool following the murder of a mother and child. *Hospital and Community Psychiatry, 36*(1), 73–76.

Foa, E. B., Johnson, K. M., Feeny, N. C., & Treadwell, K. R. (2001). The Child PTSD Symptom Scale: A preliminary examination of its psychometric properties. *Journal of Clinical Child Psychology, 30*(3), 376–384.

Freeman, J. B., & Beck, J. G. (2000). Cognitive interference for trauma cues in sexually abused adolescent girls with posttraumatic stress disorder. *Journal of Clinical Child Psychology, 29*, 245–256.

Gislason, I. L., & Call, J. D. (1982). Dog bite in infancy: Trauma and personality development. *Journal of the American Academy of Child Psychiatry, 21*, 203–207.

Goenjian, A. K., Pynoos, R. S., Steinberg, A. M., Najarian, L. M., Asarnow, J. R., Karayan, I., et al. (1995). Psychiatric comorbidity in children after the 1988 earthquake in Armenia. *Journal of the American Academy of Child and Adolescent Psychiatry, 34*(9), 1174–1184.

Grych, J. H., Jouriles, E. N., Swank, P. R., McDonald, R., & Norwood, W. D. (2000). Patterns of adjustment among children of battered women. *Journal of Consulting and Clinical Psychology, 68*, 84–94.

Guarnaccia, P. J. (1993). *Ataques de nervios* in Puerto Rico: Culture-bound syndrome or popular illness? *Medical Anthropology, 15*(2), 157–170.

Hinshaw, S. P., & Nigg, J. T. (1999). Behavior rating scales in the assessment of disruptive behavior disorders in childhood. In D. Shaffer, C. P. Lucas, & J. E. Richters (Eds.), *Assessment in child and adolescent psychopathology* (pp. 91–126). New York: Guilford Press.

Horowitz, M., Wilner, N., & Alvarez, W. (1979). Impact of Event Scale: A measure of subjective stress. *Psychosomatic Medicine, 41*, 209–218.

Jensen, P. S., Salzberg, A. D., Richters, J. E., & Watanabe, H. K. (1993). Scales, diagnoses, and child psychopathology: I. CBCL and DISC relationships. *Journal of the American Academy of Child and Adolescent Psychiatry, 32*, 397–406.

Jones, L., & Kafetsios, K. (2002). Assessing adolescent mental health in war-affected societies: The significance of symptoms. *Child Abuse and Neglect, 26*, 1059–1080.

Kaufman, J., Birmaher, B., Brent, D., Rao, U., Flynn, C., Moreci, P., et al. (1997). Schedule for Affective Disorder and Schizophrenia for School-Age Children—Present and Lifetime Version (K-SADS-PL): Initial reliability and validity data. *Journal of the American Academy of Child and Adolescent Psychiatry, 36*, 980–988.

Kilpatrick, D. G., Ruggiero, K. J., Acierno, R., Saunders, B. E., Resnick, H. S., & Best, C. L. (2003). Violence and risk of PTSD, major depression, substance abuse/dependence, and comorbidity: Results from the National Survey of Adolescents. *Journal of Consulting and Clinical Psychology, 71*, 692–700.

Kleinman, A., & Good, B. (1986). *Culture and depression: Studies in anthropology and cross-cultural psychiatry of affect and disorder.* Los Angeles: University of California Press.

Laor, N., Wolmer, L., & Cohen, D. J. (2001). Mothers' functioning and children's symptoms 5 years after a SCUD missile attack. *American Journal of Psychiatry, 158*(7), 1020–1026.

Levendosky, A. A., Huth-Bocks, A. C., Semel, M. A., & Shapiro, D. L. (2002). Trauma symptoms in preschool-age children exposed to domestic violence. *Journal of Interpersonal Violence, 17,* 150–164.

Linley, P. A., & Joseph, S. (2004). Positive change following trauma and adversity: A review. *Journal of Traumatic Stress, 17,* 11–21.

Loeber, R., Green, S. M., Lahey, B. B., & Stouthamer-Loeber, M. (1991). Differences and similarities between children, mothers, and teachers as informants on disruptive child behavior. *Journal of Abnormal Child Psychology, 19*(1), 75–95.

McFarlane, A. C., Policansky, S. K., & Irwin, C. (1987). A longitudinal study of the psychological morbidity in children due to a natural disaster. *Psychological Medicine, 17*(3), 727—738.

McLeer, S. V., Dixon, J. F., Henry, D., Ruggiero, K., Escovitz, K., Niedda, T., et al. (1998). Psychopathology in non-clinically referred sexually abused children. *Journal of the American Academy of Child and Adolescent Psychiatry, 37,* 1326–1333.

Mollica, R. F., Caspi-Yavin, Y., Bollini, P., Truong, T., Tor, S., & Lavelle, J. (1992). The Harvard Trauma Questionnaire: Validating a cross-cultural instrument for measuring torture, trauma and posttraumatic stress disorder in Indochinese refugees. *Journal of Nervous and Mental Disease, 180,* 111–116.

Mollica, R. F., Cui, X., McInnes, K., & Massagli, M. P. (2002). Science-based policy for psychosocial interventions in refugee camps: A Cambodian example. *Journal of Nervous and Mental Disease, 190,* 158–166.

Murphy, L. L., Plake, B. S., Impara, J. C., & Spies, R. A. (2002). *Tests in print: VI. An index to tests, test reviews, and the literature on specific tests.* Lincoln: University of Nebraska Press.

Murray, L. K. (2006). HIV and child sexual abuse in Zambia: An intervention feasibility study (NIMH Grant No. K23 MH077532). Boston: Boston University School of Public Health Center for International Health.

Myers, K., & Winters, N. C. (2002). Ten-year review of rating scales: I. Overview of scale functioning, psychometric properties, and selection. *Journal of the American Academy of Child and Adolescent Psychiatry, 41*(2), 114–122.

Newman, E., Weathers, F. W., Nader, K., Kaloupek, D. G., Pynoos, R. S., Blake, D. D., et al. (2004). *Clinician-Administered PTSD Scale for Children and Adolescents (CAPS-CA).* Los Angeles: Western Psychological Services.

Norris, F. H., Friedman, M. J., Watson, P. J., Byrne, C. M., Diaz, E., & Kaniasty, K. (2002). 60,000 disaster victims speak: Part I. An empirical review of the empirical literature, 1981–2001. *Psychiatry, 65*(3), 207–239.

Ohan, J., Myers, K., & Collett, B. (2002). Ten-year review of rating scales: IV. Scales assessing trauma and its effects. *Journal of the American Academy of Child and Adolescent Psychiatry, 41,* 1401–1422.

Pfefferbaum, P. (1997). Posttraumatic stress disorder in children: A review of the past 10 years. *Journal of the American Academy of Child and Adolescent Psychiatry, 36*(11), 1503–1511.

Plake, B. S., Impara, J. C., & Spies, R. A. (2003). *The fifteenth mental measurements yearbook.* Lincoln, NE: Buros Institute of Mental Measurements.

Pynoos, R., & Eth, S. (1986). Witness to violence: The child interview. *Journal of the American Academy of Child Psychiatry, 25,* 306–319.

Pynoos, R., & Nader, K. (1991). Prevention of psychiatric morbidity in children after disaster. In S. Goldstein, J. Yaeger, C. Heinecke, & R. Pynoos (Eds.), *Prevention of mental health disturbances in children.* Washington, DC: American Psychiatric Association Press.

Pynoos, R., Rodriguez, N., Sternberg, A., Stauber, M., & Frederick, C. (1998). *UCLA PTSD Index for DSM-IV—Child Version.* Los Angeles: UCLA Trauma Psychiatry Service.

Pynoos, R. S., Frederick, C., Nader, K., Arroyo, W., Steinberg, A., Eth, S., et al. (1987). Life threat and posttraumatic stress in school-age children. *Archives of General Psychiatry, 44*(12), 1057–1063.

Pynoos, R. S., Goenjian, A., & Steinberg, A. M. (1998). A public mental health approach to the post-disaster treatment of children and adolescents. *Child and Adolescent Psychiatric Clinics of North America, 7,* 195–210.

Pynoos, R. S., Goenjian, A., Tashjian, M., Karakashian, M., Manjikian, R., Manoukian, G., et al. (1993). Post-traumatic stress reactions in children after the 1988 Armenian earthquake. *British Journal of Psychiatry, 163,* 239–247.

Reich, W., Leacock, N., & Shanfield, C. (1994). *Diagnostic Interview for Children and Adolescents—Revised (DICA-R).* St. Louis, MO: Washington University.

Rhee, H. (2003). Physical symptoms in children and adolescents. *Annual Review of Nursing Research, 21,* 95–122.

Rigamer, E. F. (1986). Psychological management of children in a national crisis. *Journal of the American Academy of Child Psychiatry, 25,* 364–369.

Sack, W. H., Clarke, G. N., Kinney, R., Belestos, G., Him, C., & Seeley, J. (1995). The Khmer Adolescent Project: II. Functional capacities in two generations of Cambodian refugees. *Journal of Nervous and Mental Disease, 183*(3), 177–181.

Sack, W. H., Seeley, J. R., Him, C., & Clarke, G. N. (1998). Psychometric properties of the Impact of Events Scale in traumatized Cambodian refugee youth. *Personality and Individual Differences, 25*(1), 57–67.

Saylor, C., & DeRoma, V. (2002). Assessment of children and adolescents exposed to disaster. In A. M. La Greca, W. K. Silverman, E. M. Vernberg, & M. C. Roberts (Eds.), *Helping children cope with disasters and terrorism* (pp. 35–53). Washington, DC: American Psychological Association.

Scheeringa, M. S., & Zeanah, C. H. (1994). *PTSD Semi-Structured Interview and Observational Record for Infants and Young Children.* New Orleans, LA: Department of Psychiatry and Neurology, Tulane University Health Sciences Center.

Scheeringa, M. S., Zeanah, C. H., Drell, M. J., & Larrieu, J. A. (1995). Two approaches to the diagnosis of posttraumatic stress disorder in infancy and early childhood. *Journal of the American Academy of Child and Adolescent Psychiatry, 34*(2), 191–200.

Shalev, A. Y., Tuval-Mashiach, R. , & Hadar, H. (2004). Posttraumatic stress disorder as a result of mass trauma. *Journal of Clinical Psychiatry, 65*(Suppl. 1), 4–10.

Smith, P., Perrin, S., Dyregrov, A., & Yule, W. (2002). Principal components analysis of the Impact of Event Scale with children in war. *Personality and Individual Differences, 34,* 315–322.

Smith, P., Perrin, S., Yule, W., & Rabe-Hesketh, S. (2001). War exposure and maternal reactions in the psychological adjustment of children from Bosnia–Hercegovina. *Journal of Child Psychology and Psychiatry, and Allied Disciplines, 42*(3), 395–404.

Tedeschi, R. G., Park, C. L., & Calhoun, L. G. (Eds.). (1998). *Posttraumatic growth: Positive changes in the aftermath of crisis.* Mahwah, NJ: Erlbaum.

Terr, L. (1988). What happens to early memories of trauma?: A study of twenty children under age five at the time of documented traumatic events. *Journal of the Academy of Child and Adolescent Psychiatry, 27*, 96–104.

Thienkrua, W., Cardozo, B. L., Chakkraband, M. L. S., Guadamuz, T. E., Pengjuntr, W., Tantipiwatanaskul, P., et al. (2006). Symptoms of posttraumatic stress disorder and depression among children in tsunami-affected areas in southern Thailand. *Journal of the American Medical Association, 296*, 549–559.

Weiss, D., & Marmar, C. (1997). The Impact of Event Scale—Revised. In J. P. Wilson & T. M. Keane (Eds.), *Assessing psychological trauma and PTSD*. New York: Guilford Press.

Yates, T. M., Dodds, M. F., Sroufe, A., & Egeland, B. (2003). Exposure to partner violence and child behavior problems: A prospective study controlling for child physical abuse and neglect, child cognitive ability, socioeconomic status, and life stress. *Development and Psychopathology, 15*, 199–218.

Yule, W. (1999). Post-traumatic stress disorder. *Archives of Disease in Childhood, 80*(2), 107–109.

Yule, W. (2001). Posttraumatic stress disorder in the general population and in children. *Journal of Clinical Psychiatry, 62*(Suppl. 17), 23–28.

第二编
早期干预：急性应激障碍的治疗与慢性创伤后应激障碍的预防

第四章　成人心理疏导

乔纳森·I.比森(Jonathan I. Bisson)、亚历山大·C.麦克法兰(Alexander C. McFarlane)、苏珊娜·罗丝(Suzanna Rose)、约瑟夫·I.鲁塞克(Josef I. Ruzek)、帕特里夏·J.沃森(Patricia J. Watson)

紧急事件应激晤谈(CISD)最早由米切尔(Mitchell)于1983年提出,该方法推动了一些统称为心理疏导的类似干预措施的发展。在其推动下,20世纪80年代到90年代,心理疏导开始被广泛应用于治疗创伤。在20世纪90年代中期,研究者们开始质疑其有效性的证据基础,并呼吁实施随机对照试验(Bisson and Deahl,1994;Raphael,Meldrum,and McFarlane 1995)。一些随机对照试验证实了心理疏导的有效性(参见Bisson,McFarlane,and Rose,2000;National Collaborating Centre for Mental Health,2005;Rose et al.,2005;Van Emmerick et al.,2002)。

比森等(2000)得出结论,如果可以的话,应该为经历创伤性事件的个人进行早期干预。与将团体心理疏导作为更加全面的创伤应激管理系统的一个部分相反,有学者提出了把更加系统的个人心理疏导研究作为一种独立的干预的倾向。没有证据能够证明在单个会谈中疏导的预防价值。本章作者建议进一步开展随机对照试验,特别是在团体干预、儿童干预以及多会谈干预中。目前,大量的多会谈干预随机对照试验已经存在,更多的关于心理疏导的随机对照试验也已完成。本章将回顾心理疏导最新的证据基础。

一、理论背景

只有当集体责任、集体生存的价值、个人照顾的概念被广泛接受时,紧急预防性干预措施才能够被实施。因此,疏导的有效性和理论性支撑严重依赖于更多的领导力系统和道德管理,并且牵涉到一系列重要的、关于个人尊严和个人之于更广泛社会组织的重要性的信念。疏导的临床实践往往是被应急救援的需要所推动,而不是一套被小心应用和测试以确定其可广泛实施的有用性的理论的发展。很多时候,紧急预防性干预除了作为临床实践过程中的改良措施,还可能被视为社会运动的产物。尽管如此,疏导的理论渊源似乎有多种。

1. 接近、直接和期待模式

急性战斗应激障碍管理作为一个治疗流派,最早出现在第一次世界大战中,并且在第二次世界大战中被重新发现。接近、直接和期待模式基于卡丁纳和施皮格尔(Kardiner and Spiegel,1947)所描述的三个原则,并且已被用于治疗黎巴嫩战争中的以色列士兵(参见 Solomon and Benbenishty,1988)。在这些冲突中,个人靠近战斗地带(接近),尽可能快地接受治疗(直接),并且期望自己能重返战场(期待)。

2. 叙事传统

第二次世界大战期间,当时美军的首席历史学家、将军马歇尔(Marshall)曾使用并随后记载了心理疏导法。他提倡在行动之后尽快在战场举行疏导会议,并且估计经历一次战斗后需要 7 个小时来进行疏导。尽管这些会议的一个主要功能是收集信息,但是马歇尔也注意到,疏导的效果在于"净化精神""重整士气"。马歇尔提出的心理疏导方法提供了一种结构性的干预,他意识到并尊重个人的经验、悲痛和情绪反应的表达。他相信疏导技术相对简单,并且不需要特殊训练就能够被指挥官所应用。在某种意义上,他关于战斗事件的研究给了士兵一个去完成经验的叙述或者"内在言语表达"的机会。

3. 团体心理治疗

在紧急事件应激晤谈模式中,另一个范例就是团体心理治疗。林迪等(Lindy et al.,1983)提出了"创伤膜",这一概念是围绕着卷入危机的整个群体所形成的。这一概念指的是经历过相似苦难的人们所形成的不言而喻的相互理解。这些原则正是团体干预功效的核心。团体内的治疗力量、正向的支持与互动,帮助治愈人们和修正他们的行为。团体的适应性结果是主要目标,而非对个人的关注。

4. 危机干预

社会精神病学特别关注作为精神疾病原因的生活事件所起的作用。而与之配合的干预方法则是由卡普兰(Caplan,1961)和林德曼(Lindemann,1944)最早倡导的危机干预。危机干预假设存在明确的诱因,并且个人的困境也是明确的。它试图把这些困扰降低，从而使当事人不至于生病，并且它相信病人正是由于意外遭到了攻击，个人来不及控制情绪，从而导致失衡。干预的本质就是精神健康专家提供暂时性的支持，这将为病人带来掌控感。这种干预模式的前提是事件已经结束，而病人表现出来的症状却不再合适。治疗师为感觉到不堪重负的个人提供助力，关键在于协助个人重建解决问题的理性。

5. 哀伤辅导

危机干预的概念迅速延伸到了哀丧反应管理中。林德曼（1944）在椰林夜总会大火后开展的研究，既是一项关于悲痛阶段的调查，也是一项可能有益的干预。哀伤辅导逐渐从危机干预中脱离出来，成为一门独立学科。首先，拉斐尔（Raphael）在研究丧亲之后处于负面结果的高危女性丧偶者群体时，强调在这样的背景下干预的价值。这些治疗方法包含教育的成分，目的是使与悲痛相关的感受和行为正常化。其次，参观纪念馆和处理死者的遗物，对表达与失落相关的复杂情感有着重要的辅助作用。正视与死者之间的关系，才会容许个人培养新的自我认同感和完整的自我意识。拉斐尔在使用这一方法去帮助格朗维尔火车事故的罹难家属后，开始提倡紧急干预和灾后支持的重要性。

6. 认知行为治疗

尽管行为治疗在 20 世纪下半叶才被运用于临床实践，但是 20 世纪前半期，行为治疗背后的学习原则已经广为人知。其中有两部分对心理疏导有着特殊的贡献。首先，在经历创伤的初期，使用脱敏和曝光疗法可以为探讨如何减少创伤带来的痛苦和回避行为提供明确而合理的依据。认知行为治疗的进一步贡献是对与创伤记忆相关的认知图式的探索。PTSD 的认知治疗与早期创伤预防研究同时出现。因此，这一方面的临床实践对于早期干预的影响还未被充分证实。但是，程式化治疗的观点是由行为治疗带入心理治疗研究的，而程式化心理疏导已经成为这一领域的一个重要组成部分。

7. 心理教育

在许多方面，心理疏导是心理教育的一种形式，是许多认知行为治疗的一个重要组成部分。它质疑心理创伤的治疗效果应该多大程度上归功于简单规范的教育信息，而不是某些特定的因素。这里似乎不用怀疑，给受到创伤的个人提供一份精神地图，从而去帮助他们明白自己的反应可大大克制他们的痛苦，并可允许他们参与一系列自我调节的过程。

8. 宣泄

与事件记忆有关的情感表达也是心理疏导的核心组成部分。宣泄的概念要追溯到布洛伊尔(Breuer)和弗洛伊德(Freud)的第一篇论文——《论歇斯底里的心理机制：初步沟通》(*On the Psychical Mechanism of Hysterical Phenomena: Preliminary Communication*)。

9. 核心议题

对心理疏导和早期干预通常很重要且需要思考的问题就是，一个事件所产生的症状仅是对痛苦的反应，还是表现出更实质性的精神障碍。一些心理模式强调社会和内心因素是心理学症状的关键决定因素。隐含在这一观点中的建议是，个人对事件的处理方式可能会最小化或阻止任何持续很久的痛苦或病态。生物学模式理论学家争辩认为，患有 PTSD 的人们表现出生物性质的反常严重压力反应(Yehuda，McFarlane，and Shalev，1998)。如果有着普通生物压力反应的个人没有产生 PTSD，那么我们可能就需要问，对于这些个人，干预是否可能改善具有适应能力的急性应激反应。鉴于"不伤害他人"的原则，此处的挑战在于证明对于预测会有正常结果的个人，具体的急性干预不会干扰正常的适应过程。在其各自的领域，有助于心理疏导的理论已充分显现。但是，仍会产生这些理论是否会被以正确的方式运用，以及心理疏导的目标是否可能以最有效的方式被实现的问题。

另一个关键问题是什么效果是重要的。大多数早期干预的研究者使用过"治疗"效果，主要是同自然康复相比，以干预是加重还是缓解了 PTSD 症状为标准来衡量疗效。但是期待早期干预就能缓解 PTSD 症状是不切实际的，并且会导致我们忽略其他重要的、潜在的效果(Deahl，2000)，包括不受症状效果影响的功能恢复(Ursano，Fullerton，and Norwood，2003)和它的筛查功能。接受早期干预的人们其满意度被广泛关注。的确，尽管被报道的满意度很高，但是很难确定这是否仅限于早期干预，或者它是否反映了在创伤性事件之后立即与某人接触是有帮助的观点。同样也很难想象在对照组中的个体会认为干预不令人满意。

二、心理疏导技术描述

紧急事件应激晤谈作为一种危机干预形式而非心理治疗的形式，它没有具备同样的哲学理念(心理疏导并不明确治疗某种疾病)。紧急事件应激晤谈和其他心理疏导模式被视为半结构式干预法，被设计用来减少最初的悲痛,并通过以倾诉和反应正常化促进情绪处理,以及对未来可能的经历做好准备的方法,在危机事件之后阻止后期心理后遗症,如 PTSD 的发生。它的下一步目标是确认可能从更多的形式化治疗中受益的个人,并对他们提供这些治疗。

任何暴露于创伤性事件的个人不论是否出现心理症状,都有资格接受心理疏导。显然,许多心理疏导的参与者符合急性应激障碍的标准或者呈现 PTSD、焦虑和抑郁的症状。心理疏导适用于幸存者/受害者、急救人员及心理照顾的提供者。心理疏导的关注点在于被卷入痛苦经历的人们当前的反应,而不是可能影响个人反应的早期生活经历。要避免精神疾病的"标签",而将重点放在经历的正常化上。向参与者们保证他们都是正常人,只是经历了一件异常的事件。米切尔和埃弗利(Mitchell and Everly,1995)认为,心理疏导应该被视为一套综合的、系统的、多成分的,用于危机事件压力管理(CISM)方法的一部分,而不是作为一种一次性的、独立的干预方法。尽管如此,许多实务工作者仍然将心理疏导作为一种独立的干预方法使用。

紧急事件应激晤谈包括 7 个阶段。介绍阶段涉及心理疏导的目的、纲领和一些说明的解释。在事实阶段,经历者对发生了什么进行准确的事实描述,如果表达了随之而来的情绪,则确认,但是在此阶段不考虑细节。想法阶段考虑参与者在事件发生时的想法。反应阶段关注参与者因事件而引发的情绪。症状阶段旨在帮助参与者从情绪反应转移到一个更为认知导向的阶段,在这一阶段,多种跟创伤有关的症状被讨论。教导阶段从症状阶段而来,并由辅导者带领讨论压力典型症状和应对策略。再进入阶段澄清问题、给参与者提供发问的机会,提供一份心理疏导摘要,最后结束。

自从米切尔初创紧急事件应激晤谈以来,一些研究人员也提出了其他不同形式的心理疏导(Rose,1997)。迪勒格罗夫(Dyregrov,1989)提出的心理疏导,代表了他对紧急事件应激晤谈的诠释,并且二者的确非常相似。迪勒格罗夫把更多的注意力投入个人反应和反应的正常化。迪勒格罗夫将心理疏导的 7 个阶段详述如下。

介绍。疏导者(们)声明会议的目的是回顾并讨论参与者(们)对于创伤的反应,确定解决它们的方法。疏导者认为激发参与者信心的方式之一是指出他具备的能力。需要明确三个规则:① 参与者没有义务说除了他们为什么来和他们面对创伤事件时的反应以外的任何事情;② 在小组内强调保密,并且小组成员要明白不能在小组之外泄露其他人说了什么;③ 讨论的焦点应该是参与者的印象和反应。

预期和事实。相当详细地讨论事实上发生了什么细节,而不关注想法、印象和情感反应。鼓励参与者描述他们的预期(例如,他们预料过会发生什么吗)。在某些情况下,预期被认为是非常重要的。例如,意外遭遇受伤的孩子会放大创伤的强度。

想法和印象。当参与者描述事实的时候,疏导者通过提问引发参与者说出想法和印象。比如问"当你最早意识到你受伤时,你想了些什么"和"你做了什么",这么提问的目的是:① 构建发生了什么的图片;② 把个人反应翻译成想法;③ 帮助整合创伤经历。当疏导者问"你看到、听到、接触到、闻到、尝到了什么"的时候,目的是再现创伤。

情绪反应。在心理疏导中这通常是最长的阶段。早期关于思想和印象的问题导致了关于情绪的答案。疏导者试图通过询问创伤过程中的常见反应,如害怕、无助、挫败、自责、愤怒、内疚、焦虑和抑郁,来协助参与者释放情感。参与者在事件之后经历的情绪反应也会被讨论。

正常化。在参与者表现出情绪后,疏导者打算通过强调反应以帮助参与者接受现实是完全正常的。当不止一个人参与心理疏导时,情绪就很可能被分享。疏导者强调个人没必要经历通常发生在创伤后的所有情绪,但是在重大事件后经历一些反应是正常的。疏导者也应描述个人在未来可能经历的常见症状:烦扰的想法和想象;当被提醒发生了什么会感到痛苦;试图逃避想法、感觉和提示;脱离人群;对曾经给自己带来快乐的事情丧失兴趣;焦虑和抑郁的情绪;睡眠障碍,包括噩梦;易怒和愤怒;羞愧和内疚;过度警觉;增强的惊吓反应。

未来计划/应对方式。此阶段允许疏导者关注参与者应该掌握的管理症状的方法,并尝试调动内部支持机制(如讨论应对机制)和外部支持力量(如家人和朋友),强调同家人和朋友公开讨论感受的重要性,强调暂时可能需要从他们那里获得额外的支持。

脱离。在这一阶段,可以讨论其他主题,分发一些描述正常反应和如何应对它们的宣传单。如果必要,还可以提供进一步协助。如果有下列情况之一的,参与者应寻求进一步帮助:① 心理症状在4~6周之后仍未减轻;② 随着时间的推移,心理症状加剧;③ 持续的功能丧失和工作/生活困难;④ 他人评论有显著的个性改变。

尽管与米切尔、迪勒格罗夫的模式相比,拉斐尔提出的心理疏导法缺乏结构性,但是它们仍然有许多共同点,包括为次要受害者而非主要受害者设计的团体干预。拉斐尔建议,在心理疏导过程中讨论特定的主题可能是有益的,包括个人经历的灾害压力源,如遭遇死亡、生还者冲突、失落,以及混乱;正面和负面的感受;受害者和他们的问题;灾难工作和个人经历的特殊性质。

另一个模式——多重压力源分享统整模式(Armstrong,O'Callahan,and Marmar,1991)虽然包含来自其他心理疏导模式的元素,但这是第一个关注个人处理压力情境的创伤前策略。这一策略有四个步骤:第一步,公开事件;第二步,考虑感觉和反应;第三步,讨论应对策略,包括之前个人处理压力事件的方式;第四步,在结束阶段考虑脱离灾难后事情将会变成怎样,已做的正向工作,以及与重要他人谈及经验和感受的需要。

这些心理疏导模式都已经被调整,以便用于受害者群体和遭受创伤的个人(参见 Hobbs et al.,1996;Lee,Slade,and Lygo,1996)。到目前为止,文献中描述的个人心理疏导采用了七阶段模型,非常类似于米切尔的模式。在明显缺乏团体因素之下,心理疏导直接关注个人的经历和反应。一些作者指出由于团体因素对于心理疏导过程非常重要,其技巧不应该转用于个人(参见 Dyregrov,1998)。在个人心理疏导中,协助者通过分享从以前的创伤受害者以及文献中所获得的信息,正常化个人的反应,而不是突出在一个团体中共同的反应。大多数被报道的个人心理疏导都是针对人身伤害的主要受害者。当处理遭遇重大人身伤害的个人时,应将注意力集中于对身体的担忧,以及与残疾或残障有关的可能情绪和反应的讨论上(Bisson et al.,1997)。

除了描述早期、短暂的危机干预之外,心理疏导还经常被用于描述其他干预方法。例如,为参加海湾战争的军事人员提供的共有 8 节的"心理疏导"课程(Hayman and Scaturo,1992)。巴苏蒂尔等(Busuttil et al.,)把心理疏导描述为慢性创伤后压力失调团体治疗方案中一个不可或缺的部分。如此多样的术语使用导致了文献有点混乱,而且这些应用也超出了本章讨论的范围。在这儿,我们使用该术语去表示一种出现在创伤性事件一个月内的暂时性的预防技术。

三、资料收集的方法

本章主要回顾了针对心理疏导的随机对照试验。为了确认所有可能的研究,作者进行了两个系统的创伤后暂时的、早期心理干预的随机对照试验的回顾(NCCMH,2005;Rose et al.,2005),随后确认补充试验。我们还检索了数据库,包括临床试验中心登记库(CCTR)、护理与联合卫生文献累积索引(CINAHL)、考克兰图书馆(Cochrane Library)、荷兰医学文摘(EMBASE)、拉丁美洲及加勒比海地区医学文献数据库(LILACS)、美国联机医学文献分析和检索系统(MEDLINE)、英国国家研究注册库(NRR)、职业安全与健康(OSH)、国际创伤压力文献(PILOTS)、心理学文摘数据库(PsycINFO)、心理学文献资料库(PSYNDEX)、欧洲文献信息系统(SIGLE)、社会科学期刊论文索引与摘要资料库(SOCIOFILE)。我们还同创伤压力领域的专家接触,并请求确认他们所知道的其他随机对照试验。

同英国国家卫生与临床优化研究所(NICE)的 7 项研究相比(NCMMH,2005),考克兰综述(Rose et al.,2005)包含有 15 项研究。这反映出 NICE 采用了更加严格的纳入标准,导致其心理疏导的研究排除了那些不满足所要求的方法标准。出于本篇回顾的目的,我们排除了分娩研究,但是包含了所有其他心理疏导的随机对照试验,或是在有可能满足 DSM - IV(APA,1994)中 PTSD 标准的危机事件发生后 1 个月内实施的,类似心理疏导的干预措施。

为了给阅读者提供在这一领域中更加丰富的文献知识,表 4.1 概括了没有随机的对照试验。

四、文献综述

确认了 30 项满足纳入标准的随机对照试验(Bisson et al.,1997;Bordow and Porritt,1979;Bunn and Clarke,1979;Campfield and Hills,2001;Conlon,Fahy,and Hobbs,2000;Lee et al.,1996;Litz and Adler,2005;Marchand et al.,2006;Rose et al.,1999;Sijbbrandij et al.,2006;Stevens and Adshead,1996)。这些研究覆盖了各种各样的创伤性事件,并且表 4.1 的第一部分对它们进行了概括。有 11 项研究是将心理疏导同没有干预措施的对照组对比。坎普菲尔德和希尔斯(2001)把在危机事件 10 个小时内实施的心理疏导同危机事件后超过 48 小时实施的心理疏导进行比较。康伦等(Conlon et al.,1999)将心理疏导同提供建议和宣传册做对比。希布兰迪等(Sijbrandij et al.,2006)实施了一个分解研究,在研究中情感疏导和心理疏导同未干预对照组进行了对比。

在 12 项研究中,心理疏导是在单个环节中提供的。马钱德等(Marchand et al.,2006)在超过两个环节中提供心理疏导。在坎普菲尔德和希尔斯

(2001)的研究中,心理疏导是提供给个人或小型团体的,利兹和阿德勒(Litz and Adler,2005)仅研究团体心理疏导。在比森等(1997)的研究中,心理疏导被提供给了个人或夫妻。另外还有三个研究有社会工作者超过三个月的介入(Bordow and Porritt,1979)、单独教育(Rose et al.,1999),以及压力培训班的额外对照组。

(一) 方法学质量

在被考虑的研究中,方法学治疗差异很大。高质量的研究包括好的样本、隐蔽的随机分配,以及实施应用已验证结果的测量,通过评估者看不见的随机方式。而低质量的研究是因为各种各样方法上的缺点,包括取样过小,由疏导者测量结果,以及非常短的随访时间。

(二) 结果

当有可能进行预测时,表 4.1 描述了试验的结果,包括结果影响的大小。在 10 项比较无干预的个体心理疏导的研究中,2 个是肯定的,5 个是中立的,还有 3 个是否定的。对现役军人实施的一个团体心理疏导研究(Litz and Adler,2005)的结果是中立的。坎普菲尔德和希尔斯(2001)发现了一个显著的不同,主张在危机事件发生 10 小时内提供心理疏导,胜过在危机事件发生 10 小时以上,特别是 48 小时以后。有研究发现,心理疏导的表现不如社会工作者三个月的介入(Bordow and Poritt,1979)。心理疏导和教育的效果没有任何差别(Litz and Adler,2005;Rose et al.,1999)。希布兰迪等(2006)发现,情绪疏导的表现不如心理疏导和不干预。仅有两项研究提供了超出一年的随访,并且其结果都是负面的(Bison et al.,1997;Hobbs et al.,1996;Mayou et al.,2000)。然而令人困惑的是,更严重的症状出现在了心理疏导的小组中。

尽管随机取样,但研究中的疏导小组有着更多严重的伤害、更长的住院时间,并且在一个研究中,有更多的暴露于危机事件的既往历史。

虽然许多心理疏导研究有方法上的缺陷,但是对于中立和负面结果都有许多可能的理论解释。例如,有初步证据表明,在创伤后的最初阶段立即增加激发是同长期病理联系在一起的,并且有可能是因平民幸存者的心理疏导干预太短暂,无法充分地处理情绪,这增加了激发和焦虑的水平,或者这不经意减少了个人追求更多强化干预的可能性。为此,一个专家委员会指出,在创伤后早期使用任何关注情绪过程的干预都可能是不适当的

(Watson,2004)。特别强烈建议在灾后安置中使用它,在灾后安置中涉及大量由混乱引起的对实际物质需求的关注需要、可能的文化和丧亲问题,以及基于复杂变量的多重恢复轨迹引起的创伤。

表4.1的第二个部分所示的大多数非随机对照试验显示了肯定的结果,但是,和随机对照试验一样,它们也报告过肯定的、中立的和否定的结果。这些研究中没有一个坚持严格的随机对照试验,并且它们也具有其他章节所描述的方法上的缺陷。

(三)早先系统回顾的结论

仅包含随机对照试验的早先系统回顾的结论与本回顾的结论相一致,尽管它们有不同的入选标准。NICE(2005)在3~6个月的随访中发现,心理疏导团体和无干预团体之间,在减少PTSD诊断的可能性上没有差异,但在13个月随访时有显著差异,尽管这仅是基于一个研究的结论(Bisson et al.,1997)。考克兰综述(ROSE et al.,2005)发现没有证据表明,在1~4个月、6~13个月,或在3年内,心理疏导团体在创伤性应激障碍严重性上的缩减量大于无干预团体。

另一个系统回顾(Van Emmerick et al.,2002)7项试验中包含,两项达到其严格纳入标准要求的非随机对照试验(Carlier,Voerman,and Gerson,2000;Shalev et al.,1998)。他们对这些研究效果值进行了一个荟萃分析,得出结论:心理疏导并没有使心理创伤自然恢复。与此相反,一些包括了其他形式的证据,并且关注危机干预更广泛定义的文献中所报道的是积极的结果(如Everly,Boyle and Lationg,1999;Roberts and Everly,2006)。

五、结论与建议

自本书原著第一版出版后,又有4项新的随机对照试验。埃普菲尔德和希尔斯(2001)的研究证实,没有证据表明心理疏导能有效地在创伤性事件之后不久预防PTSD的症状或长期性心理后遗症。另外3项研究表明,个人心理疏导可能加剧症状(Hobbs et al.,1996;Mayou et al.,2000;Sijbranij et al.,2006)。他们发现,在增强侵入和逃避的研究,以及增强过度反应的研究中,经过疏导以后,那些有更多症状的个体比那些有较少症状的个体所面临的情况会更加糟糕。这一情况需要被特别关注,因为这些个体发生长期心理后遗症的风险会增加(Brewin,Andrews,and Valentine,2000)。

表 4.1 一次性早期心理干预的随机和非随机对照试验摘要

研究	目标人群[a]	创伤后时间·会谈长度	治疗组：对照组[b]	主要结果测量	主要研究结果	组间效应量	组内效应量
随机研究							
(Bisson et al., 1997)	急性烧伤危机事件受害者 (N=110)	2~19天，30~120分钟	57人接受疏导，46人接受标准治疗	IES	干预小组情况更加糟糕	0.22	疏导：0.26；未干预：0.05
(Bordow and Porrit, 1979)	机动车事故 (MVA) 受害者 (N=70)	<1星期，60分钟	10人接受即时心理疏导，30人接受即时心理疏导和3个月的社会工作介入，30人接受标准治疗	创伤性神经症症状	社会工作者介入后立刻回顾，情况最好	数据不足	数据不足
(Bunn and Clarke, 1979)	重病患者/受伤者家属 (N=30)	<12小时，20分钟	15人或15人接受心理疏导，15人接受标准治疗	综合焦虑评分	干预小组的情况更好	数据不足	数据不足
(Campfield and Hills, 2001)	遭抢劫的受害者 (N=77)	<10小时或>48小时，60~120分钟	36人或小型团体受到疏导，41人接受标准治疗	PDS	<10小时的小组更好	数据不足	数据不足
(Colon et al., 1999)	机动车事故的受害者 (N=40)	<14天，30分钟	18人接受疏导，22人接受建议和宣传册	IES	没有明显的差异	−0.02	数据不足
(Dolan et al., 1999)	急症室就诊者 (N=100)	<14天，45~120分钟	34人接受疏导，46人接受标准护理	IES	没有明显的差异	0.04	数据不足

续表

研究	目标人群	创伤后时间，会谈长度	治疗组：对照组	主要结果测量	主要研究结果	组间效应量	组内效应量
（Hobbs et al., 1996）/（Mayou et al., 2000）	机动车事故受害者（N=114）	24~48小时，60分钟	59人接受疏导，55人接受标准护理	IES	干预小组情况更加糟糕	0.21	疏导：0.07；无干预：-0.18
（Lee et al., 1996）	流产（N=39）	14天，60分钟	21人接受疏导，18人接受标准护理	IES	没有明显的差异	-0.12	疏导：-0.26；无干预：-0.27
（Litz and Adler, 2005）	维和部队派驻士兵（N=1050）	在科索沃重新部署，48~148分钟	338人接受团体紧急事件应急会晤，316人接受培训，325人不接受干预	PCL	没有明显的差异	数据不足	数据不足
（Rose et al., 1999）	暴力受害者（N=157）	<1个月，60分钟	45人接受疏导，46人接受培训，47人接受减压处理	PSS	没有明显的差异	0.06	0.06
（Sijbrandij et al., 2006）	各种创伤性事件的平民幸存者（N=236）	11~19天（中值=15），46~60分钟	63人接受疏导，63人接受正面的疏导教育，63人不接受干预	SI-PTSD	没有明显的差异。一些证据表明，情绪疏导的结果更糟	情绪疏导：0.18；情绪疏导：-0.03	心理疏导：-0.46；培训：0.40；无干预：0.28 情绪疏导：-0.14；教育疏导：-0.28；无干预：-0.16
（Stevens and Adshead, 1996）	机动车事故受害者，被枪击袭击，或被狗咬伤者	<24小时，60分钟	个人咨询	IES	没有明显的差异	数据不足	数据不足

续　表

研　究	目标人群	创伤后时间、会谈长度	治疗组:对照组	主要结果测量	主要研究结果	组间效应量	组内效应量
非随机研究							
(Carlie et al., 1998)	飞机失事(N=105)	"尽可能快地",持续时间未知	46人接受团体疏导,59人接受标准护理	DSM-III-R PTSD	在第8个月没有影响,在18个月时更糟糕	数据不足	数据不足
(Carlier et al., 2000)	警务人员(N=243)	创伤后24小时,1个月以及3个月	86人接受疏导,82人拒绝接受疏导,75人在接受疏导前已形成团队	DTS IES	在1个礼拜时,心理疏导小组更多地重复经历;在6个月时没有差异	数据不足	数据不足
(Deahl et al., 1994)	海湾战争户体处理(N=29)	创伤后各种各样的时间,持续时间未知	14人接受标准护理,15人接受团体心理疏导	IES	没有整体的效果	数据不足	数据不足
(Deahl et al., 2000)	男性军事维和人员(N=106)	执勤期结束6个月,2个小时	54人接受团体紧急事件应急会晤,52人仅接受评估	IES、HADS	在HADS或IES上得分没有差别,在一年时的干预团体内的SCL90得分和CAGE(酒精)得分较高	数据不足	数据不足

续表

研究	目标人群	创伤后时间，会谈长度	治疗组：对照组	主要结果测量	主要研究结果	组间效应量	组内效应量
(Eid et al., 2001)	军事人员和接触车祸的消防人员 (N＝27)	事故后1天，2.5个小时	有或无心理疏导的团体干预	PTSS-10, IES, GHQ-30	在有心理疏导的团体中PTSS-10的得分较低，但是在IES或GHQ-30方面没有差异	数据不足	数据不足
(Hytten and Hasle, 1998)	消防人员 (N＝58)	"很快"，持续时间未知	39人接受心理疏导，19人接受标准护理	IES	对结果没有影响	数据不足	数据不足
(Jenkins, 1996)	应急服务人员 (N＝29)	＜24小时，持续时间未知	14人接受心理疏导，15人接受团体紧急事件应急会晤	SCL-90	在紧急事件应急会晤中较少抑郁和焦虑	数据不足	数据不足
(Kenardy et al., 1996)	应急工作人员 (N＝195)	未知	62人接受心理疏导，133人接受标准	GHQ-12IES	整体没有影响	数据不足	数据不足
(McFarlane, 1988)	N.S. 消防人员 (N＝未知)	"很快"，持续时间未知	标准护理，心理疏导	IES, GHQ	更加严重的创伤后应激反应，较少延迟的创伤后应激反应	数据不足	数据不足

续 表

研 究	目标人群	创伤后时间,会谈长度	治疗组:对照组	主要结果测量	主要研究结果	组间效应量	组内效应量
(Matthews, 1998)	被袭击的精神卫生护理工人 (N=63)	未知	14人接受心理疏导,18人拒绝接受心理疏导,31人没有意度	9项 IES满意度	在被提供心理疏导的人中,57%的人表示心理疏导有助于减少压力,43%的人表示没有	数据不足	数据不足
(Wee et al., 1999)	洛杉矶骚乱期间的应急医疗救护服务人员	1~3天,持续时间未知	心理疏导无详情,选择不做心理疏导	FRI-A	通过心理疏导减少了症状	数据不足	数据不足

备注:CAGE,削减、削减、被批评恼怒、内疚,一睁开眼喝酒;DTS,戴维森创伤量表;FRI-A,弗雷德里克反应指数—成人;GHQ-12,12项综合健康调查问卷;GHQ-30,30项综合健康调查问卷;GPD,团体心理疏导;HADS,医院焦虑和抑郁量表;IES,事件影响量表;PCL,创伤后应激障碍核查表;PDS,创伤后应激诊断量表;PTSR,创伤后应激反应;PTSS-10 10个创伤后应激综合征问题清单;SI-PTSD,创伤后应激障碍的结构化面谈;SCL-90,90个症状核查表。

a N=开始研究的对象。

b N=数据分析的对象。

　　这两项实证研究(Bordow and Porritt，1979；Bunn and Clarke，1979)是在正式描述心理疏导之前进行的,相比紧急事件应激晤谈和心理疏导,这两项研究看起来不包含非常密集的创伤性事件的再体验。坎普菲尔德和希尔斯(2001)的研究结果表明,心理疏导可能对一些人群有效。由于缺乏无干预对照组,这一研究不能证实心理疏导小组比无干预小组产生更好的效果。但是,这些在 10 小时内接受心理疏导的人群所获得的明显更好的结果是惊人的,并且应该指出的是,唯一的在创伤后 12 小时内实施的一个类似心理疏导的干预研究也得到了正向的结果(Bunn and Clarke，1979)。坎普菲尔德和希尔斯坚持认为,自己的研究支持了对作为抢劫案受害者的文职雇员立即进行心理疏导的作用,虽然,实施了所有疏导的主要研究者可能已经偏向于赞成立即疏导,但是也有研究者发现不同时间的心理疏导结果没有差异(Marchand et al.，2006),或者说晚一点接受心理疏导的人反而结果更好(Bisson et al.，1997)。不过,这也可能是在这两项研究中,有人直到创伤性事件发生几天之后才接受心理疏导所致。这些结果可能同坎普菲尔德和希尔斯的研究结果也有差异,因为其中包含了本来无创伤性事件的个人。被选择的参与者基本上都已被卷入持枪抢劫案,但是持枪抢劫案中的个人被排除在外。使用心理疏导的分娩资料支持了较少创伤的个人从心理疏导中获得好处更多的可能性,在这些资料中最大效果值的研究偏向于心理疏导(Lavender and Walkinshaw，1998)但不包括所有工具性分娩。

　　正如米切尔(1983)最初所提出的那样,大多数心理疏导随机对照试验是关于个人的,并没有考虑一个团体或群体。这是一个有效的批评,这一点在比森等(2000)的文章,考克兰综述(Rose et al.，2005),以及 NICE(2005)的相关研究中也是明确公开的。对帮助者提供团体心理疏导已经被利兹和阿德勒(2005)的研究所解决,他们的研究得出了一个中立的结果。虽然现役人员评价他们的紧急事件应激晤谈满意度高,并且在 9 个月后的随访中表现出更多的被理解为命令支持的倾向,但是作为紧急事件应激晤谈结果的心理健康成果在随访时并没有恶化,并且这里的紧急事件应激晤谈、压力培训,以及仅调查状况之间,在任何行为健康结果方面没有差异,这些行为健康结果包括 PTSD、抑郁症、一般福祉、攻击行为、婚姻满意度、组织支持感或士气。会谈前后的心率和血压读数没有显示心理压力的变化,痛苦的主观评价在会谈前后也没有变化。

　　至关重要的是,我们不要在研究的特殊情况或人群之外过度概括研究成果。同样,关于一种干预形式(如心理疏导)的研究结果不应该被过分泛化为关于其他干预形式的形式化结论，即使它们有相关性（Bisson et al.，2007）。在过去这一直是个问题，并且在未来会潜在地危害宣传早期干预其有效性的前景。英国最受欢迎的日间广播节目之一，强调了没有心理干预致力于所有创伤性事件的"事实"。考克兰综述的作者们试图通过宣传早已被证明是有效的早期干预，来减少由于这一虚假信息而导致的任何损害。他们给英国的一家报社写信，但没得到该报社的积极回应。几个月后，他们的观点被发表在了《英国精神病学杂志》（*British Journal of Psychiatry*）上，但是对一般人群的影响依旧很小（Rose，Bisson，and Wessely，2003）。

更深层次的问题是，虽然试验证明特殊的疏导没有明确的效果，但它们没有解决干预的非特异性效应。评估过程和控制干预（有可能不是干预）有能力向参与者传达大量信息，并暗示一种关心和关注的感觉。当前的研究没法解决"完全不干预的影响会是什么"的问题。解决这一问题是一个重要的议题，因为一个护理系统的存在可能就是一种强大的交流形式。

（一）临床意义

当前的证据表明，在创伤性事件发生后，不应使用个人心理疏导。这里仍缺乏团体心理疏导作为"一揽子"护理计划的一个组成部分的证据，虽然利兹和奥尔德（Litz and Adler，2005）的研究表明，团体心理疏导不可能有明显的治疗作用，因此不提倡使用它。甚至一些最坚定的疏导倡导者现在也不提倡将其作为一种一次性干预方式，他们反而认为团体心理疏导只能作为整个CISM计划的一部分，然后才应在审慎评估之后使用（Everly and Mitchell，1999）。这与团体心理疏导在某些领域中作为一个常规的单一疗程，对任何被卷入创伤性事件的个人进行独立的干预有很大的不同。

CISM和其他模型的早期干预，比如心理急救（Ruzek et al.，2007）和创伤风险管理（Jones，Roberts，and Greenberg，2003），在创伤性事件后预防PTSD，以及减轻痛苦方面的实际效益尚未确定，但值得进一步探索。心理疏导的一个影响是解决心理健康扫盲问题。鉴于在一般人群中对这些问题污名的、贫乏的理解，仍有待解决的问题是，如果个人出现症状，早期干预是否创造了一个更大的服务使用环境。早期干预具备监测人群、识别个人风险，以及为这些人实施后续和早期治疗的潜力。

尽管如此，目前，为有症状的个人实施早期认知行为干预，似乎是最有希望改善悲痛和预防长期性精神机能障碍的（参见本书第六章；Ruzek，

2006)。

鉴于当前的证据基础,重要的是记住创伤性事件之后的常见反应正是一个导致恢复的正常反应。我们不应该干扰这一过程,但是去思考以下五个问题或许会有帮助,前两个是由比森团队提出的,而后三个则是由沃森提出的。

1. 在创伤性事件发生后不久,重要的是以共鸣的方式向受影响的那些人提供实际的、务实的支持。应该为个人提供相关信息:他们可以做些什么以帮助自己(应对策略);评估他们周围的支持资源(尤其是家人和社区);如果有需要,该在何处、何时,以及如何能够获得进一步的帮助。

2. 要为遭受创伤的人提供适当的早期干预。不过,在干预之前,任何早期干预方法都应该基于一种对需要的准确且及时的评估。人们用不同的方法应对压力。没有哪种干预适合所有的创伤。采用哪种干预方式应坚持自愿原则,除非是在相关事件对个人或他人的安全造成威胁的情况下。

3. 力图使干预具备文化敏锐性、发展适宜性,并与问题和应对方式的本土化有关。

4. 缺乏悲痛和/或者快速恢复可能都不是一个理想的结果。民族的、政治的、文化的以及经济的因素都可能促成运作和认同的目标产生差异,并且提供者应该对每个幸存者的特别动机保持敏感性。

5. 由于早期干预缺乏证据,因此,应尽可能地努力评估早期干预在改善特定结果方面是否有效,或者是否应该采取新的干预措施以实现这些目标。

(二) 今后的研究

把有限的研究资源投入对单一会谈干预的个人和团体心理疏导的进一步评估中,我们可以看到很小的优势。的确,心理疏导的某些成分是有益的,如培训,就对治疗已确定的 PTSD 是有效的。现在的研究重点应该是发现新方法,心理疏导作为一种独立的干预措施,对随机对照试验具有良好的表面效度和适当性,但是它既没有显示出显著减少悲伤的效果,也没有显示出预防长期性精神机能障碍的效果。尽管如此,正如寓言所说,不应该把婴儿连同洗澡水一起倒掉。心理疏导时代不仅应该为新干预技术的发展提供信息,而且还应作为一个充分的提醒:心理干预是非常强大的,会造成消极或积极的影响。因此,今后的研究工作应侧重于评估针对高风险人群(如应急服务人员)的量身定制的多层次护理系统,以及在其他创伤环境(如认知行为干预)中被证明是有效的创新应用方法。在未来,如果早期干预被证明是优于晚期治疗的,那么在创伤后立即接触以识别那些风险最高的人群的论点将会进一步得到增强。

参考文献

American Psychiatric Association. (1994). *Diagnostic and statistical manual of mental disorders* (4th ed.). Washington, DC: Author.

Armstrong, K., O'Callahan, W., & Marmar, C. R. (1991). Debriefing Red Cross disaster personnel: The multiple stressor debriefing model. *Journal of Traumatic Stress, 4,* 581–593.

Bisson, J., & Deahl, M. (1994). Psychological debriefing and prevention of post-traumatic stress: More research is needed. *British Journal of Psychiatry, 165,* 717–720.

Bisson, J., Jenkins, P., Alexander, J., & Bannister, C. (1997). A randomised controlled trial of psychological debriefing for victims of acute burn trauma. *British Journal of Psychiatry, 171,* 78–81.

Bisson, J., McFarlane, A., & Rose, S. (2000). Psychological debriefing [Special issue: Guidelines for treatment of PTSD]. *Journal of Traumatic Stress, 4,* 555–558.

Bisson, J. I., Brayne, M., Ochberg, F., & Everley, G. (2007). Early psychosocial intervention following traumatic events. *American Journal of Psychiatry, 164,* 1016–1019.

Bordow, S., & Porritt, D. (1979). An experimental evaluation of crisis intervention. *Social Science and Medicine, 13a,* 251–256.

Breuer, J., & Freud, S. (1893). On the psychical mechanism of hysterical phenomena: Preliminary communication. In S. Freud & J. Breuer (Eds.), *Studies on hysteria* (pp. 53–69). London: Penguin.

Brewin, C. R., Andrews, B., & Valentine, J. D. (2000). Meta-analysis of risk factors for post-traumatic stress disorder in trauma-exposed adults. *Journal of Consulting and Clinical Psychology, 68,* 748–766.

Bunn, T., & Clarke, A. (1979). Crisis intervention: An experimental study of the effects of a brief period of counselling on the anxiety of relatives of seriously injured or ill hospital patients. *British Journal of Medical Psychology, 52,* 191–195.

Busuttil, W., Turnbull, G., Neal, L., Rollins, J., West, A., Bland, N., et al. (1995). Incorporating psychological debriefing techniques within a brief group psychotherapy programme for the treatment of posttraumatic stress disorder. *British Journal of Psychiatry, 167,* 495–502.

Campfield, K., & Hills, A. (2001). Effect of timing of critical incident stress debriefing (CISD) on posttraumatic symptoms. *Journal of Traumatic Stress, 14*(2), 327–340.

Caplan, G. (1961). *An approach to community mental health.* New York: Grune & Stratton.

Carlier, I., Lamberts, R. D., Uchelen, A. J., & Gersons, B. P. R. (1998). Disaster related stress in police officers: A field study of the impact of debriefing. *Stress Medicine, 14,* 143–148.

Carlier, I., Voerman, A., & Gersons, B. (2000). The influence of occupational debriefing on post-traumatic stress symptomatology in traumatized police officers. *British Journal of Medical Psychology, 73,* 87–98.

Conlon, L., Fahy, T., & Conroy, R. (1999). *PTSD in ambulant RTA victims: Prevalence, predictors and a randomized controlled trial of psychological debriefing in prophylaxis.* Unpublished manuscript.

Deahl, M. (2000). Psychological debriefing: Controversy and challenge. *Australian and New Zealand Journal of Psychiatry, 34,* 929–939.

Deahl, M. P., Gillham, A. B., Thomas, J., Searle, M. M., & Srinivasan, M. (1994). Psychological sequelae following the Gulf War: Factors associated with subsequent morbidity and the effectiveness of psychological debriefing. *British Journal of Psychiatry, 165,* 60–65.

Deahl, M. P., Srinivasan, M., Jones, N., Thomas, J., Neblett, C., & Jolly, A. (2000). Preventing psychological trauma in soldiers: The role of operational stress training and psychological debriefing. *British Journal of Medical Psychology, 73,* 77–85.

Dolan, L., Bowyer, D., Freeman, C., & Little, K. (1999). [Critical incident stress debriefing after trauma: Is it effective?] Unpublished raw data.

Dyregrov, A. (1989). Caring for helpers in disaster situations: Psychological debriefing. *Disaster Management, 2,* 25–30.

Dyregrov, A. (1998). Psychological debriefing—an effective method? *Traumatology, 4*(2), 6–15.

Eid, J., Johnsen, B. H., & Weisaeth, L. (2001). The effects of group psychological debriefing on acute stress reactions following a traffic accident: A quasi-experimental approach. *International Journal of Emergency Mental Health, 3,* 145–154.

Everly, G., Boyle, S., & Lating, J. (1999). The effectiveness of psychological debriefing with vicarious trauma: A meta-analysis. *Stress Medicine, 15,* 229–233.

Everly, G. S., Jr., & Mitchell, J. T. (1999). *Critical incident stress management (CISM): A new era and standard of care in crisis intervention.* Ellicott City, MD: Chevron.

Hayman, P. M., & Scaturo, D. J. (1992). *Psychological debriefing of returning military personnel: A protocol for post combat intervention.* Paper presented at the 25th International Congress of Psychology, Brussels, Belgium.

Hobbs, M., & Adshead, G. (1996). Preventive psychological intervention for road crash survivors. In M. Mitchell (Ed.), *The aftermath of road accidents: Psychological, social and legal perspectives* (pp. 159–171). London: Routledge.

Hobbs, M., Mayou, R., Harrison, B., & Warlock, P. (1996). A randomised trial of psychological debriefing for victims of road traffic accidents. *British Medical Journal, 313,* 1438–1439.

Hytten, K., & Hasle, A. (1989). Fire fighters: A study of stress and coping. *Acta Psychiatrica Scandinavica, 80*(Suppl. 355), 50–55.

Jenkins, S. R. (1996). Social support and debriefing efficacy among emergency medical workers after a mass shooting incident. *Journal of Social Behavior and Personality, 11,* 477–492.

Jones, N., Roberts, P., & Greenberg, N. (2003). Peer-group risk assessment: A post-traumatic management strategy for hierarchical organisations. *Occupational Medicine, 53,* 469–475.

Kardiner, A., & Spiegel, H. (1947). *War stress and neurotic illness.* New York: Paul B. Hoeber.

Kenardy, J. A., Webster, R. A., Lewin, T. J., Carr, V. J., Hazell, P. L., & Carter, G. L. (1996). Stress debriefing and patterns of recovery following a natural disaster. *Journal of Traumatic Stress, 9,* 37–49.

Lavender, T., & Walkinshaw, S. A. (1998). Can midwives reduce postpartum psychological morbidity?: A randomised trial. *Birth, 25,* 215–219.

Lee, C., Slade, P., & Lygo, V. (1996). The influence of psychological debriefing on emotional adaptation in women following early miscarriage: A preliminary study. *British Journal of Medical Psychology, 69*, 47–58.

Lindemann, E. (1944). Symptomatology and management of acute grief. *American Journal of Psychiatry, 101*, 141–148.

Lindy, J. D., Green, B. L., Grace, M., & Titchener, J. (1983). Psychotherapy with survivors of the Beverly Hills fire. *American Journal of Psychotherapy, 37*, 593–610.

Litz, B., & Adler, A. (2005). [A controlled trial of group debriefing.] Unpublished raw data.

Marchand, A., Guay, S., Boyer, R., Iucci, S., Martin, A., & St. Hilaire, M. (2006). A randomized controlled trial of an adapted form of individual critical incident stress debriefing for victims of an armed robbery. *Brief Treatment and Crisis Intervention, 6*(2), 122–129.

Marshall, S. L. (1944). *Island victory.* New York: Penguin Books.

Matthews, L. R. (1998). Effect of debriefing on posttraumatic stress symptoms after assaults by community housing residents. *Psychiatric Services, 49*, 207–212.

Mayou, R., Ehlers, A., & Hobbs, M. (2000). Psychological debriefing for road traffic accident victims: Three year follow-up of a randomised controlled trial. *British Journal of Psychiatry, 176*, 589–593.

McFarlane, A. C. (1988). The longitudinal course of posttraumatic morbidity: The range of outcomes and their predictors. *Journal of Nervous and Mental Disease, 176*, 30–39.

Mitchell, J. T. (1983). When disaster strikes. *Journal of Emergency Medical Services, 8*, 36–39.

Mitchell, J. T., & Everly, G. S. (1995). *Critical incident stress debriefing: An operations manual for the prevention of traumatic stress among emergency services and disaster workers.* Ellicott City, MD: Chevron.

National Child Traumatic Stress Network and National Center for PTSD. (2006). *Psychological first aid: Field operations guide* (2nd ed.). Los Angeles: Author.

National Collaborating Centre for Mental Health. (2005). *Post-traumatic stress disorder: The management of PTSD in adults and children in primary and secondary care.* London: Gaskell.

Nurmi, L. A. (1999). The sinking of *Estonia*: The effects of critical incident stress debriefing (CISD) on rescuers. *International Journal of Emergency Mental Health, 1*, 23–31.

Raphael, B. (1977). Preventive intervention with the recently bereaved. *Archives of General Psychiatry, 34*, 1450–1454.

Raphael, B., Meldrum, L., & McFarlane, A. C. (1995). Does debriefing after psychological trauma work? *British Medical Journal, 310*, 1479–1480.

Roberts, A., & Everly, G. (2006). A meta-analysis of 36 crisis intervention studies. *Brief Treatment and Crisis Intervention, 6*(1), 10–21.

Rose, S. (1997). Psychological debriefing: History and methods counselling. *Journal of the British Association of Counselling, 8*(1), 48–51.

Rose, S., Bisson, J., Churchill, R., & Wessely, S. (2005). *A systematic review of brief psychological interventions ("debriefing") for the treatment of immediate trauma related symptoms and the prevention of posttraumatic stress disorder* [CD-ROM]. Oxford, UK: Update Software.

Rose, S., Bisson, J., & Wessely, S. (2003). Counselling and psychotherapy: Media distortion. *British Journal of Psychiatry, 183*, 263–264.

Rose, S., Brewin, C. R., Andrews, A., & Kirk, M. (1999). A randomized controlled trial of psychological debriefing for victims of violent crime. *Psychological Medicine, 29*, 793–799.

Ruzek, J. I. (2006). Bringing cognitive-behavioral psychology to bear on early intervention with trauma survivors: Accident, assault, war, disaster, mass violence, and terrorism. In V. M. Follette & J. I. Ruzek (Eds.), *Cognitive-behavioral therapies for trauma* (2nd ed., pp. 433–462). New York: Guilford Press.

Ruzek, J. I., Brymer, M. J., Jacobs, A. K., Layne, C. M., Vernberg, E. M., & Watson, P. J. (2007). Psychological first aid. *Journal of Mental Health Counseling, 29*, 17–49.

Shalev, A., Peri, T., Rogel-Fuchs, Y., Ursana, R., & Marlowe, D. (1998). Historical group debriefing after combat exposure. *Military Medicine, 163*, 494–498.

Sijbrandij, M., Olff, M., Reitsma, J., Carlier, I., & Gersons, B. (2006). Emotional or educational debriefing after psychological trauma: Randomised controlled trial. *British Journal of Psychiatry, 189*, 150–155.

Solomon, Z., & Benbenishty, R. (1988). The role of proximity, immediacy and expectancy in frontline treatment of combat stress reaction among Israelis in the Lebanon War. *American Journal of Psychiatry, 143*, 613–617.

Ursano, R. J., Fullerton, C. S., & Norwood, A. E. (Eds.). (2003). *Terrorism and disasters: Individual and community mental health interventions.* Cambridge, UK: Cambridge University Press.

Van Emmerick, A., Kamphuis, J., Hulsbosch, A., & Emmelkamp, P. (2002). Single session debriefing after psychological trauma: A meta-analysis. *Lancet, 360*, 766–771.

Watson, P. (2004). Mental health interventions following mass violence. *Stresspoints, 12*, 4–5.

Watson, P. J. (2007). Early intervention for trauma-related problems following mass trauma. In R. J. Ursano, C. S. Fullerton, L. Weisaeth, & B. Raphael (Eds.), *Textbook of disaster psychiatry* (pp. 121–139). Cambridge, UK: Cambridge University Press.

Watson, P. J., Friedman, M. J., Ruzek, J. I., & Norris, F. H. (2002). Managing acute stress response to major trauma. *Current Psychiatry Reports, 4*, 247–253.

Wee, D. F., Mills, D. M., & Koehler, G. (1999). The effects of critical incident stress debriefing (CISD) on emergency medical services personnel following the Los Angeles civil disturbance. *International Journal of Emergency Mental Health, 1*, 33–37.

Yehuda, R., McFarlane, A. C., & Shalev, A. Y. (1998). Predicting the development of posttraumatic stress disorder from the acute response to a traumatic event. *Biological Psychiatry, 44*, 1305–1313.

第五章 对儿童和青少年的急性干预

梅利莎·J.布里默(Melissa J. Brymer)、艾伦·M.斯坦伯格(Alan M. Steinberg)、埃里克·M.福恩伯格(Eric M. Vernberg)、克里斯托弗·M.莱恩(Christopher M. Layne)、帕特里夏·J.沃森、安妮·K.雅各布斯(Anne K. Jacobs)、约瑟夫·I.鲁塞克、罗伯特·S.皮努斯(Robert S. Pynoos)

在过去的几十年中,研究人员在经历创伤后的儿童中进行了各种急性干预。"急性干预"在本章中被定义为在创伤后的前6周提供的干预。这样的策略包括心理教育,丧亲之痛的支持,各种形式的心理疏导,澄清认知扭曲,讨论思想和感情,加强适应性应对和安全的技术,使用支持系统、结构化或非结构化的艺术和游戏活动,以及按摩。干预采用多种方式,包括个人、团体和课堂教学,危机干预小组,提供心理教育材料,开通危机热线。

描述这些干预的大部分文章并没有发表在主流心理学和精神病学期刊上,而是发表在专门研究其他学科的期刊上,这些学科对方法论的严谨性没有那么严格的标准。此外,大多数此类文章提供的只是描述性数据,较少使用足够的随机设计的对照组。本章包含两个方面的内容:一是目前对受创伤儿童急性干预的综述,二是对部分已发表的儿童和青少年急性干预的批评性研究综述,以及对急性干预措施未来发展的评价。

一、理论背景

(一) 发展框架

童年创伤后应激的概念模型在逐步细化(Pynoos, Steinberg, and Wraith, 1995)。模型归纳了三个急性创伤反应产生的病因:① 创伤性体验的要素;② 创伤和损失的提醒;③ 创伤后的压力和逆境。创伤经历的客观和主观特征都已被证明能预测创伤反应的严重程度(Goenjian et al.，2001)。创伤和损失信号可以包括景象、声音、地点、气味、特定的人、时间、情况或感觉(如害怕或焦虑),它们与强烈的心理和生理反应有联系,给人带来压力。一般来说,创伤性事件会产生连带效应,引起二次伤害。这些额外的压力来源增加了创伤后压力与其他负面效应同时出现的可能性。次级伤害为适应环境带来了困难,减少了正常的发展机会,引起了负面的应对回应。

(二) 关于压力、应对和适应的理论

为推进正向适应压力,以下五个基本原则得到了广泛的实证支持:① 提升安全感;② 促进平静;③ 提升自我意识和社区干预效能;④ 加强关联性;⑤ 灌输希望(Hobfoll et al.，2007)。

1. 提升安全感

创伤引起的生理和心理反应构成报警反应,并引发了无助的感觉和对安全感的关注。创伤性事件也打断了孩子们对父母(照顾者)保护的期望。许多早期干预策略的目的是帮助儿童通过管理和减少这些生理和心理反应来恢复安全感,增强父母(照顾者)保护孩子的能力,重建一个可预测的家庭日常秩序,以减少进一步的创伤。

2. 促进平静

创伤性事件会造成焦虑、恐惧和兴奋的情绪,会干扰睡眠和分散注意力。对那些在适应环境或管理强烈情绪方面有严重问题的孩子,焦虑管理技术(例如,呼吸、肌肉放松、认知结构调整)和解决问题的策略比较适用,能提高儿童平静下来的能力。

3. 提升自我意识和社区干预效能

有研究显示,在经历灾害后,个人、社会、经济资源的流失与社区复原力对自我效能和自信心缺乏觉察息息相关(Galea et al.，2002；Norris and Kaniasty，1996)。增强自信的干预策略包括提供实际援助、鼓励积极应对、协助解决问题、促进积极参与建设性活动与配套服务。

4. 加强关联性

研究表明,将个人、家庭与社会支持相联系是基于一些已有的研究,这些研究显示社会支持可以改善情绪并缓解创伤症状(Bleich, Gelkopf, and Solomon，2003；Stein et al.，2004)。促进社会联通,包括增加不同类

型的社会支持（如情感亲密、身体援助、物质支持），并扩大支持的范围和家庭凝聚力（Layne et al.，2001）。许多干预措施通过促进小组成员和家庭沟通，加强了与所爱之人的联系，并识别和帮助那些缺乏强有力支持的人。

5. 灌输希望

那些可能有更良好结果的幸存者，是那些保持乐观、积极的预期，并相信生活和自己的未来都可以被预见的人（Carver，1998）。可以通过鼓励个人主动解决问题、参与社区活动等策略，灌输希望。

二、急性干预

出于各种各样的原因，在灾害和恐怖活动发生后的早期，社会对儿童和青少年缺乏严格的干预研究（Steinberg et al.，2006）。部分关于压力的干预设计已被应用到急性干预中。这些干预分为四类。

第一类，系统的方法，包括心理咨询；与学校人员、媒体和家长磋商；开通危机热线（如 Blaufarb and Levine，1972；Echterling，1989；Macy et al.，2004；Ponton and Bryant，1991）。心理教育面向儿童、青少年、家长、学校人员和其他育儿专家。梅西等（Macy et al.，2004）描述了一个基于社区的持续反应，包括受影响的社区在危机或灾难之后如何运转。这种方法包括以社区为基础的评估，对儿童、青少年、家庭及其他儿童照顾者的社区服务。

第二，艺术和按摩疗法已被使用（如 Chapman et al.，2001；Field et al.，1996）。在查普曼等（Chapman et al.，2001）的研究中，孩子们连续画出他们创伤经历的各方面，以进行创伤叙事。在此过程中，研究人员讨论误解、救援、责备、羞耻、内疚及应对策略。

第三，以创伤和悲伤为焦点的认知行为治疗也已经被使用（如 Stubenbort，Donnelly，and Cohen，2001）。认知行为治疗鼓励小组成员就以下问题进行组间概述：心理教育和育儿技巧、放松、情感调制、认知应对和处理、创伤叙事以及如何提升未来的安全感（Cohen，Mannarino，and Deblinger，2006）。

第四，研究报告包括事件重建、关于事件的思想和情感识别、心理卫生规范化和信息处理（如 Morgan and White，2003；Stallard et al.，2006；Vila，Porche，and Mouren- Simeoni，1999；Yule，1992）。对技

术有效性的研究报告和在创伤性事件后使用最广泛流传之一的急性干预措施已经混合(McNally，Bryant，and Ehlers，2003)。除此之外，对其他方法的经验性支持是有限的，迫切需要一种进行急性干预的综合操作指南。

心理急救(PFA)的方法已被认可为一种可支持和非侵入式的急性干预。目标不是为了强制披露创伤的细节，而是回应当下的需要和关注，并提供信息给幸存者。《心理急救：现场操作指南(第二版)》概述了 8 个心理急救核心行动(见表 5.1)，并用模块化的方法帮助孩子、青少年、成年人和家庭减少因灾难性事件引起的最初痛苦，以培养短期和长期的自适应功能。

表 5.1　心理急救核心行动

1. 接触和参与
目标：响应幸存者发起的接触，或以一个非侵入性的、富有同情心的、有益的方法发起联系。

2. 安全与舒适
目标：提高立即和持续的安全性，并提供身体上和情绪上的舒适。

3. 稳定(如果需要)
目标：使情绪不知所措或无所适从的幸存者冷静下来，并明确方向。

4. 信息收集：目前的需求和关注
目标：确定目前的需求和关注，收集更多信息和心理上的急救干预措施。

5. 实际援助
目标：向幸存者提供切实的帮助，以解决迫切的需要和关注。

6. 社会支持
目标：帮助幸存者链接家庭成员、朋友和社区资源，提供社会支持。

7. 应对信息
目的：提供应激反应和减少痛苦的信息。

8. 与协作服务的联系
目标：在当时或未来把幸存者和可用的服务连接起来。

注：这些心理急救核心行动构成了在事件发生后几天或几周内提供早期援助的基本目标。提供者应根据幸存者的具体需求和关注，灵活确定所花费的时间。

三、数据采集方法

我们在 PsycINFO、Google Scholar(谷歌学者)、JSTOR(期刊存储)、Info Trac One File(信息跟踪文件)上,通过检索早期干预、孩子的创伤、心理急救、眼动脱敏与再加工、疏导等关键词,采集数据。

四、文献综述

表 5.2 的第一部分确定了在儿童和青少年急性创伤后干预的三项随机对照研究,其中包括作为一种测量手段的 PTSD。在早期关于疏导的研究中,尤尔(Yule,1992)根据"木星号"轮船航运事故的统计数据,发现相比 15 名在沉船 1 年后没有接受任何帮助的学生,24 名在沉船 10 天后接受心理疏导的学生的事件影响量表分值更低,事件影响量表总分的显著差异是由于入侵项目的分数较低,对焦虑或抑郁没有任何影响。

2001 年,查普曼等进行了一项随机对照研究,对比艺术治疗的效果与医院普通治疗的效果。这些受试者经历了最少需要 24 小时住院治疗的创伤性损伤。实验对象在事故发生后的几天内接受艺术治疗。治疗 1 周和 1 个月后测量 PTSD 评分,对照组之间没有差异。

在一项随机对照试验报告中,斯托拉德等(Stallard et al.,2006)比较了 82 个实验对象和 76 名对照者的结果。实验组在交通事故发生 4 周后接受了一次心理疏导,而对照组只是进行了一次非事故重点的讨论。两组儿童表现出显著的 PTSD、抑郁和焦虑的改善,唯一的区别是,实验组儿童表现出较少的行为和情绪问题。PTSD 的诊断、抑郁和焦虑在对照组之间没有差别。研究者得出结论,这种形式的早期干预是无效的。和许多其他研究一样,这项研究的一个重要问题是缺乏对创伤性事件接触水平的控制。例如,在这项研究中,没有对最初符合 PTSD 诊断标准的每种情况下的小组进行具体分析。

在使用其他干预措施的随机对照研究方面,菲尔德等(1996)将经过 8 次按摩疗法与在遭受飓风后第一个月内被提供给 60 名学龄儿童的视频-注意控制条件进行了比较。结果显示,在按摩的条件下,孩子们的焦虑、抑郁和皮质醇水平减少了很多,并增加了积极的感觉。这项研究的重要局限是缺乏随访和 PTSD 评估。

表 5.2 的第二部分确定了一个非随机对照研究。在一个准实验设计中,维拉等(Vila et al.,1999)在人质劫持的 24 小时和 6 个星期后,在事件发生的教室里对 21 名直接接触的同学进行了两次心理疏导,并与 21 名在此学校另一间教室里没有直接接触的同学进行比较。后续数据收集长达 18 个月。研究结果表明,心理疏导并没有阻止 PTSD 或焦虑障碍。此外,没有接受任何治疗的直接接触的同学则呈现出更坏的结果。缺乏随机分配,受试者没有接受同样的治疗(有些人只接受了 1 次心理疏导,而另一些人则接受了个体化治疗),以及对照组的不相容性使本研究难以解释。

五、结论与建议

大多数关于儿童创伤后急性干预的研究由于样本较少,缺乏足够的控制组/对照组的对比,缺乏长期跟进。一些研究已经使评估指标适合于特定的干预目标,而其他人已经使用了适宜儿童或青少年的措施。这样的标准化工具可能不足以灵敏地检测出干预的好处,特别是如果这些领域是非干预目标。另一个问题是创伤后干预治疗时间的可变性,使交叉研究比较困难。

特别是在遭受灾难的情况下,其不可预测性和灾后的混乱环境无疑会阻碍心理健康研究的精心策划与设计。此外,由于包括学校、健康和精神卫生系统在内的社区系统正在对事件做出反应,因此,很难在将研究纳入这些反应活动的同时采取最佳研究策略(Steinberg et al.,2006)。不过,特别是在灾难易发地区,急性干预的准备训练、研究方法的初步设计等可以为急性期可能实施的研究做铺垫。这样的预先研究可以提供更系统、更严谨的数据来建立这些干预的证据基础。

心理急救的证据基础需要建立在对应于若干基本研究问题进步的阶段。这些问题涉及从训练的评价来评估短期和长期的心理急救效果。最重要的研究问题如下:

需要什么类型的培训方法和资源来有效地传播心理急救?

做培训的心理急救从业者是否坚持心理急救协议?

在实际的灾难中提供有效的心理急救,灾难幸存者可以有效地得到心理急救吗?

表 5.2　A 级和 B 级研究：随机和非随机对照试验

处理测试	人口	比较组	N	会议持续时间	主要测量结果	组内效应应大小	组间效应应大小	实验后追踪时间	结　果
随机对照试验									
修改情况汇报 (Yule, 1992)	游船灾难幸存者 14~16岁；事件后10天	疏导	24	1 天	IES	a	1.02	5~9 个月	两组间的 IES 总分和分存在显著性差异
		控制	15						
香普曼艺术治疗干预（CATTI; Chapman et al., 2001)	7~17 岁儿科创伤患者创伤后几天	香普曼艺术治疗干预	31	1 天	创伤后应激障碍反应指数	a	a	6 个月	CATTI 与标准医院治疗组在 1 周及 1 个月随访时无显著差异。无创伤后应激障碍组无 6 个月随访数据报告
		标准医院护理控制	27						
		无创伤后应激障碍控制	27						
修改后的任务报告（Stallard et al., 2006)	英国交通事故幸存者年龄 7~18 岁；事件发生后大约 4 周	疏导	82	1 天	儿童版 IES	0.42	0.05	8 个月	组间 IES 评分无显著性差异
		控制	76			0.61			

续表

处理	人口	比较组	N	会议持续时间	主要测量结果	组内效应大小	组间效应大小	实验后追踪时间	结 果
非随机对照试验 疏导 (Vila et al., 1999)	法国被挟持在教室里当作人质的6~9岁的学生：24小时内和事件发生6周后	那天在学校里,但没有在教室里被当作人质的学生	每种情况下的21名学生	2天	IES			18个月	疏导并不能防止被参与疏导的儿童出现精神创伤性疾病,未接受治疗的直接暴露儿童有更糟糕的结果。参与疏导小组中的一些学生没有同时参加两个会议,另一些学生则接受了单独治疗,这使得研究结果难以解释

实施心理急救协议能否实现每个具体的心理急救目标(内部评价)?

实施心理急救协议能否带来比其他干预措施更好的效果(外部评价)?

参考文献

Blaufarb, H., & Levine, J. (1972). Crisis intervention in an earthquake. *Social Work, 17*, 16–19.

Bleich, A., Gelkopf, M., & Solomon, Z. (2003). Exposure to terrorism, stress-related mental health symptoms, and coping behaviors among a nationally representative sample in Israel. *Journal of the American Medical Association, 290*(5), 612–620.

Brymer, M., Jacobs, A., Layne, C., Pynoos, R., Ruzek J., Steinberg, A., et al. (2006). *Psychological first aid: Field operations guide, Second edition*. Los Angeles, CA & White River Junction, VT: National Child Traumatic Stress Network and National Center for PTSD. Available online at *www.nctsn.org* and *www.ncptsd.va.gov*.

Carver, C. S. (1998). Resilience and thriving: Issues, models and linkages. *Journal of Social Issues, 54*, 245–266.

Chapman, L., Morabito, D., Ladakakos, C., Schreier, H., & Knudson, M. (2001). The effectiveness of art therapy interventions in reducing post traumatic stress disorder (PTSD) symptoms in pediatric trauma patients. *Art Therapy, 18*, 100–104.

Cohen, J. A., Mannarino, A. P., & Deblinger, E. (2006). *Treating trauma and traumatic grief in children and adolescents*. New York: Guilford Press.

Echterling, L. G. (1989). An ark or prevention: Prevention school absenteeism after a flood. *Journal of Primary Prevention, 9*, 177–184.

Field, T., Seligman, S., Scafidi, F., & Schanberg, S. (1996). Alleviating posttraumatic stress in children following Hurricane Andrew. *Journal of Applied Developmental Psychology, 17*, 37–50.

Galea, S., Ahern, J., Resnick, H., Kilpatrick, D., Bucuvalas, M., Gold, J., et al. (2002). Psychological sequelae of the September 11 terrorist attacks in New York City. *New England Journal of Medicine, 346*, 982–987.

Goenjian, A. K., Molina, L., Steinberg, A. M., Fairbanks, L. A., Alvarez, M. L., Goenjian, H. A., et al. (2001). Posttraumatic stress and depressive reactions among Nicaraguan adolescents after Hurricane Mitch. *American Journal of Psychiatry, 158*, 788–794.

Hobfoll, S. E., Watson, P. E., Bell, C. C., Bryant, R. A., Brymer, M. J., Friedman, M. J., et al. (2007). Five essential elements of immediate and mid-term mass trauma intervention: Empirical evidence. *Psychiatry: Interpersonal and Biological Processes, 70*, 283–315.

Layne, C. M., Pynoos, R. S., Saltzman, W. R., Arslanagic, B., Black, M., Savjak, N., et al. (2001). Trauma/grief-focused group psychotherapy: School-based postwar intervention with traumatized Bosnian adolescents. *Group Dynamics: Theory, Research, and Practice, 5*, 277–290.

Macy, R. D., Behar, L., Paulson, R., Delman, J., Schmid, L., & Smith S. F. (2004). Community-based acute posttraumatic stress management: A description and evaluation of a psychosocial intervention continuum. *Harvard Review of Psychiatry, 12*, 217–228.

McNally, R. J., Bryant, R. A., & Ehlers, A. (2003). Does early psychological intervention promote recovery from posttraumatic stress? *Psychological Science in the Public Interest, 4*, 45–79.

Morgan, K. E., & White, P. R. (2003). The functions of art-making in CISD with children and youth. *International Journal of Emergency Mental Health, 5*, 61–76.

Norris, F. H., & Kaniasty, K. (1996). Received and perceived social support in times of stress: A test of the social support deterioration deterrence model. *Journal of Personality and Social Psychology, 71*, 498–511.

Ponton, L. E., & Bryant, E. C. (1991). After the earthquake: Organizing to respond to children and adolescents. *Psychiatric Annals, 21*, 539–546.

Pynoos, R. S., Steinberg, A. M., & Wraith, R. (1995). A developmental model of childhood traumatic stress. In D. Cicchetti & D. J. Cohen (Eds.), *Manual of developmental psychopathology* (pp. 72–93). New York: Wiley.

Stallard, P., Velleman, R., Salter, E., Howse, I., Yule, W., & Taylor, G. (2006). A randomised controlled trial to determine the effectiveness of an early psychological intervention with children involved in road traffic accidents. *Journal of Child Psychology and Psychiatry, and Applied Disciplines, 47*, 127–134.

Stein, B. D., Elliott, M. N., Jaycox, L. H., Collins, R. L., Berry, S. H., Klein, D. J., et al. (2004). A national longitudinal study of the psychological consequences of the September 11, 2001 terrorist attacks: Reactions, impairment, and help-seeking. *Psychiatry, 67*, 105–117.

Steinberg, A. M., Brymer, M. J., Steinberg, J. R., & Pfefferbaum, B. (2006). Conducting research on children and adolescents after mass trauma. In F. H. Norris, S. Galea, M. J. Friedman, & P. J. Watson (Eds.), *Methods for disaster mental health research* (pp. 243–253). New York: Guilford Press.

Stubenbort, K., Donnelly, G. R., & Cohen, J. A. (2001). Cognitive-behavioral group therapy for bereaved adults and children following an air disaster. *Group Dynamics: Theory, Research, and Practice, 5*, 261–276.

Vila, G., Porche, L., & Mouren-Simeoni, M. (1999). An 18-month longitudinal study of posttraumatic disorders in children who were taken hostage in their school. *Psychosomatic Medicine, 61*, 746–754.

Yule, W. (1992). Post traumatic stress disorders in child survivors of shipping disasters: The sinking of the *Jupiter*. *Psychotherapy and Psychosomatics, 57*, 200–205.

第六章　成人早期认知行为干预

布雷特·T.利兹(Brett T. Litz)、
理查德·A.布赖恩特(Richard A. Bryant)

一、理论背景

我们总是假定,在受创早期的某一个关键性的时刻,那些容易患慢性PTSD的人是可以得到帮助的(如 Rothbaum,Foa,and Riggs,1992)。有证据表明,预防慢性 PTSD 是非常必要的,因为对很多人来说,PTSD 是致命的并会使他们一生失能(如 Kessler,Sonnega,and Bromet,1995;Kulka,Schlenger,and Fairbanks,1990)。更令人担忧的是,当患有慢性 PTSD 的人们克服了个人、家庭、文化、经济和生活方面的障碍获得了照料时,他们得到的可能也不是真正所需的照料(如 Becker,Zayfert,and Anderson,2004),他们的问题可能太过根深蒂固,以致无法从正式的治疗中获得效果(如 Kessler et al.,1995;Schnurr,Friedman,and Foy,2003),或者他们过早地放弃了治疗(Tarrier,Pilgrim,and Sommerfield,1999;Van Minnen,Arntz,and Keijsers,2002)。综上,对于慢性 PTSD 和由创伤引起的其他问题的早期介入是一个关键性的公共健康要求(如 Litz and Gray,2004)。

理论上,如果那些容易患慢性 PTSD 的创伤幸存者的早期症状能够得到缓解,并习得有效控制各种创伤后遗症的方法,那么他们可能会恢复得较好。在许多情况下,创伤幸存者在受创之后的几小时、几天或几周内会接受治疗,那段时间是识别创伤后遗症的高危人群并促使其恢复的关键时期。尽管那些最初受创的患者能够在一段时间后有效恢复(如 Bonanno,2005),但是PTSD 症状的发生可能是延迟的(如 Buckley,Blanchard,and Hickling,1996;Gray,Bolton,and Litz,2004)。因此,这个领域的另一个挑战是,生成具有最大预测效度的风险分析法,这样才能使得那些最有需要的人获得稀有的早期介入资源。

105

本章的核心问题:关于预防成年创伤幸存者慢性 PTSD 和相关障碍的早期精神健康介入的证据是怎样的? 有两种最普遍的成人早期介入方法:心理疏导和 CBT(Litz et al.,2002)。前文已提及心理疏导的有效性和适当性。本章将主要讲解 CBT 的有效性。尽管存在各种合适和有价值的早期介入对象和目标[如鼓励健康的应对技巧和自我照顾,提高社会连接,防止二次创伤(Litz and Maguen,2007)],但本章节只回顾那些使用 CBT 预防慢性 PTSD 的试验。开放和非控制的试验被认为缺乏启迪作用,因为它们主要利用自然的恢复方式;因此,本章节将会着重于那些来自 A－rated 随机对照试验的证据。

必须要强调的是,对于临床实践的建议不应只基于有效试验的可复制性,还应基于有效性。那些会影响决定使用何种介入方式、谁为目标对象、谁提供介入、何时介入的因素包括创伤性事件的范围和影响、社会和文化环境、不同创伤性事件的紧急性(如严重的生理受创)、幸存者和幸存者团体的角色(如第一反应者)、资源(个人的、社会的、政府的、专业的)、临床治疗前的活动和准备活动(如培训、关于创伤后的环境信息)、得到照料的阻碍(包括阻碍寻求帮助的一些信念),以及当前的个人或群体状态(如在运输途中的难民)。不幸的是,目前还没有基于 CBT 早期介入的有效性试验。由于创伤的类别和内容非常多样化,临床实践者需要知道 CBT 对于他们的患者所面对的障碍类型是否是一种有效的早期介入方法。

二、技巧描述

那些在早期介入中针对 PTSD 的 CBT,与三级保健中改善慢性 PTSD 的 CBT 基本类似(如 Foa et al.,1999)。以下描述的 CBT 试验代表性地使用了一系列 CBT 方法(Keane and Barlow,2002),包括心理教育、压力管理技巧训练、认知治疗、暴露疗法。所有 CBT 方法都是相互协同、行动导向和经验性的,使用家庭作业并实际使用那些从面对面治疗中获得的技巧。偶尔会有一个特别的 CBT 方法被单独测试(通常是认知治疗;如 Ehlers,Mayou,and Bryant,1998)。

目前还没有关于如何进行心理教育的标准流程。通常治疗师们会分享以下信息:① 提高关于创伤对功能和心理健康影响的认识;② 通常运用情景和学习框架来帮助患者解释造成他们痛苦的原因,这也同时会给治疗介入提供有说服力的基本原理;③ 提出关于治疗要求和过程的准确期待,以及对治疗效果的积极期待。在最佳试验中,教育性的信息要被"指南化",以此使其在随机对照试验中呈现标准化。在试验中,心理教育通常在第一次正式治疗的开始阶段被提供。在实践中,心理教育是一个渐进的过程,贯穿于整个治疗之中,它可以出现在每次有新的挑战或经验产生时。

同样,目前还没有关于压力管理的标准内容或流程。通常,觉醒和消极情绪管理会以某些形式被教授。深且缓慢的腹式呼吸是最常被使用的技巧,其次还有渐进式肌肉放松技巧。在大多数 CBT 试验中,不需要教授患者将这些技巧达到某一个标准,并且患者所接受的治疗时间会被其他 CBT 方法所占用,如暴露疗法和认知治疗。

在下文描述的试验中,尽管 CBT 技巧各种各样,但被所有 CBT 治疗所共享的核心策略是(如 Hollon, Stewart, and Strunk, 2006):提供经验性的机会,让患者监控、批评性审查那些改变他们对各种创伤的理解方式,并调整那些在广义的自我期待和各种结果中所显示出来的对创伤的信念。对于治疗慢性 PTSD,认知治疗是十分有效的。然而,没有证据表明它要比其他 CBT 治疗有更多或更少的效果(如 Marks et al., 1998;Resick and Schnicke,1992)。此外,基本上所有治疗 PTSD 的认知治疗都包含了一种暴露疗法的元素。

暴露疗法通常是在患者的想象中重复呈现创伤的相关刺激,并伴随着对回避行为和机制的预防(比如,确保患者惧怕的感受和事件)。记忆以尽可能全面、突出的方式推进;知觉、想法、信念,尤其是感觉在回忆创伤过程中不断被展现、公开、管理。患者被要求闭上眼睛,并且用第一人称描述一个事件来最大化生动的、体验性的注意力。他们会学习如何评定主观性痛苦等级并被不断监测。患者有时会被要求重复练习那些在疗程中习得的经验,以此作为家庭作业(如 Bryant, Sackville, and Dang, 1999)。理想情况是患者在治疗中和跨疗程中消除了条件性反应。患者对创伤刺激的负面反应不断减弱,理论上,可产生多样化的成功经验、强化的自我效能以及症状缓解。目前大家普遍认同非强迫性的暴露是一种可以提供正确经历、纠正对创伤意义理解失调的最佳且有效的方法(如痛苦并不是不能忍受的;患者并没有发疯,别人可以理解和忍受他们的经历等)。

三、数据收集

表 6.1 简单总结了关于使用 CBT 技巧的早期介入试验结果。在 PILOTS

表 6.1 使用 CBT 的早期介入试验总结

研究	测试的治疗方式	群体	对照组	N	评分	试验时长	主要结果测量	组内 ES	对照组	A 组间 ES ITT	A 组间 ES 完成者	结果
男女性别混合的机动车事故及工业事故												
(Bryant et al., 1998)	CBT	机动车事故及工业事故幸存者	CBT SC	12 12	A	5 周	IES 侵入 IES 回避 IES 侵入 IES 回避	2.15 1.94 1.58 0.56	CBT vs. SC (IES 侵入) CBT vs. SC (IES 回避)		1.21 1.82	CBT>SC, p<0.01 CBT>SC, p<0.001
(Ehlers et al., 2003)	CT	机动车事故	CT RA SH	28 29 28	A	12 周	CAPS 频率 CAPS 强度 CAPS 频率 CAPS 强度 CAPS 频率 CAPS 强度	2.04 1.92 0.58 0.31 0.87 0.85	CT vs. SH (CAPS 强度) CT vs. SH (CAPS 频率) CT vs. RA (CAPS 强度) CT vs. RA (CAPS 频率) SH vs. RA (CAPS 强度) SH vs. RA (CAPS 频率)		0.99 1.01 1.22 1.12 0.21 0.26	CT>SH, p<0.001 CT>SH, p<0.001 CT>RA, p<0.001 CT>RA, p<0.001 NS NS
(Gidron et al., 2001)	MSI	机动车事故	MSI 支持倾听	8 9	A	2 次电话会议	PDS		MSI vs. 控制组		1.09	MSI>控制组, p<0.05
(Turpin, Downs, and Mason, 2005)	SH 指南	人身伤害	SH 等待对照	75 67	A	发一本指南	PDS	0.12 0.06	SH vs. 控制组		0.04	NS

续　表

男女性别混合的机动车事故及非性侵犯

研究	测试的治疗方式	群体	对照组	N	评分	试验时长	主要结果测量	组内ES 对照组	A组间ES ITT	A组间ES 完成者	结果
(Andre et al., 1997)	CBT	侵犯	CBT	65	A	1~6周	IES	NA	NA	NA	CBT>标准的护理，p<0.05
			标准的护理	67				NA	NA	NA	
(Bisson et al., 2004)	CBT	人身伤害	CBT	76	A	4周	IES	2.12	NA	0.27	NS
			标准的护理	76				2.48	CBT vs. 标准的护理		NS
(Bryant et al., 1999)	CBT	MVA,非性侵犯	PE	14	A	5周	IES侵入	2.48	PE vs. PE (IES侵入)	0.35	NS
			PE+AM	15			IES回避	2.09	PE+AM vs. PE (IES回避)	0.24	NS
			SC	16			IES侵入	1.26	PE+AM vs. SC (IES侵入)	1.25	PE+AM>SC
							IES回避	1.79	PE+AM vs. SC (IES回避)	0.71	PE+AM>SC
							IES侵入	0.49	SC vs. PE (IES侵入)	1.55	PE>SC
							IES回避	0.23	SC vs. PE (IES回避)	1.81	PE>SC

续 表

研究	测试的治疗方式	群体	对照组	N	评分	试验时长	主要结果测量	组内ES	对照组	A组间ES ITT	A组间ES 完成者	结果
(Bryant et al., 2003)	CBT	MVA、非性侵犯并有轻微TBI	CBT	12	A	5周	IES侵入	1.98	CBT vs. SC (IES侵入)	0.88		CBT>SC, p<0.01
							IES回避	0.65	CBT vs. SC (IES回避)		1.58	CBT>SC, p<0.01
			SC	12			IES侵入	3.31				
							IES回避	—0.05				
(Bryant et al., 2005)	CBT	MVA、非性侵犯	CBT	33(24)	A	6周	IES侵入	1.01 (1.59)	CBT vs. CBT+ (IES侵入)	—0.46	—0.59	ITT: CBT+>CBT, p<0.05
			CBT+催眠	30(23)			IES回避	0.8 (1.54)	CBT vs. CBT+ (IES回避)	0.63	1.16	
			SC	24(22)			IES侵入	0.94 (1.72)	CBT+ vs. SC (IES侵入)	—0.31	0.38	p<0.05
							IES回避	0.52 (0.55)	CBT+ vs. SC (IES回避)	0.85	1.38	
							IES侵入	1.49 (2.35)	CBT vs. SC (IES侵入)	0.28	0.61	ITT: CBT>SC, p<0.001; 完成者: CBT>SC, p<0.005; CBT+>SC, p<0.001; 完成者: CBT+>SC, p<0.05
							IES回避	0.13 (0.14)	CBT vs. SC (IES回避)	0.28	0.81	完成者: CBT>SC, p<0.05

续 表

女性性侵犯受害者和非性侵犯

研 究	测试的治疗方式	群 体	对照组	N	评估状况	试验时长	主要结果测量	组内 ES	对照组	A组间 ES ITT	A组间 ES 完成者	结 果
（Echeburúa et al., 1996）	CT＋应对技巧训练	性侵犯	CT＋应对技能训练 PMR	10 10	A	5周	SSPSDS	3.03 1.78	CT＋ vs. PMR	0.79		NS
（Foa, Zoellner, and Feeny, 2006）	CBT	性侵犯和非性侵犯	SC RA	31(22) 29(23) 30(20)	A	4周	PSS-I	[1.81] [1.93] [1.37]	B-CBT vs. AC B-CBT vs. SC AC vs. SC	0.05 -0.33 -0.37		NS NS NS

备注：空白格表示未计算或无法计算的值。AC，评估状况；AM，焦虑管理；B-CBT，简短认知行为介入；CAPS，临床医师管理的PTSD量表；CBT，认知行为治疗；CT，认知治疗；ES，效应量；IES，事件影响量表；ITT，治疗意向；MSI，记忆结构介入；MVA，机动车事故；NS，不显著；PDS，创伤后诊断量表；PE，延长暴露疗法；PMR，渐进式肌肉放松；PSS-I，PTSD症状量表—面试；RA，重复评估；SC，支持咨询；SH，自助指南；SSPSDS，创伤后遗症症状严重度量表；TBI，创伤性脑损害。

数据库、Pubmed 及 PsycINFO 中,可通过检索"早期介入""急性压力障碍""认知-行为治疗""创伤后遗症"等关键词收集数据。如果试验的目标是使用之前描述的 CBT 技巧来防止慢性 PTSD,那么这些试验会被包括进来。试验按照以下计划分组:男女性别混合的机动车事故及工伤事故、男女性别混合的事故和非性侵犯、女性性侵犯受害者和非性侵犯。三个试验针对了一个单一的创伤类别:MVAs(Ehlers,Clark,and Hackmann,2003)和性侵犯(Echebjrua,de Corral,and Sarasua,1996),这些被包含在男女性别混合的事故和女性性侵犯受害者的分类之下。下文回顾的试验都基本或完全符合国际创伤应激研究学会为最大化临床试验内部效度而制定的条例(如 Foa and Meadows,1997)。

四、文献回顾

(一)男女性别混合的机动车事故及工伤事故

在患者受创的第一个月,布赖恩特等(1998)就将 CBT 治疗提供给那些患有急性应激障碍的患者,以此来确保那些最可能患慢性 PTSD 的人得到介入(如 Bryant and Harvey,1997)。埃勒斯等(Ehlers et al.,1998)推论,由于机动车事故幸存者过几个月会有一套稳定的恢复轨迹,因此早期介入只应该提供给那些在事故发生后几个月患有慢性 PTSD 的幸存者。埃勒斯等还指出,由于那些早期介入的 CBT 试验里缺少"没有治疗"的对照组,因此无法得出结论说 CBT 是有效的;也有可能是支持咨询妨碍了恢复,因为它没有提供具体的动因。

埃勒斯等在机动车事故发生四个月之后把事故幸存者定为目标,将一个特定的 CBT 模型、认知治疗,重复评估。试验的结果明确地支持了认知治疗的疗效。在之后的追踪研究里,其他介入方法也没有产生更高的终态功能,这与另一个明确证明自助指南无效的试验相契合(Turpin,Downs,and Mason,2005)。似乎已有充足的证据表明,假如治疗的目标是缓解PTSD 症状和提高生命质量,不建议将信息化的自助指南作为对创伤的早期介入方法。另一方面,有关 PTSD 的信息材料还提供了关于早期介入(和三级护理)所需的准确的、减轻创伤期望的信息,可以说是创伤患者在常规治疗环境(如急症室)中的重要资源。

根据之后的追踪研究,在埃勒斯等(2003)、布赖恩特等(1998)的试验里接受 CBT 治疗的组,符合 PTSD 诊断标准的患者的比例分别为 11％、17％。根据控制组的比例,CBT 组的比例是令人惊讶的;并且根据试验的不同 arm 大小,这些比例代表了小且绝对的数值。由于在任何一个试验中,功能损害标准都没有被用来判定 PTSD,因此我们并不清楚 PTSD 诊断对之后的治疗意味着什么;这非常有可能使 PTSD 的普遍性患病率显著降低。

然而,在这些效果显著的试验中,其中的 PTSD 比例还是引发了这个思考:早期介入的目标应当是什么? 期待早期介入可以防止终身患 PTSD 的可能性是不现实且毫无根据的(Litz and Gray,2004)。由于诊断界值的相对任意性,显著症状缓解和功能(及生命质量)的提高是更有效的指标(Litz,2004)。除了那些针对性侵犯受害者的早期介入试验使用了反应改变的行为指标(如 Frank,Anderson,and Stewart,1988),有效性试验完全只关注医学模式的结果,并没有对功能进行评估。假如一个诊断是需要包括创伤后功能损害的,那么使用 DSM‐IV Criterion F 会使在早期介入试验里的 PTSD 诊断更具有意义。

(二) 男女性别混合的事故和非性侵犯

这一类研究没有证实其剔除这两种不同创伤类型的理由,因此假设这样做是为了满足试验的招募目的。这些创伤经历在根本上是不同的。侵犯包含了人为的恶意和对信任的背叛(大多数侵犯都是由最亲近的人所为),这会对适应造成不利的影响并且非常有可能导致 PTSD,尤其是造成人际问题(如 Kessler et al.,1995;Norris,Friedman,and Watson,2002)。

布赖恩特等评估了以下试验的不同有效性:5 次 90 分钟暴露疗法加焦虑管理,单独的暴露疗法,以及在遭受创伤 2 周内对急性应激障碍患者进行的支持咨询。结果有好有坏。6 个月里所有积极干预的案件中,PTSD 案件比较少。但在之后的 6 个月追踪里,这三种方法在对"侵入性再次体验"症状的影响上没有区别(Horowitz,Wilner,and Alvarez,1979)。对大约 50％最初接受治疗的患者所进行的为期 4 年的追踪显示,在缓解侵入性症状上没有区别,但在事件影响量表回避数值上,这两个 CBT 方法与支持咨询是不同的,正如它们在 6 个月的追踪里所显示的那样(Bryant,Moulds,and Nixon,2003)。显然,CBT 介入方法并没有在追踪间隔期对抑郁产生影响(根据 BDI;Beck,Steer,and Garbin,1988)。

在一个精心设计的试验中,布赖恩特、莫尔德和格思里(Bryant,Moulds,and Guthrie,2005)再次通过与支持咨询的对比,对"增加催眠成分是否能够改善布赖恩特等(1998)所使用的 CBT 疗程"进行了评估。试验组排除了那些在童年被性侵犯的人,但这可能会减弱评估结果的外部效度。一个更全面的分析显示,对于所有跟支持咨询相关的积极干预,在 6 个月的追踪里,PTSD 案件都减少了,而且这个结果在 3 年的追踪里得到了保持(Bryant,Moulds,and Nixon,2006)。然而,CBT 的损耗率却高于支持咨询的损耗率。尽管 CBT 加催眠治疗可以更快得到疗效(在后治疗期),在长期效果上它并没有不同。布赖恩特等(1999、2003)要求确证 PTSD 要有损害状况的出现,这是没有意义的。因为,这些研究的确表明,早期的 CBT 介入比心理咨询更能减少创伤后遗症和相关损害。

在另一个精心设计的研究中,比森、谢泼德和乔伊(Bission,Shepherd,and Joy,2004)对那些至少患有中度 PTSD 症状的患者,在他们遭遇轻度至中度生理创伤 1~3 周后,提供了 4 次 1 小时的 CBT 疗程,并将此与"无治疗介入"的对照组相比较。这两个试验组的临床医师专用 PTSD 量表数值没有统计上的区别,并且根据临床医师专用 PTSD 量表数值,效应量相对较小,说明 CBT 并没有显著缓解焦虑症状和抑郁症状。

(三)只有女性性侵犯受害者和非性侵犯

有研究人员以遭受侵犯后 3 个月内患 PTSD 的女性性侵犯受害者作为研究对象,将 5 个 1 小时的 CBT 疗程加应对技巧训练的效果,与纯粹渐进肌肉放松治疗的效果进行了对比(Echeburua et al.,1996)。在 12 个月的追踪里,两个治疗方法都导致了 PTSD 诊断的显著改变,但是应对技巧训练对于 PTSD 的改变更为显著。在与侵犯相关的恐惧、焦虑、抑郁以及功能方面,这两种治疗方法在 12 个月里没有区别。

作为对 1995 年最初的非对照试验的追踪研究,福阿等(Foa et al.,2006)精心设计了一个精良的、针对性侵犯和生理侵犯女性受害者的试验。他们的 CBT 混合了暴露疗法(想象的和实际的)以及认知治疗,同时还有心理教育和呼吸再训练;在遭受侵犯后的 4 周内,进行了 4 次每周 2 小时的疗程。不同于他们在 1995 年对 PTSD 的治疗模式,这个试验并没有格外强调暴露疗法,并且治疗过程更简短。

福阿等(2006)的试验结果是令人惊讶的,因为有大量证据表明,CBT 对女性 PTSD 患者的慢性 PTSD 疗效显著。但产生该结果的原因是不明确的。在他们的早期介入试验里,家庭作业是可选择的(为了使之听起来不那么麻烦),这和他们针对患有慢性 PTSD 患者的 CBT 疗程是相反的。他们为此解释说,对实际暴露的必要性和基于家庭作业的想象暴露试验的不重视,也许会减弱 CBT 的效果。

假如,针对生理和女性性侵犯受害者的暴露疗法的改变动因是通过不同的方法调节"恐惧结构",那么福阿等(2006)的试验是特别令人费解的。从学习理论的术语来说,基于消退的过程,如想象和实际的暴露疗法对条件性反应产生了一种抑制:与侵犯相关的信号和危险之间的关联并没有被根除;相反,是提取能力被减弱了(Bouton and Swartzentruber,1991)。如果治疗性暴露发生在条件刺激(侵犯)几周至几年之后,那么对于非危险关联的提取能力应该会更强。在福阿等的试验里,AO 组和支持咨询组有相似的积极结果,这有可能是因为在一段时间后,两种治疗方法都对创伤相关信号产生了自然的、非强化的暴露;或者是因为 CBT 并不足以有效或没有被很好地实施;又或者是因为被延长的暴露试验的空间与时间可能要与早期介入结构中的暴露试验不同(根据 Lang,Graske,and Bjork,1999)。

五、结论与建议

CBT 应当被作为常规性的早期介入方法,提供给那些患有严重、持续性的创伤后障碍的、相对不连续事故的幸存者。布赖恩特等(1998)、埃勒斯等(2003)的研究脱颖而出,因为他们付出了辛苦的努力并取得了非常可观的效果。目前,我们并不知道在遭受创伤性事件以后,在 CBT 被作为核心治疗方法提供给患者之前,需要等待多长时间。假如过早(几小时至几天)提供介入,那么网就撒得太广,会导致许多不需要这种昂贵的、稀缺的专业人员照顾的人接受了 CBT 治疗。此外,如果 CBT 被过早提供,很多受创者会对其他迫切需求产生心烦意乱、孤苦或憔悴的反应,且可能无法容忍这个治疗方法的多样要求(Litz et al.,2002)。基于这个原因,很多试验在创伤性事件发生之后 2 周内并没有被开展(Bryant et al.,1998,1999,2003)。现在似乎有一些证据表明,对症状的重复监测可以加快某些恢复,以及帮助辨识那些最有需要的个体。因此,遵从埃勒斯等使用的时间参量和流程是最为谨慎的方式。在可行的情况下,一旦患者遭受创伤之后,临床医生要立刻开始监测,并等待几个月之后才将正式的 CBT 提供给那些既没有消除症状也没有产生新的症状的患者。这一规定可以很容易地成为出院计划的一部分,然而大多数事故幸存者却去了急诊室(参阅 Zatsick,Roy-Byrne,and Russo,2001)。症状监测可以借由多种远程医疗模式有效地进行(比如,自动电话监测、基于网络的监测)。临床上来说,在最开始几周内进行常规监测的额外好处是,假如症状或损害非常严重,它也会激发患者自我转诊。

要从同时包含了生理和性侵犯受害者的试验中得出结论是困难的,并且将这些试验与纯粹事故试验做比较是有问题的。明确可知的是,疗效数据是明显更不充分和更具限制性的,并且在女性生理和性侵犯案件中,更令人失望。对于男女性别混合的事故和性侵犯的幸存者,CBT 可以有效减少回避行为(如 Bryant et al., 1999),但对于 PTSD 的其他症状和同时出现的抑郁症状影响不大。机动车事故和工伤事故往往是有特定情境的,而 CBT 能较好地解决这些情境中的焦虑和功能问题。人际暴力的负面心理和社交影响则更多产生于那些情境之外。所以,与机动车及工伤事故相反,遭受人为暴行和虐待的经历更可能对支撑幸福感的核心信念产生负面影响。这些因素可能会导致早期 CBT 介入方式变得复杂,需要一系列特定的目标和策略,或者是新的但仍需要被测试的方法。

目前的试验只对症状进行监测,在这种情况下,CBT 并没有产生任何持久的优势。至少,这强调了应当要在最开始的几周内,对那些显示出严重症状和障碍的性侵犯受害者进行持续的、重复的、可靠的症状监测。与福阿等的建议一致,重复监测应当在一个温暖、有同理心的情境中进行。

治疗师们可以创新 CBT 早期介入方式,并测试它是否比重复监测更有效。基于 CBT 对缓解性侵犯幸存者的 PTSD 的强有效性,建议对那些不能从持续监测数月获利的女性患者采取认知行为治疗是谨慎的做法。同时,在监测期间就让女性性侵犯受害者准备好,使之有进行认知行为治疗的可能性,这也是一个明智的做法。这能为女性患者提供关于"CBT 会对她们有何要求",以及"去哪里得到治疗"的正确期待。一旦一名患者决定要寻求早期介入,提出一些能够提高其治疗意愿和动力的问题与答案,以及介入可能面临的阻碍(比如,没有健康保险、被污名化、缺乏家庭支持)都是合适的。在现有的试验中,患者中途放弃 CBT 的概率很大,并且由于在临床环境中使用了相对不严格的入围标准,在服从治疗和动力的障碍没有被解决之前,应当避免积极治疗。

今后的早期介入试验不应当为了增加内部有效性而只遵从国际创伤应激研究学会的建议,也要包含一个持续的"只有评估"的对照组。研究者也许也会考虑支持咨询,如安慰剂控制组。因为有一些证据显示,支持咨询阻碍了恢复。

未来的早期介入试验也可以系统性地评估功能指标(如工作、休闲、自我照料、人际关系满意),并对此进行长期追踪。大多数基于 CBT 的早期介入在治疗末期通常会被标记为"防止复发",这是因为目前公开的试验中关于治疗最不清晰的部分——当幸存者面临特别明显或持久的创伤提醒时，我们并不清楚是否足够关注那些应对和控制未来必然会出现的计划。由于创伤性事件可能造成症状恶化，因此CBT特别适合为幸存者提供一个应对技能工具包，并指导他们在有压力时使用这些技能。

与受害者一起工作的研究人员可能会遇到独特的早期现象，以及由生理侵犯，尤其是性侵犯导致的初期挑战。CBT模型应当要被设计并测试是否能够解决这些问题。总的来说，CBT包含一系列多元的治疗技巧和组成元素，所以对促使生成正面结果的关键性中介因素进行评估就变得尤为重要。可能的因素是自我效能、对治疗结果的期待、接纳/意义建构，以及获得能够长期进行自我控制的有效方法。

资源密集型二级防御介入应当只提供给那些最没有可能依靠自己恢复的创伤受害者，但不幸的是，目前还无法清楚判断哪些人是最容易患慢性PTSD的。根据目前的研究，急性应激障碍是一个长期结果和损害的可靠预测因素（大约75％患有急性应激障碍的患者发展成了慢性创伤后遗症）。然而，资源密集型二级防御介入在治疗急性应激障碍方面受到了质疑（如Harvey and Bryant，2002）。比如，关于解离症状的增值效度，跟评估"早期"创伤后遗症有关，看起来是可以被质疑的（Brewin，Andrews，and Rose，2003）。在以后的研究里，在每个早期介入试验的评估间隔期间都要进行创伤后遗症评估，这将会是谨慎的做法。最终，将会有多种、相互关联的途径发展慢性创伤后遗症（如Brewin，Andrews，and Valentin，2000；King，Vogt，and King，2004），并且这些因素在不同创伤情境下是会变化的。不幸的是，迄今为止，风险研究还没有为早期介入的策略提供信息（如Litz et al.，2002）。

未来的研究应当对那些决定"谁最有治疗需要"的不同方法进行评估。比如，早期创伤后抑郁和严重过度反应会提高患慢性PTSD的风险（Freedman，Brandes，and Peri，1999；Harvey and Bryant，1999；Shalev，Freedman，and Peri，1997）。之前的受创经历和人格特质也是值得考虑的因素（Dougall et al.，2000；King et al.，1999；Miller，2004；Stretch，Knudson，and Durand，1998）。通过介入有效性的调节变量的产生和测试，也许可以找到有关"谁最有治疗需要"这个问题的答案：谁最有可能从介入中获利？什么样的创伤经历、社会情景以及个人特质会影响疗效？不幸的是，至今大多数试验都限定了参与者人数，以至于无法进行有效中介变量和调节变量分析。

另一个关键性的跟研究非常相关的优先因素是,在临床试验中系统性地改变 CBT 的初次介入时间。当前,没有科学的基础来指导有关创伤早期介入的时间。有两个特别不同的方式已经被成功地开展:一个是在遭受创伤后 2 周内进行介入(如 Bryant,et al.,1998),另一个是等待几个月以后进行(Ehlers et al.,2003)。然而,这两个方式还没有被实证比较。

CBT 是跨多个疗程进行的,需要大量的治疗专家,并对治疗师和幸存者有时间与资源的要求。从公共健康视角来看,个性化 CBT 并不适用于有治疗需要的主体人群。因此,把不同的 CBT 技巧调整成一个自助/自我管理的结构,会证明这是富有成效的(如 Lange,van de Ven,and Schrieken,2001;Litz,Williams,Wang,and Engel,2004)。同时,对于急救人员和易遭受职业危险的群体(如军人)来说,也不容易获得 CBT。目前,心理疏导模式是有吸引力的,因为这种模式是有效的、令人信服的,并且尤为适合急诊服务和员工帮助计划。

参考文献

American Psychiatric Association. (1994). *Diagnostic and statistical manual of mental disorders* (4th ed.). Washington, DC: Author.

André, C., Lelord, F., Legeron, P., Reignier, A., & Delattre, A. (1997). Effectiveness of early intervention on 132 bus driver victims of aggressions: A controlled study. *L'Encéphale, 23,* 65–71.

Beck, A. T., Steer, R. A., & Garbin, M. G. (1988). Psychometric properties of the Beck Depression Inventory: Twenty-five years of evaluation. *Clinical Psychology Review, 8,* 77–100.

Becker, C. B., Zayfert, C., & Anderson, E. (2004). A survey of psychologists' attitudes towards and utilization of exposure therapy for PTSD. *Behaviour Research and Therapy, 42,* 277–292.

Bisson, J. I., Shepherd, J. P., & Joy, D. (2004). Early cognitive-behavioural therapy for post-traumatic stress symptoms after physical injury: Randomised controlled trial. *British Journal of Psychiatry, 184,* 63–69.

Blake, D. D., Weathers, F. W., & Nagy, L. M. (1995). The development of a Clinician-Administered PTSD Scale. *Journal of Traumatic Stress, 8,* 75–90.

Bonanno, G. A. (2005). Resilience in the face of potential trauma. *Current Directions in Psychological Science, 14,* 135–138.

Bouton, M. E., & Swartzentruber, D. (1991). Sources of relapse after extinction in Pavlovian and instrumental learning. *Clinical Psychology Review, 11,* 123–140.

Brewin, C. R., Andrews, B., & Rose, S. (2003). Diagnostic overlap between acute stress disorder and PTSD in victims of violent crime. *American Journal of Psychiatry, 160,* 783–785.

Brewin, C. R., Andrews, B., & Valentine, J. D. (2000). Meta-analysis of risk factors for posttraumatic stress disorder in trauma-exposed adults. *Journal of Consulting and Clinical Psychology, 68*, 748–766.

Bryant, R. A., & Harvey, A. G. (1997). Acute stress disorder: A critical review of diagnostic issues. *Clinical Psychology Review, 17*, 757–773.

Bryant, R. A., Harvey, A. G., & Dang, S. T. (1998). Treatment of acute stress disorder: A comparison of cognitive-behavioral therapy and supportive counseling. *Journal of Consulting and Clinical Psychology, 66*, 862–866.

Bryant, R. A., Moulds, M. L., & Guthrie, R. M. (2005). The additive benefit of hypnosis and cognitive-behavioral therapy in treating acute stress disorder. *Journal of Consulting and Clinical Psychology, 73*, 334–340.

Bryant, R. A., Moulds, M. L., & Nixon, R. D. (2003). Cognitive behaviour therapy of acute stress disorder: A four-year follow-up. *Behaviour Research and Therapy, 41*, 489–494.

Bryant, R. A., Moulds, M. L., & Nixon, R. D. V. (2006). Hypnotherapy and cognitive behaviour therapy of acute stress disorder: A 3-year follow-up. *Behaviour Research and Therapy, 44*, 1331–1335.

Bryant, R. A., Sackville, T., & Dang, S. T. (1999). Treating acute stress disorder: An evaluation of cognitive behavior therapy and supporting counseling techniques. *American Journal of Psychiatry, 156*, 1780–1786.

Buckley, T. C., Blanchard, E. B., & Hickling, E. J. (1996). A prospective examination of delayed onset PTSD secondary to motor-vehicle accidents. *Journal of Abnormal Psychology, 105*, 617–625.

Dougall, A. L., Herberman, H. B., Delahanty, D. L., Inslicht, S. S., & Baum, A. (2000). Similarity of prior trauma exposure as a determinant of chronic stress responding to an airline disaster. *Journal of Consulting and Clinical Psychology, 68*, 290–295.

Echeburúa, E., de Corral, P., & Sarasua, B. (1996). Treatment of acute posttraumatic stress disorder in rape victims: An experimental study. *Journal of Anxiety Disorders, 10*, 185–199.

Ehlers, A., Clark, D. M., & Hackmann, A. (2003). A randomized controlled trial of cognitive therapy, a self-help booklet, and repeated assessments as early interventions for posttraumatic stress disorder. *Archives of General Psychiatry, 60*, 1024–1032.

Ehlers, A., Mayou, R. A., & Bryant, B. (1998). Psychological predictors of chronic posttraumatic stress disorder after motor vehicle accidents. *Journal of Abnormal Psychology, 107*, 508–519.

Foa, E. B., Dancu, C. V., Hembree, E. A., Jaycox, L. H., Meadows, E. A., & Street, G. P. (1999). A comparison of exposure therapy, stress inoculation training, and their combination for reducing posttraumatic stress disorder in female assault victims. *Journal of Consulting and Clinical Psychology, 67*, 194–200.

Foa, E. B., Hearst-Ikeda, D., & Perry, K. J. (1995). Evaluation of a brief cognitive behavioral program for the prevention of chronic PTSD in recent assault victims. *Journal of Consulting and Clinical Psychology, 63*, 948–955.

Foa, E. B., & Meadows, E. A. (1997). Psychosocial treatments for posttraumatic stress disorder: A critical review. *Annual Review of Psychology, 48*, 449–480.

Foa, E. B., Rothbaum, B. O., & Riggs, D. S. (1991). Treatment of posttraumatic stress disorder in rape victims: A comparison between cognitive-behavioral procedures and counseling. *Journal of Consulting and Clinical Psychology, 59*, 715–723.

Foa, E. B., Zoellner, L. A., & Feeny, N. C. (2006). An evaluation of three brief programs for facilitating recovery after assault. *Journal of Traumatic Stress, 19*, 29–43.

Frank, E., Anderson, B., & Stewart, B. D. (1988). Efficacy of cognitive behavior therapy and systematic desensitization in the treatment of rape trauma. *Behavior Therapy, 19,* 403–420.

Freedman, S. A., Brandes, D., & Peri, T. (1999). Predictors of chronic post-traumatic stress disorder: A prospective study. *British Journal of Psychiatry, 174,* 353–359.

Gidron, Y., Reuven, G., Freedman, S., Twiser, I., Lauden, A., Snir, Y., et al. (2001). Translating research findings to PTSD prevention: Results of a randomized-controlled pilot study. *Journal of Traumatic Stress, 14,* 773–780.

Gray, M. J., Bolton, E. E., & Litz, B. T. (2004). A longitudinal analysis of PTSD symptom course: Delayed-onset PTSD in Somalia peacekeepers. *Journal of Consulting and Clinical Psychology, 72,* 909–913.

Harvey, A. G., & Bryant, R. A. (1999). The relationship between acute stress disorder and posttraumatic stress disorder: A 2-year prospective evaluation. *Journal of Consulting and Clinical Psychology, 67,* 985–988.

Harvey, A. G., & Bryant, R. A. (2002). Acute stress disorder: A synthesis and critique. *Psychological Bulletin, 128,* 886–902.

Hollon, S. D., Stewart, M. O., & Strunk, D. (2006). Enduring effects for cognitive behavior therapy in the treatment of depression and anxiety. *Annual Review of Psychology, 57,* 285–315.

Horowitz, M. J., Wilner, N., & Alvarez, W. (1979). Impact of Event Scale: A measure of subjective stress. *Psychosomatic Medicine, 41,* 209–218.

Keane, T. M., & Barlow, D. H. (2002). Posttraumatic stress disorder. In D. Barlow (Ed.), *Anxiety and its disorders: The nature and treatment of anxiety and panic* (2nd ed., pp. 418–453). New York: Guilford Press.

Kessler, R. C., Sonnega, A., & Bromet, E. (1995). Posttraumatic stress disorder in the National Comorbidity Survey. *Archives of General Psychiatry, 52,* 1048–1060.

King, D. W., King, L. A., Foy, D. W., Keane, T. M., & Fairbank, J. A. (1999). Posttraumatic stress disorder in a national sample of female and male Vietnam veterans: Risk factors, war-zone stressors, and resilience-recovery variables. *Journal of Abnormal Psychology, 108,* 164–170.

King, D. W., Vogt, D. S., & King, L. A. (2004). Risk and resilience factors in the etiology of chronic posttraumatic stress disorder. In B. T. Litz (Ed.), *Early intervention for trauma and traumatic loss* (pp. 34–64). New York: Guilford Press.

Kulka, R. A., Schlenger, W. E., & Fairbank, J. A. (1990). *Trauma and the Vietnam War generation: Report of findings from the National Vietnam Veterans Readjustment Study.* Philadelphia: Brunner/Mazel.

Lang, A. J., Craske, M. G., & Bjork, R. (1999). Application of the new theory of disuse to long-term fear reduction. *Clinical Psychology: Science and Practice, 6,* 80–94.

Lange, A., van de Ven, J.-P., & Schrieken, B. (2001). Interapy: Treatment of posttraumatic stress through the Internet: A controlled trial. *Journal of Behavior Therapy and Experimental Psychiatry, 32,* 73–90.

Litz, B. T. (2004). Closing remarks. In B. Litz (Ed.), *Early intervention for trauma and traumatic loss* (pp. 319–326). New York: Guilford Press.

Litz, B. T., & Gray, M. J. (2004). Early intervention for trauma in adults: A framework for first aid and secondary prevention. In B. T. Litz (Ed.), *Early intervention for trauma and traumatic loss* (pp. 87–111). New York: Guilford Press.

Litz, B. T., Gray, M. J., Bryant, R., & Adler, A. B. (2002). Early intervention for trauma: Current status and future directions. *Clinical Psychology: Science and Practice, 9,* 112–134.

Litz, B. T., & Maguen, S. (2007). Early intervention for trauma. In M. J. Friedman, T.

M. Keane, & P. A. Resick (Eds.), *Handbook of PTSD: Science and practice* (pp. 306–329). New York: Guilford Press.

Litz, B. T., Williams, L., Wang, J., & Engel, C. (2004). A therapist-assisted Internet self-help program for traumatic stress. *Professional Psychology: Research and Practice, 35*, 628–634.

Marks, I., Lovell, K., Noshirvani, H., Livanou, M., & Thrasher, S. (1998). Treatment of posttraumatic stress disorder by exposure and/or cognitive restructuring: A controlled study. *Archives of General Psychiatry, 55*, 317–325.

Miller, M. W. (2004). Personality and the development and expression of PTSD. *PTSD Research Quarterly, 15*(3), 1–7.

Norris, F. H., Friedman, M. J., & Watson, P. J. (2002). 60,000 disaster victims speak: Part I. An empirical review of the empirical literature, 1981–2001. *Psychiatry: Interpersonal and Biological Processes, 65*, 207–239.

Resick, P. A., & Schnicke, M. K. (1992). Cognitive processing therapy for sexual assault victims. *Journal of Consulting Clinical Psychology, 60*, 748–756.

Rothbaum, B. O., Foa, E. B., & Riggs, D. S. (1992). A prospective examination of post-traumatic stress disorder in rape victims. *Journal of Traumatic Stress, 5*, 455–475.

Schnurr, P. P., Friedman, M. J., & Foy, D. W. (2003). Randomized trial of trauma-focused group therapy for posttraumatic stress disorder: Results from a Department of Veterans Affairs Cooperative Study. *Archives of General Psychiatry, 60*, 481–489.

Shalev, A. Y., Freedman, S., & Peri, T. (1997). Predicting PTSD in trauma survivors: Prospective evaluation of self-report and clinician-administered instruments. *British Journal of Psychiatry, 170*, 558–564.

Stretch, R. H., Knudson, K. H., & Durand, D. (1998). Effects of premilitary and military trauma on the development of post-traumatic stress disorder symptoms in female and male active duty soldiers. *Military Medicine, 163*, 466–470.

Tarrier, N., Pilgrim, H., & Sommerfield, C. (1999). A randomized trial of cognitive therapy and imaginal exposure in the treatment of chronic posttraumatic stress disorder. *Journal of Consulting and Clinical Psychology, 67*, 13–18.

Turpin, G., Downs, M., & Mason, S. (2005). Effectiveness of providing self-help information following acute traumatic injury: Randomised controlled trial. *British Journal of Psychiatry, 187*, 76–82.

Van Minnen, A., Arntz, A., & Keijsers, G. P. J. (2002). Prolonged exposure in patients with chronic PTSD: Predictors of treatment outcome and dropout. *Behaviour Research and Therapy, 40*, 439–457.

Zatzick, D. F., Roy-Byrne, P., & Russo, J. E. (2001). Collaborative interventions for physically injured trauma survivors: A pilot randomized effectiveness trial. *General Hospital Psychiatry, 23*, 114–123.

第三篇

激光创伤后反应激素疗的治疗

第七章　成人认知行为治疗

肖恩·P.卡希尔(Shawn P. Cahill)、芭芭拉·沃拉索·罗特鲍姆(Barbara Olasov Rothbaum)、帕特里夏·A.雷西克(Patricia A. Resick)、维多利亚·M.福利特(Victoria M. Follette)

本章介绍现有资料中针对成年人慢性(症状持续时间超过 3 个月)PTSD 的 CBT。鉴于此领域文献资料情况,本章仅收录已经出版(发表)或者即将出版(发表)的实证研究,并选取部分进行重点描述。基于这些回顾,我们就 CBT 在 PTSD 中的应用及未来的研究方向提出相关建议。

一、理论背景

对于 PTSD 的 CBT 包含很多不同种类的技术。早期治疗(系统脱敏法、放松训练、生物反馈)主要集中在莫勒(Mowrer,1960)的条件性恐惧和操作性回避的双因素理论上。随着其他治疗方法(延长暴露疗法、认知治疗、认知处理治疗)的发展,治疗过程开始特别聚焦 PTSD 的症状,情绪/信息加工理论逐渐取代学习理论并成为主导。社会认知理论聚焦社会情境下的认知内容。最近,Brewin 的双重代表理论提出将这两种理论整合。

当代学习理论试图解释 PTSD 症状的发展及维持机制(Hayes,Follette,and Follette,1995;Hayes et al.,1996;Naugle and Follette,1998)。在创伤性事件中,再体验和应激症状被视为由经典条件反射引起,并随后被环境刺激诱发的有条件的情绪反应。根据行为理论,虽然初始症状是由创伤性事件导致的,但许多后续症状可能是由为缓解创伤所做的尝试所致。这种尝试是对当下环境中突发事件的应对,然后变成了自发的心理应对机制。回避行为、行为过度和行为缺陷均受到操作性控制。环境中可能缺少恰当的强化物,强化物也可能失去效用或适得其反。临床问题也可能由不恰当的环境控制引发,但反应本身并无对错。问题行为受先行刺激和强化刺激的控制,而这两者会影响行为发生的概率。想法、感受、生理反应都被归类为先行刺激或后果。因此,根据应用行为分析的结果,治疗的焦点不一定在于创伤本身,而是创伤后形成的不良适应行为。然而,在负面结果未产生时,暴露于条件刺激被认为可以消除情绪反应。因此,在行为理论中,暴露疗法被认为是再体验和应激症状的适当疗法,而应变管理则被用于解决逃避和其他行为问题。

情绪加工理论(Foa and Kozak,1986)认为,PTSD 的出现是由于病态恐惧心理体系诱发了回避和逃离行为(Foa,Steketee,and Rothbaum,1989)。该恐惧体系包括刺激源、反应及有代表意义的表征元素。任何与创伤性事件相联系的信息都有可能激活该体系。PTSD 患者的恐惧体系里含有大量的刺激源,因而很容易被评估到。而对这种"激活"的回避就导致了PTSD 的逃避症状。情绪加工理论提出,成功的治疗在于对恐惧体系中病态元素的矫正,而这个矫正的过程正是情绪加工的本质和精华所在。减轻恐惧需要满足两个条件:一是恐惧体系处于被激活状态;二是要提供与现有病态元素不相容的新信息,这样病态元素才能被矫正。暴露疗法的程序包括与案主一起面对与创伤相关的事务,以激活案主的创伤记忆。这种激活为案主提供了一个整合信息的机会,并因此修正创伤记忆中的病态元素。与 PTSD 相关的研究证实,治疗进程中的恐惧被激活后能促进疗效(如 Foa et al.,1995;Pitman et al.,1996)。

以下几种机制被认为与 PTSD 症状改善有关。第一,反复想象创伤重现时的感受能消除恐惧反应,从而减轻与创伤记忆有关的焦虑并矫正案主"除了回避与逃离,否则焦虑永远存在"的偏激想法。事实上,PTSD 也可能是由于恐惧反应未能消失而产生的。第二,有意面对恐惧记忆的过程阻断了与创伤相关的想法、感受。第三,在治疗性、支持性的环境下,再体验创伤性事件可将安全信息吸收到创伤记忆中,从而帮助案主认识到记住创伤并不是一件危险的事情。第四,长期关注创伤记忆可帮助案主区分创伤性事件与非创伤性事件,从而使其认识到创伤性事件是意外事件,而不是危险世界和无能自我的象征。第五,想象体验的过程促使 PTSD 症状的意义从"无能"转变为"掌控与勇气"。第六,长时间重复性的创伤再体验使病人有机会聚焦负面自我评价的细节,并对其进行修正(Foa,Hembree,and Rothbaum,2007)。这些机制也能被运用于现场暴露疗法。而现场暴露疗法中最主要的机制是纠正危险发生的概率,消除与创伤相关刺激源的恐惧反应。

社会认知理论也与信息处理相关,但它更关注创伤性事件对个体信息体系及调适过程的影响,而调适过程对整合创伤性事件与旧有的信念和期待非常重要。该理论聚焦一系列情绪反应,而不只是恐惧。情绪反应包括恐惧、悲伤、愤怒等原发性情绪和内疚、羞耻等继发性情绪,它们是 PTSD 认知治疗的基础。因为信息与图式的匹配性,与创伤前关于内在自我和外在世界的信念相符合的新信息能不费吹灰之力地被快速同化。可是当事件与图式有差异时,个体必须寻求事件与他们对自我和外部世界信念的一致性,他们的图式需要被改变或调整以融合新信息。然而,因为与创伤联结的强烈情感可能导致个人在面对未来创伤性事件时更加脆弱,这个过程往往被回避了。因此受害者宁可歪曲创伤性事件(同化)以维护个人信念的完整性,也不愿意调整个人信念来消化创伤性事件。

同化或适应过程很容易被转化为过度适应(Resick and Schnicke,1992)。在这种情况下,为了预防遭受创伤,创伤受害者会让其信念结构走向极端。过度适应性信念可能以极端不信任或忽略自己与他人的方式呈现。以前的创伤性事件或原有的负面信念成为证据,证明"这些极端想法"是真实的。过度适应性信念会干扰因创伤性事件而引发的自然情绪(如恐惧、悲伤),阻止情绪和信念的恰当处理加工,且过度概括的负面描述会引发原本与创伤性事件无关的继发性情绪(如羞耻感、内疚感)。根据这个社会认知模型,情感表达是必要的,而不是习惯化的,因此创伤记忆应被充分处理。假设自然情绪一旦爆发便很快消散,图式的统整与适应机制便开启。一旦与创伤性事件相关的错误信念及对于自我和外在世界的过度适应性信念面临挑战,继发性情绪也将随之消失。

在尝试整合 PTSD 相关理论的过程中,布鲁因、达格利什和约瑟夫(Brewin, Dalgleish, and Joseph, 1996)整合信息加工理论和社会认知理论,提出了双重代表理论。他们提出感官输入倾向于意识和潜意识两个过程。双重代表理论描述了情绪反应的两种类型:一种是在创伤性事件中被制约的主要情绪(如恐惧),与再体验感官和生理信号一起被激活;另一种是继发性情绪反应(如愤怒、内疚),是创伤性事件暗示后的结果。布鲁因等提出,创伤性事件的情绪加工有两个要素:潜意识记忆的激活和有意识地追求意义、归因或指责,并设法解决创伤性事件与先前期待和信仰之间的冲突。这个过程的目标是减少负面情绪,重新建立掌控感和安全感。该理论提出,对于某些个案,治疗人员需同时采用暴露疗法和认知行为治疗。

二、技术描述

这里将探讨治疗 PTSD 的 7 种不同的认知行为治疗:暴露疗法、应激接种训练、认知处理治疗、认知治疗、放松训练、辩证行为治疗、接纳与承诺治疗。此外,许多治疗综合了上述两种或多种技术,如 EX/应激接种训练组合,EX/CT 组合。

(一)暴露疗法

很多术语曾被用来描述不附带放松训练和其他焦虑降低方法的,在焦虑激发刺激源中的暴露,包括倾诉、想象、现场、直接等。本章将这些统称为暴露疗法。暴露疗法通常起始于焦虑层级的发展。某些形式的暴露疗法(如倾诉)起始于最焦虑的内容,另一些则从中等焦虑内容开始。所有暴露疗法的共同特征是持续面对引起恐惧的刺激,直至焦虑降低。焦虑通过个体持续暴露于恐惧刺激中而得到缓解,逃离和逃避行为也因为负面强化而减少(Mowrer,1960)。随着关于一般焦虑障碍的情绪处理理论的引入,福阿和科扎克(Foa and Kozak,1986)、福阿和罗特鲍姆(Foa and Rothbaum,1998)专门为 PTSD 提出了一种对暴露疗法作用机制的构想。

如前所述,暴露疗法有多种不同的形式。想象暴露疗法是让案主面对创伤记忆。在一些想象治疗中(如 Foa et al.,1991;Foa et al.,1999),案主会在某个时间段详细叙述创伤性事件,治疗师及时提示遗漏细节。另一些想象暴露疗法(如 Cooper and Clum,1989;Keane et al.,1989)则是由治疗师基于在暴露治疗之前收集的信息,将场景呈现给案主。有时在同一研究中暴露的时间长短和次数皆有所不同。大多数暴露疗法包含了心理教育或放松训练等其他方式,而不只是单一的暴露。有些治疗中用于暴露的时间要远多于其他方式,这些方式只是为暴露做铺垫。在这些个案中,我们将这些项目作为暴露疗法的一种形式。还有一些治疗与暴露疗法结合,我们视此为组合治疗。但认知处理治疗例外,其原始形式就是组合治疗,因为这是研究中的一种特殊形式且施行时不一定要有叙述过程,我们将其与组合治疗区分开来。福阿提供了 PTSD 治疗的详细实施方案。

(二)应激接种训练

作为一种焦虑管理治疗方式,应激接种训练由麦肯鲍姆(Meichenbaum,

1974)创立。后来在治疗性侵犯受害者的过程中,有研究人员将其进行改良(Kilpatrick,Veronen,and Resick,1982),尽管这是将 PTSD 诊断广泛应用于性侵犯治疗之前。改良的应激接种训练程序包括心理教育、肌肉放松训练、呼吸再训练、角色扮演、转换造型、引导式自我对话及思维中止。

(三) 认知处理治疗

认知处理治疗融合了认知治疗和暴露治疗的元素,最初的目标人群是与性侵犯相关的 PTSD 小组治疗对象(Resick and Schnicke,1993)。以创伤为焦点的认知处理治疗主要是调整和质疑案主的问题认知,特别是自责,并试图从心理上让案主释然。首先,案主被要求挑战关于事件本身的同化信念。然后,案主要运用在此过程中获得的新技巧,应对和处理性侵事件带来的负面信念。这些新的信念包括安全、信任、权力/掌控、尊重、亲密等(McCann and Pearlman,1990)。暴露疗法的一个环节是写一份详细的创伤性事件说明,并读给治疗师和家人听。除了情感表达,这份说明还用来发现案主的"突破点",在矛盾中发现与以前所持信念有冲突或者是案主难以接受的部分,这些点在认知治疗的过程中会被予以特别关注。认知处理治疗还常被运用于其他创伤人群的个案或小组治疗工作研究。

(四) 认知治疗

认知治疗最初由贝克等(Beck,1976;Beck et al.,1979)用于治疗抑郁,后来作为治疗焦虑的方法得到进一步发展(Beck,Emery,and Greenberg,1985;Clark,1986)。认知治疗以贝克(1976)的理论为基础。贝克认为,决定情绪状态的不是事件本身,而是个体对事件的解释。所以,负面的偏差解释会导致负面的情绪状态。这些错误和无益的解释通常被称为功能失调的想法,被视为不正确的极端想法。认知治疗旨在修正这些自动化的想法,引导个案逐步按照以下步骤进行:首先找出这些想法,质疑这些被认为不准确或是无益的想法,然后用更符合逻辑、更有意义的想法来取代它们。治疗师应更加关注创伤幸存者对于安全/危险、信任及自我的评估,因为这些因素促使他们抱有一种持续的危机感(Ehlers and Clark,2000)。

(五) 放松训练

作为应激接种训练等综合项目的一部分,以及其他治疗的比较条件的初始性干预方式,放松训练已经被运用于 PTSD 的治疗之中。与应激接种训练等其他焦虑管理方法一样,放松训练试图为患者提供一种方式,以减轻由创伤相关刺激引发的焦虑。

(六) 辩证行为治疗

辩证行为治疗(Linehan,1993)最初被用来治疗患有边缘型人格障碍的慢性自杀人群,后来逐渐被应用于其他情境。在辩证行为治疗框架内,精神病理学认为边缘型人格障碍是生物性因素与经验性因素相互作用的结果。生物性因素导致个体对环境事件产生强烈、持久的情绪反应;而经验性因素,特别是童年时期的病态环境,导致个体的情绪失控。因为许多患有 PTSD 的个案也体验到了与边缘型人格障碍相连的症状,而许多边缘型人格障碍个案又患有 PTSD,一些研究人员认为辩证行为治疗对 PTSD 治疗有用,且提出了两种方法将辩证行为治疗运用于 PTSD 的治疗中(Wagner and Linehan,2006):第一种方法类似于治疗边缘型人格障碍的方法,将辩证行为治疗作为初始干预方法;第二种方法则是提供辩证行为治疗技巧训练,以提高接下来以创伤为焦点的治疗其耐受性和疗效,如暴露疗法。

辩证行为治疗的一个显著特征是辩证理论的直接应用——对现实中反面本质的认同(命题—反命题)。最重要的辩证在于案主的自我接纳,以及对自我改变的认可(Wagner and Linehan,2006)。对这两极的认同需要概念化和技术选择:一些干预是为了促进自我接纳,而另一些则是为了促进改变。

(七) 接纳与承诺治疗

接纳与承诺治疗理论上以功能情境视角的语言分析为基础(Follette,Palm,and Hall,2004;Hayes,1987;Hayes and Wilson,1994)。接纳与承诺治疗的核心原则是:人类的多数痛苦由"经验性回避"引起。经验性回避是指个体企图阻止或修正不想要的体验(如 PTSD 的再体验症状)。这种回避通常不是非常有效的,相反,会给案主带来更多企图回避的想法和情绪。面对这些失败,案主可能会采取方法来进行经验性回避(如社会隔绝、物质滥用)。从接纳与承诺治疗的角度来看,控制内心体验的尝试被视为一个问题,因此接纳与承诺治疗旨在努力促进个体接纳内在体验,同时促使个体按照其价值观行事。

三、资料收集方法

我们通过 PsychLIT、PsychINFO 及 PILOTS 等搜索引擎搜集资料，并就相关期刊、书籍后的文献列表，以及与 PTSD 研究人员的交流进行分析。根据前文中描述的良好控制研究的 9 个特征来判断方法论，我们检视自己的研究，并将结果加进综合小结中。这些方法及主要结果的概况详见表 7.1 和表 7.2。

良好控制研究的 7 个特征将作为本文献回顾中研究方法论评价中的核心特征。这 7 个特征为：(1) 清楚界定目标症状；(2) 具有信度和效度的测量方法；(3) 盲评；(4) 评估者培训；(5) 可操作的、重复性的、具体的治疗方案；(6) 随机分配治疗；(7) 治疗坚持。在研究伊始，需要关注两个补充特征，即意向治疗(ITT)数据分析和治疗条件的可比性。

在表 7.1 中列举的 64 个随机试验中，超过一半(57％)报告了 ITT 分析。在最近的研究中，ITT 分析的增多已成为趋势。例如，2000 年以前只有 38％报告了 ITT 分析，2000 年以后的比例为 64％，而 2007—2008 年或是正在出版的研究中，有 75％的研究报告了 ITT 分析。

谈到治疗条件的均衡性，许多直接比较 CBT 不同疗法的研究采纳了这样的标准：利用多元化的治疗师、对治疗师进行简要介绍或提供治疗师的教育背景等信息、治疗师参与整个治疗进程、在治疗学习中提供具体的训练并提供持续督导。确实，在 18 项 CBT 项目的比较研究中，有 11 项(包括 5 项比较 CBT 和眼动脱敏与再加工治疗的研究)符合以上 4 个标准，有 3 项研究至少符合其中的 3 个标准。6 项研究还提供了治疗师专业背景和治疗经验等附加信息，虽然这些信息看起来非常主观。只有 1 项研究(Foa et al.，1991)报告治疗师对治疗结果的影响，且未见明显差异。另外还有 1 项研究(Foa et al.，2005)比较了分别由研究机构中的博士治疗师和从当地强暴危机处理中心长期得到督导和训练的硕士治疗师实施的治疗效果，治疗反馈无明显差异。

两个比较认知行为治疗和聚焦当下治疗(PCT)的大型研究被归类为支持性咨询。在这些研究中，研究者将数量众多的治疗师随机分成若干个小组来管理每个学习治疗过程。随机分配治疗师的目的在于，平衡两个研究中的"治疗师"效应(Schnurr et al.，2005；Schnurr et al.，2001)。

表 7.1 运用 CBT 治疗 PTSD 的随机试验总结

研究	目标人群[a]	创伤持续时间／方程	治疗／控制[b]	主要测量工具	主要发现	组内效应	组间效应
(Basoglu et al., 2006)	土耳其患 PTSD 的地震幸存者 31 人	实施于……研究于 2003.12—2005.8 实施；地震发生于 1999 年。教育：基础理论，自我暴露于地震刺激源。每节治疗包含 60 分钟的心理教育，自我暴露引号；随后暴露于地震刺激源。平均持续 33 分钟	有意向治疗者 EX=16 WL=15	CAPS	干预组在治疗后 4~8 周内评估中，PTSD 症状、焦虑、抑郁、功能性评估量表数据后 1~2 年内随访时，治疗效果持续	EX: 1.58 WL: 0.48	EX vs. WL: 0.86
(Basoglu et al., 2005)	土耳其地震幸存者 59 人	研究于 2002.2—2004.1 实施；地震发生时间：1999 年 8 月 17 日（距研究 3~4 月）；单次导引在现场展开，每节 60 分钟	有意向治疗者 EX=31 WL=28	CAPS	干预组在治疗后 6 周内实施评估中，PTSD 症状量数据值上要高于对照组，治疗后 1~2 年内随访时，治疗效果持续	EX: 1.09 WL: 0.32	EX vs. WL: 0.44
(Beck et al., 待发表)	患慢性 PTSD 的机动车事故幸存者 44 人	研究距离机动车事故发生的平均时间为 52.9 个月（中值=15.5 个月）。小组联合治疗 14 节，每节 120 分钟，WL 组参与者电话辅导持续 14 周，每 4 周 1 次	完成者 COMB=17 WL=16	CAPS	干预组的 PTSD 量表数据值要高于对照组，但抑郁、身体功能性或疼痛的严重度无改变，治疗后 3 个月随访时治疗效果持续	COMB: 1.55 WL: 0.38	COMB vs. WL: 0.85
(Bichescu et al., 2007)	从先前研究的大量样本中随机选择 18 位罗马尼亚政治犯（Bichescu et al., 2005）	从被释放到实施治疗的平均时间间隔为 42 年；叙事 EX 包含 5 节，共 10 周；每周 1 节或每周 1 节，每节 120 分钟；心理教育仅实施 1 节	有意向治疗者 EX=9 EDU=9	CIDI-PTSD	治疗后 6 个月进行评估，干预组的抑郁量表的数据要高于对照组	EX: 4.18 EDU: 0.40	EX vs. EDU: 1.41

续 表

研 究	目标人群	创伤持续时间/疗程	治疗/控制	主要测量工具	主要发现	组内效应	组间效应
(Blanchard et al., 2003)	患 PTSD 的机动车事故幸存者 98 人，其中患慢性 PTSD (SC) 的 81 人，阈下 PTSD(subthreshold) 患者 17 人。	机动车事故发生于实施治疗前评估在至少 6 个月前；CBT(COMB) 和支持性咨询 (SC) 的个案治疗时间为 8~12 节，每周 1 节，每节 60 分钟。COMB 平均 9.8 节，SC 平均 10.0 节。	完成者 COMB=27 SC=27 WL=24	CAPS	在 CAPS 的 ITT 完成者分析中，COMB 组的治疗效果优于 SC 组和 WL 组；完成者分析中，SC 组优于 WL 组。COMB 组在抑郁和焦虑量表值上优于 SC 组和 WL 组，并在很大程度上减少了重度抑郁（major depressive disorder, MDD）和泛焦虑症（generalized anxiety disorder, GAD）的发生率。治疗后 3 个月随访时，治疗效果持续。对 CAPS 的 ITT 数据再分析显示，COMB 组优于 SC 组和 WL 组，且有 SC 组优于 WL 组的趋势	COMB: 1.79 SC: 0.95 WL: 0.43	COMB vs. WL: 1.14 SC vs. WL: 0.53 COMB vs. SC: 0.62
(Boudewyns and Hyer, 1990)	男性住院越战退伍军人 51 人。	研究于 1986.12.1—1988.3.1 间实施。退伍军人于 1964.8.5—1975.5.7 在东南亚战区服役。奥古塔斯州退伍军人医疗管理服务部来管理的医疗疗程。EX 治疗共 12~14 节，每节 50 分钟，对照组接受常规治疗(TAU)。	完成者 EX=19 TAU=19	生理量表：面部肌动电流图，心脏速率，皮肤电导水平；心理量表：MMPI, VET, MISS	PTSD 量表数值的平均差和标准差未见报告，因此影响因子（effect sizes, ESs）未能计算。随访中，生理反应减少的参与者也显示出焦虑/抑郁、疏离、活力和信心技巧等社区调适量表方面的改善	—	—

续　表

研究	目标人群	创伤持续时间/疗程	治疗/控制	主要测量工具	主要发现	组内效应	组间效应
(Bradley and Follingstad, 2003)	有身体虐待或儿童期性虐待经历 (CSA) 的在押妇女 49 人	创伤发生的时间未报告;小组治疗包含 9 节 DBT 练习 (每节 2.5 小时) 及 9 节结构化写作任务,包括创伤及其对生活的影响的描述	完成者 DBT/EX=13 WL=18	TSI	在 7 个 TSI 分量表的比较中,检出的 6 个干预组量表数值要高于对照组 (和焦虑症、焦虑觉醒、侵犯经验、烦恼和易怒、解离、泛滥自我参照,在回避性上无差别)	侵犯 DBT/EX: 0.96 WL: -0.16 回避 DBT/EX: 0.73 WL: -0.05	侵犯 DBT/EX vs. WL: 0.45 回避 DBT/EX vs. WL:
(Bryant et al., 2003)	身体攻击 (31 人) 和机动车事故 (27 人) 幸存者 58 人	距离创伤发生后至少 3 个月;EX/CT(COMB) 和 SC 治疗共 8 节,每周 1 节,每节 90 分钟	有意向治疗者 EX=20 COMB=20 SC=18 完成者 EX=15 COMB=15 SC=15	CAPS	ITT 分析中,组间无差异。完成者分析中,EX 组在 PTSD (CAPS 中的侵犯和强度面和 IES 的侵犯) 和焦虑的量表值上优于 SC 组,COMB 组在 PTSD(CAPS 中非侵犯量表中的强度面和非侵犯频率)、抑郁、焦虑和创伤的认知回避以及 IES 量表中的侵犯和回避频率上优于 SC 组。EX 组和 COMB 组在侵犯强度和创伤的认知回避方面优于 EX 组。治疗后 6 个月随访时,治疗效果持续	有意向治疗者强度 侵犯 EX: 1.31 COMB: 1.52 SC: 0.39 回避 EX: 1.40 COMB: 1.46 SC: 0.60 频率 EX: 1.97 COMB: 2.46 SC: 0.75 完成者强度 EX: 2.03 COMB: 2.33 SC: 1.11	有意向治疗者强度 侵犯 EX vs. SC: 0.65 COMB vs. SC: 0.83 EX vs. COMB: -0.26 回避 EX vs. SC: 0.63 COMB vs. SC: 0.78 EX vs. COMB: -0.23 频率 EX vs. SC: 0.83 COMB vs. SC: 1.14 EX vs. COMB: -0.47 完成者强度 EX vs. SC: 0.76 COMB vs. SC: 1.10 EX vs. COMB: -0.44

续 表

研 究	目标人群	创伤持续时间/疗程	治疗/控制	主要测量工具	主 要 发 现	组 内 效 应	组 间 效 应
(Chard, 2005)	经历过的 PTSD 女性患者 71 人	所有指引性创伤都发生于童年,参与者平均年龄为34岁。对性骚扰者的认知处理疗法(CPT)持续实施17周;前9周及第17周为每节60分钟的个案治疗,10~16周每节90分钟的小组治疗	完成者 CPT=28 WL=27	CAPS	干预组在 PTSD 症状和解离方面的数据要高于 WL 组,治疗后3个月和12个月的随访中,治疗效果特续	CPT: 2.75 WL: 0.19	CPT vs. WL: 2.32
(Chemtob et al., 1997)	患有 PTSD 的男性越战退伍军人,临床愤怒指数升高 28 人	研究距离创伤发生时间未报告;对愤怒的应激接种训练(SIT)共12节,每节60分钟	完成者 SIT=8 TAU=7	CAPS, Ang-Ex	干预组在愤怒表达,抑郁和 PTSD 再体验症状频率和愤怒的疗效特续至治疗后1.5年	Ang-Ex SIT: 1.29 TAU: 0.08	Ang-Ex SIT vs. TAU: 0.73
(Cloitre et al., 2002)	至少有1段 CSA,身体虐待相关,或与两者都相关的 PTSD 女性患者 58 人	所有创伤都发生于童年,参与者平均年龄为32.8岁;治疗包括12周内完成的16节个案治疗;8节以 DBT 为基础的情绪与人际技能培训,每周1节,每节60分钟;8节想象 EX,每周2节,每节90分钟	完成者 DBT/EX=22 WL=24	MPSS-SR	治疗结束时,干预组在 PTSD 症状,负面情绪管理,解离,打井情绪醒觉,抑郁,焦虑,社会调适,社会支持等量表值上优于 WL 组。治疗结束后3个月和9个月的随访发现,疗效持续至治疗后更遥远。ITT 数据再分析显示相同模式结果。在 DBT 结束时,干预组在负面情绪调节,愤怒表达,抑郁和焦虑的量表值上优于 WL 组	CAPS 总值 DBT/EX: 1.76 WL: 0.35 MPSS-SR DBT/EX: 1.72 WL: 0.61 仅 DBT MPSS-SR DBT/EX: 0.40 WL: 0.27	CAPS 总值 DBT/EX vs. WL: 1.27 MPSS-SR DBT/EX vs. WL: 1.01 仅 DBT MPSS-SR DBT/EX vs. WL: 0.23

续表

研究	目标人群	创伤持续时间/疗程	治疗控制	主要测量工具	主要发现	组内效应	组间效应
(Cooper and Clum, 1989)	男性越南战争退伍军人 22 人	治疗包括附加于 TAU 的想象 EX 共 14 节，每周 1~2 节，每节 90 分钟。TAU 包括每周 1 节，每节 60 分钟的个案治疗，以及每周 1 节，每节 120 分钟的小组治疗	完成者 EX=7 TAU=7	每周睡眠时数，每周噩梦情况，在行为回避任务期间的主观焦虑	无标准化 PTSD 量表测量，因此 ESs 未计算。干预组在焦虑、睡眠干扰、噩梦和 BAT 期间主观焦虑等量表值上要优于 TAU 组。治疗后 3 个月随访时，治疗效果持续	—	—
(Davis and Wright, 2007)	经历创伤性事件，并在最初的 3 个月中每周至少做一次噩梦的男性和女性 43 人，其中 27 人（约 63%）符合 PTSD 的全部标准。	研究距离创伤发生时间未报告。成松和重复暴露（ERRT，一种 COMB 疗法）共 3 节，每周 1 节，每节 120 分钟，治疗可以个案或小组方式进行，但该研究未报告	有意向治疗者 COMB=21 WL=22 完成者 COMB=17 WL=15	MPSS-SR， PSQI	在 ITT 数据和完成者分析中，干预组在 PTSD 症状、梦、睡眠质量和抑郁症状值上要优于 WL 组。治疗后 3 个月和 6 个月随访时，治疗完成者的治疗持续	有意向治疗者 MPSS-SR COMB: 0.37 WL: -0.07 COMB: 0.64 WL: 0.23 完成者 MPSS-SR COMB: 0.47 WL: -0.10 PSQI COMB: 0.90 WL: 0.35	有意向治疗者 MPSS-SR COMB vs. WL: 0.24 完成者 MPSS-SR COMB vs. WL: 0.38 PSQI COMB vs. WL: 0.22

续表

研究	目标人群	创伤持续时间/疗程	治疗/控制	主要测量工具	主要发现	组内效应	组间效应
(Difede et al., 2007)	与2001年"9·11"恐怖袭击事件有关的男性和女性的PTSD患者21人	研究于2002.2—2005.8实施，距离创伤发生最少5个月，最多4年；每周1节，每间隔虚拟现实辅助EX治疗过程不固定，不超过14节，每节75分钟。EX的平均节数是7.5（范围全距：6~13）	完成者 EX=10 WL=8	CAPS	干预组在PTSD症状方面而非抑郁方面的陈述，在分析中表明，对于再体验和回避/麻木而非过度激发，干预组要比WL组好。治疗效果在6个月随访时持续	EX: 0.95 WL: −0.28	EX vs. WL: 1.60
(Difede et al., 2007)	2001年"9·11"恐怖袭击事件媒体人员31人，其中21人符合PTSD诊断标准，阈下PTSD患者10人	CT组研究距离袭击发生的平均时间为21.2个月；COMB(EX/ST)共12节，每周1节，每节75分钟，对于转诊未至原始转诊来源处	有意向治疗者 COMB=15 TAU=16 完成者 COMB=7 TAU=14	CAPS	在ITT分析中，干预组与TAU组无差异。在完成者分析中，干预组在PTSD症状方面优于TAU组	有意向治疗者 COMB=0.52 TAU=0.12 完成者 COMB=1.51 TAU=0.14	有意向治疗者 COMB vs. TAU: 0.34 完成者 COMB vs. TAU: 1.31
(Duffy et al., 2007)	与北爱尔兰恐怖袭击和民族冲突相关的PTSD患者58人	CT组研究距离创伤性事件的中位时间为8年，WL组为5.4年；CT组治疗疗程灵活，但不超过12节，每周1节，第1节90分钟，其余每节60分钟。治疗疗程平均7.8节，其中前12节临床需要，可加回顾和附加阶段，平均5.9节	有意向治疗者 CT=29 WL=29	PDS	在ITT和完成者分析中，干预组在PTSD症状、抑郁和社会功能的干预措施量表值上优于WL组。治疗后至1年随访时，治疗效果持续	CT: 1.10 WL: 0.35	CT vs. WL: 0.88

续表

研究	目标人群	创伤持续时间/疗程	治疗/控制	主要测量工具	主要发现	组内效应	组间效应
(Echeburua et al., 1997)	女性 PTSD 患者 20 人，其中 11 人在成年期遭受强奸，9 人经历 CSA	研究距离成年强奸创伤的发生的平均时间为 3.25 年，距离 CSA 发生时的平均时间为 9.5 年；COMB 疗法(EX/CT)在 6 周内每周实施 1 节，总计 7 小时。RLX 在 6 周内每周实施 1 节，总计 4.15 小时	有意向治疗者 COMB=10 RLX=10	PTSD 的严重程度量表—访谈	治疗结束后，以及治疗后 3 个月，6 个月，12 个月的随访中，干预组在 PTSD 症状缓解方面优于 RLX 组	COMB: 3.63 RLX: 1.66	COMB vs. RLX: 1.44
(Ehlers et al., 2003)	已进行 3 周自我监控的 MVA 幸存者 97 人，其中 85 人仍符合 PTSD 诊断标准，随机分配至各研究条件组	MVA 发生约 4 周后开始自我监控。研究始于 MVA 发生约 7 周后；CT 组治疗共 12 节，每周 1 节。第 1 节 90 分钟，其余每节 60 分钟，加 3 节每周 1 节的强化治疗。每节 60 分钟，完成者平均接受 9 节一般治疗，以及 2.4 节强化治疗。自助指南组(SELF)每人(收到)1 份自助指南，并与治疗师进行 40 分钟的会面	CT=28 SELF=25 WL=27	CAPS	CT 组在治疗结束后以及后 9 个月的随访中发现，在缓解 PTSD 症状、抑郁、焦虑方面优于 SELF 和 WL。SELF 组和 WL 组无差异	频率 CT: 2.04 SELF: 0.87 WL: 0.58 疼痛 CT: 1.92 SELF: 0.85 WL: 0.31	频率 CT vs. WL: 1.22 SELF vs. WL: 0.21 CT vs. SELF: 0.99 疼痛 CT vs. WL: 1.12 SELF vs. WL: 0.26 CT vs. SELF: 1.01

续表

研究	目标人群	创伤持续时间/疗程	治疗/控制	主要测量工具	主要发现	组内效应	组间效应
(Ehlers et al., 2005)	因普通创伤而患 PTSD 的男性和女性 28 人，主要是 MVA 15 人	距离创伤发生的最短时间为 6 个月，CT 组的中位时间为 11.5 个月，WL 组的中位时间为 10.8 个月；CT 每周 1 节，共实施 4～12 节，除第 1 节 90 分钟外，其余每节 60 分钟，外加 3 节每月 1 次强化治疗，每节 60 分钟；病人接受平均 10 节的常规治疗和 2.9 节的强化治疗	有意向治疗者 CT=14 WL=14 CAPS	CAPS	干预组在 PTSD、抑郁、焦虑和社会功能的量表值上优于 WL 组，治疗后 3 个月随访时，治疗效果持续	频率 CT: 2.04 WL: -0.38 疼痛 CT: 1.91 WL: -0.20	频率 CT vs. WL: 1.40 疼痛 CT vs. WL: 1.43
(Falsetti et al., 2001)	PTSD 和惊恐击 共病的女性 22 人	研究距离创伤发生的最短时间间为 3 个月；多元暴露疗法是一种 CPT 和恐慌控制的组合疗法 (COMB)，以小组形式开展 12 节，每周 1 节，每节 90 分钟	完成者 COMB=12 WL=15 (5 个 WL 病人接受延迟治疗，他们的结果作为一部分 COMB 治疗的对象被列入) CAPS, ADIS-P, PRS	CAPS	测量结果的平均值和/或标准差未报告，因此 ESs 无法计算。干预组在缓解 PTSD 症状方面优于 WL 组；接受 COMB 治疗的对象 (8.3%) 比 WL 标准的对象 (66.7%) 要少得多。干预组符合 PTSD 标准的频率 (50%) 无恐慌 vs. 6.7%，在恐慌频率和抑郁症测量方面也优于 WL 组	—	—

续　表

研究	目标人群	创伤持续时间/疗程	治疗/控制	主要测量工具	主要发现	组内效应	组间效应
(Fecteau and Nicki, 1999)	机动车事故后患PTSD的男性和女性 23人	20位完成者中,研究距离事故发生的平均时间为18.8个月(全距范围3~95个月);每周4次COMB,每次90~180分钟	完成者 COMB=10 WL=10	CAPS	干预组在PTSD和焦虑前非抑郁的量表值上优于WL组;完成者数据分析显示,治疗后3个月和6个月的随访显示,治疗效果持续	COMB:1.31 WL:0.11	COMB vs. WL,1.28
(Foa et al., 1999)	患PTSD的性侵和非性侵女性受害者 96人	研究距离创伤发生的时间未报告;治疗共9节(2节120分钟/节+7节90分钟/节),每周2节	完成者 EX=23 SIT=19 EX/SIT=22 WL=15	PSS-I	ITT数据分析中,EX在PTSD,抑郁症和焦虑症表值上优于WL组,完成者数据分析中,所有三种治疗方法在PTSD,抑郁和焦虑的量表值上优于WL组,比较所有的治疗方法,EX组在抑郁上优于SIT组(ITT分析)和EX/SIT分析上优于SIT组(ITT和完成者分析);EX组在抑郁(ITT分析)优于EX/SIT组	EX:2.00 SIT:1.83 EX/SIT:1.95 WL:0.80	EX vs. WL,1.91 SIT vs. WL,1.57 EX vs. SIT,0.14 EX vs. COMB,0.22 SIT vs. COMB,0.07
(Foa et al., 2005)	性侵和非性侵或CSA女性受害者 179人	研究距离创伤发生的最少时间间为3个月,平均时间为9年;治疗共实施9~12节,每节90~120分钟,参与者在第8节治疗时,自评PTSD症状减轻≥70%,在第9节治疗结束止;其他人继续接受治疗,直至最多12节	有意向治疗者 EX=79 EX/CT=74 WL=26 完成者 EX=52 EX/CT=44 WL=25	PSS-I	ITT分析中,EX组和EX/CT联合治疗在PTSD,抑郁的量表值上分别优于WL组,所有三种治疗方法在PTSD,抑郁和社会功能的量表值上优于WL组,但两种治疗方法间无区别。40个治疗完成者(42%)在第	有意向治疗者 EX:1.45 COMB:1.30 WL:0.79 完成者 EX:3.31 COMB:2.35 WL:0.84	有意向治疗者 EX vs. WL,0.66 COMB vs. WL,0.80 EX vs. COMB,−0.08 完成者 EX vs. WL,1.92 COMB vs. WL,0.80 EX vs. COMB,0.00

续　表

研　究	目标人群	创伤持续时间/疗程	治疗控制	主要测量工具	主要发现	组内效应	组间效应
(Foa et al., 1991)	女性被强奸受害者 55人	研究距离创伤发生后的最短时间为3个月，平均时间为6.2年；治疗每周2节，每节90分钟，共9节	完成者 EX=10 SIT=14 SC=11 WL=10	PSS-I	所有组在PTSD、抑郁症和焦虑症状的量表值上，都显示出了从治疗前到治疗后的重大改善。SIT组在PTSD症状改善方面要优于SC组和WL组。EX组和SIT组两者之间设有区别，随访时疗效持续 9节终止治疗，56人(58%)接受附加治疗。接受附加治疗的参与者从第8节最后，通过PTSD自评得到了进一步改善	EX: 1.16 SIT: 2.39 SC: 0.88 WL: 0.78	EX vs. WL: 0.42 SIT vs. WL: 1.48 SC vs. WL: 0.19 EX vs. SC: 0.28 SIT vs. SC: −0.54 EX vs. SIT: 1.22
(Frank et al., 1988)	167名女性，其中138名性侵犯受害者和29名非受害者；99名寻求立即治疗，39名寻求延迟治疗，治疗对象与反复评估的独立样本作比较(Kilpatrick and Calhoun, 1988)	受侵犯后寻求即时治疗的平均时间为20.1天，延迟治疗的平均时间为128.7天；CT和系统脱敏(SD)在14周内均数运用	完成者 即时治疗(60): CT=34 SD=26 延迟治疗(24): CT=14 SD=10	BDI, STAI-S, FSS	未采用PTSD标准量表，因此ESs未被计算。SC组在治疗结束后，优于CT组在治疗结束后的独立样本，但两种治疗方法间无差别	—	—

续 表

研 究	目标人群	创伤持续时间/疗程	治疗/控制	主要测量工具	主要发现	组内效应	组间效应
(Frommberger et al., 2004)	遭受普通创伤而患慢性PTSD的男性和女性21人	距离创伤发生的平均时间为34个月。COMB每周1节,每节90~120分钟,共12节。开始时,每天服用帕罗西汀(Paroxetine,PAR)10 mg,最多50 mg/天,平均剂量为28 mg/天	有意向治疗者 COMB=10 PAR=11	CAPS	两个干预组在PTSD,抑郁,焦虑量表值上显示无差别,但两个干预组均显示更多改善,随访时,所有COMB治疗参与者的数据显示更多改善;而PAR治疗参与者将其归因于发生不利事件	COMB: 2.91 PAR: 2.18	COMB vs. PAR: 0.09
(Gersons et al., 2000)	初步诊断为PTSD的男性和女性荷兰警官42人	COMB小组距离创伤发生的平均时间为3年,WL组为5年;简明电击心理疗法是一种COMB治疗形式,分16节实施,每周1节,每节60分钟	有意向治疗者 COMB=22 WL=20	荷兰版SIP	SIP的平均值和标准差均未报告,因此此ES未数计算,COMB治疗的参与者中,符合PTSD标准时从3个月后随访的43%,治疗结束时9%,而WL组治疗结束时3个月后随访的相关百分比分别为50%和65%	—	—
(Lym et al., 1999)	患有与战争相关的PTSD男性越战退伍军人42人	研究距离创伤发生的时间未报告;COMB治疗(EX/CT联合)以下完成者:复杂形式分18节开展,每周2节,再体验和过于警觉的负面症状(SX+,如PTSD症状方面在改善COMB治疗后,一些参与者家庭成员同时参与(BFT),1名接受16节家庭治疗为每节60分钟(平均15.6节,WL组持续观察2个月)	完成者 COMB=13 COMB/BFT=17 WL=12	运用因素分析分别构建极端症状(SX+,体验和负症状(SX-,加回的BFT组较单独COMB在解决问题方面有更好的疗效索引	因素分析运用于CAPS,M-ISS等量表的内疚,在EX治疗结束时,CBT条件组在改善PTSD症状方面优于COMB组,加剧的BFT组较单独COMB在解决问题方面有更好的疗效	SX+ COMB: 0.28 COMB/BFT: 0.68 WL: -0.08; SX- COMB: 0.66 COMB/BFT: 0.37 WL: 0.20	SX+ COMB vs. WL: 0.83 COMB/BFT vs. WL: 0.64 COMB vs. COMB/BFT: 0.07; SX- COMB vs. WL: 0.74 COMB/BFT vs. WL: 0.44 COMB vs. COMB/BFT: 0.19

研究	目标人群	创伤持续时间/疗程	治疗控制	主要测量工具	主要发现	组内效应	组间效应
(Hinton et al., 2005)	40个符合PTSD标准、当下有预兆焦虑和自立激发恐慌发作行为的暴躁柬埔寨男性和首有参与者,所有参与者均接受足够剂量的SSRI药物,以及支持性咨询治疗至少1年以上	创伤发生于1975—1979年的柬埔寨;整合了内部感官暴露、想象和现场暴露疗法的一个COMB项目,实施11节。每周1节,每节时长未见报告。药物在研究中的配置持续不变	意向治疗者 COMB=20 WL=20	CAPS, ASI	干预组在PTSD,焦虑敏感,预直立恐慌,抑郁,焦虑的量表值上要优于WL组。治疗结束20周后随访时,疗效持续	CAPS COMB: 1.99 WL: 0.27; ASI COMB: 2.61 WL: 0.17	CAPS COMB vs. WL: 2.13; ASI COMB vs. WL: 3.70
(Hinton et al., 2004)	12个来自柬埔寨及越南患PTSD的男性和女性难民,多数有与头痛和/或头立相关的恐慌症状。所有参与者均接受足够剂量的SSRI药物,尽管已接受PTSD,以及支持性咨询治疗至少一年以上	研究距离创伤发生的时间未报告;整合了内部恶管暴露、想象和现场暴露、CT,SIT等疗法的一个COMB项目;实施11节。每周1节,每节的时长未见报告。药物在研究中的配置	有意向治疗者 COMB=6 WL=6	HTQ, ASI	干预组在PTSD,焦虑敏感,抑郁,焦虑等量表值,以及头痛,直立提示等恐慌症状上要优于WL组	HTQ COMB: 3.26 WL: -0.25; ASI COMB: 2.93 WL: -1.21	HTQ COMB vs. WL: 2.21; ASI COMB vs. WL: 3.94

研究	目标人群	创伤持续时间/疗程	治疗/控制	主要测量工具	主要发现	组内效应	组间效应
(Hirai and Clum, 2005)	遭受平民创伤后有亚临床创伤症状（符合再体验和回避标准）的大学生和大社区中的居民36人，其中学生为获得学分而参与研究	完成者中，研究距离创伤的发生和回避的平均时间为4年；对创伤性事件相关后果进行自助，并接受通过互联网进行干预的COMB治疗	完成者 COMB=13 WL=14	IES-R, SRQ	干预组在PTSD,SRQ侵犯和回避而非SRQ警觉或IES-R,抑郁,焦虑,应对及自我效能等部分量表上优于WL组	IES-R COMB: 1.80 WL: 0.74 SRQ-侵犯 COMB: 1.64 WL: 0.45 SRQ-回避 COMB: 0.93 WL: 0.32 SRQ-警觉 COMB: 0.91 WL: 0.34	IES-R COMB vs. WL: 0.77 SRQ-侵犯 COMB vs. WL: 1.28 SRQ-回避 COMB vs. WL: 0.70 SRQ-警觉 COMB vs. WL: 0.57
(Hollifield et al., 2007)	男性和女性PTSD患者84人	参与者的平均年龄为42岁，62%的参与者在12岁前遭受创伤，21%在成人（18岁及以上）后遭受创伤，17%在成形式后遭受创伤；COMB以小组形式共开展12节，每周1节，每节120分钟；个案针灸（ACU）每周2节，每节60分钟，两种干预每天都有至少15分钟的家庭作业	有意向治疗者 COMB=28 ACU=29 WL=27	PSS-SR	COMB和ACU干预组在PTSD,抑郁,焦虑,功能损伤等量表值上主要优于WL组。随访的疗效持续	COMB: 1.27 ACU: 1.40 WL: 0.26	COMB vs. WL: 0.92 ACU vs. WL: 0.68 COMB vs. ACU: 0.35

续 表

研 究	目标人群	创伤持续时间和/疗程	治疗/控制	主要测量工具	主要发现	组内效应	组间效应
(Ironson et al., 2002)	在遭遇平民创伤后，患有初级PTSD的男性和女性22人。主要遭受了入院攻击	见报告：EX和EMDR都包含6节内容，每节90分钟，且两种疗法的程序相同；第1节评估，第2～3节预备治疗；第4～6节积极治疗。通过家庭作业进行整合别与上述两种疗法进行整合	完成者 EX=9 EMDR=10	PSS-SR	干预组在PTSD,抑郁,焦虑等量表值上显示明显改善。两种治疗方法间无差异。治疗后3个月随访时,疗效持续	EX: 2.07 EMDR: 1.47	EX vs. EMDR: −0.62
(Keane et al., 1989)	患有PTSD的男性越战退伍军人24人	研究距离创伤发生的时间未见报告：想象暴露疗法共实施14节,每节90分钟;WL组在初始评估平均4.5个月后重新评估。原始研究设计包含SIT控制组,但仅5人完成治疗,治疗结果未报告	有意向治疗者 EX=11 WL=13	PTSD清单, MMPI-PTSD量表	研究报告MMPI-PTSD量表的平均值和标准差,而PCL量表未报告。EX干预组在抑郁,焦虑状态及MMPI量表1～3中优于WL组。随访时疗效持续	MMPI-PTSD EX: 0.56 WL: 0.46	MMPI-PTSD EX vs. WL: 1.04
(Krakow et al., 2001)	自评有创伤症状的女性慢性受害者168人,83%受受主治疗前的CAPS值大于65	研究距离创伤发生的时间未报告;但90%报告体-性及情绪骚扰;治疗组有躯噩梦持续时间为21.8年;WL组19.3年;组形象排练疗法(一种COMB)疗法以3节每个条治疗方式开展:第1～2节每节3小时,停1周,第3节3节后1小时的随访	完成者 COMB=54 (45名研究对象进行CAPS测量:53名研究对象进行PSQI测量);	CAPS,PSQI	干预组治疗后3～6个月内,在抑郁,睡眠质量,噩梦等量表值上均优于WL组	CAPS COMB: 1.54 WL: 0.43 PSQI COMB: 0.71 WL: 0.12	CAPS COMB vs. WL: 0.72 PSQI COMB vs. WL: 1.04

续表

研究	目标人群	创伤持续时间/疗程	治疗/控制	主要测量工具	主要发现	组内效应	组间效应
(Kubany et al., 2003)	女性家庭暴力受害者37人	研究距离最后一次家庭暴力发生的时间最少为30天,平均… 针对被打女性的认知创伤法是一种COMB疗法,共计8~11节,每周2节,每节90分钟	WL=60(52名研究对象进行CAPS测量;58名研究对象进行PSQI测量) WL=18 COMB=19 完成者 COMB=18 WL=14	CAPS	干预组在PTSD,抑郁,创伤相关内疚感、羞耻感、自尊感等量表值上均优于WL组。治疗后3个月,6个月随访时,疗效持续	有意向治疗者 COMB:2.66 WL:0.28 完成者 COMB:3.46 WL:0.12	有意向治疗者 COMB vs. WL:2.13 完成者 COMB vs. WL:2.92
(Kubany et al., 2004)	女性家庭暴力受害者125人	研究距离最后一次家庭暴力发生的时间最少30天,平均5年;针对被打女性的认知创伤法是一种COMB疗法,共计8~11节,每周2节,每节90分钟	WL=62 COMB=63 完成者 COMB=46 WL=40	CAPS	干预组在PTSD,抑郁,创伤相关疚感、羞耻感、自尊感相关表值上均优于WL组。	有意向治疗者 COMB:1.51 WL:0.18 完成者 COMB:3.43 WL:0.24	有意向治疗者 COMB:1.45 完成者 COMB vs. WL:2.87

续表

研究	目标人群	创伤持续时间/疗程	治疗/控制	主要测量工具	主要发现	组内效应	组间效应
(Lange et al., 2003)	遭受一系列平民创伤后,符合轻度及相对严重 PTSD 标准的男性和女性 184 人。随机分配至治疗组的人员(122)大约是控制组(62)的 2 倍。	研究距离创伤的发生的时间为平均 9 年:通过互联网开展的 COMB 疗法(interapy)是一种,共计 10 节,每周 2 节,每节 45 分钟。参与者从研究治疗师处获得 7 次关于书面任务的书面反馈	完成者 COMB=69 WL=32	IES	干预组在 PTSD、抑郁、焦虑、躯体化障碍及睡眠问题等量表值上均优于 WL 组。治疗后 6 周随访时,疗效持续	IES-I COMB: 1.07 WL: −0.24; IES-A COMB: 1.03 WL: −0.06	IES-I COMB vs. WL: 1.19; IES-A COMB vs. WL: 1.47
(Lange et al., 2001)	遭受一系列创伤后,有创伤相关症状的男女学生 36 人。参与者从研究的获得 7 次关于书面任务的书面反馈	研究距离创伤的发生的平均时间为 9 年:互联网疗法是一种通过互联网开展的 COMB 疗法,共计 10 节,每周 2 节,每节 45 分钟。	完成者 COMB=13 WL=12	IES	干预组在 PTSD,抑郁及疲劳度等量表值上均优于 WL 组。治疗后 6 周随访时,疗效持续	IES-I COMB: 1.91 WL: 0.44; IES-A COMB: 1.44 WL: 0.35	IES-I COMB vs. WL: 0.49; IES-A COMB vs. WL: 1.05
(Lee et al., 2002)	在 6 周磨合阶段后患 PTSD 的男性和女性 27 人:两个治疗条件组随机分配 13 人,最后 1 人被监禁	研究距离创伤的发生的平均时间为 2~71 个月不等,平均时间为 14.92 个月:两种治疗共 7 节,每周 1 节,每节 90 分钟	完成者 COMB = 12 EMDR=12	SIP	两种干预在 PTSD,抑郁量表值上显示实质性改善,治疗后两种治疗间无差异。随访时 PTSD 症状,EMDR 组在改善抑郁方面优于 COMB 组	COMB: 1.50 EMDR: 1.64	COMB vs. EMDR: −0.60

续　表

研　究	目　标　人　群	创伤持续时间/疗程	治疗/控制	主要测量工具	主　要　发　现	组　内　效　应	组　间　效　应
（Lindauer et al，2005）	人际暴力、事故或灾难引起的初期PTSD男性和女性 24人	治疗组距离创伤发生的时间为2.7年,WL组6.1年;分16节实施,每周1节,每节45~60分钟	有意向治疗者 COMB=12 WL=12	荷兰语版 SIP	干预组在PTSD再体验及逃避症状前景觉前非抑郁等量表值上均优于WL组	再体验 COMB: 1.72 WL: 0.55 回避 COMB: 1.28 WL: 0.22 警觉 COMB: 1.70 WL: 0.83	再体验 COMB vs. WL.: 1.11 回避 COMB vs. WL.: 0.79 警觉 COMB vs. WL.: 0.82
（Lindauer et al，2005）	遭受平民创伤后患PTSD的男性和女性 24人	18个治疗完成者参与研究时,距离创伤发生的平均时间为3.2年;简明电击心理疗法（brief eclectic psychotherapy）,治疗的一种形式,分16节实施,每周1节,每节45~60分钟	完成者 COMB=9 WL=9	荷兰语版 SIP	干预组在PTSD严重程度量表值上优于WL组	COMB: 1.93 WL: 0.61	COMB vs. WL.: 0.88
（Litz et al，2007）	因2001年"9·11"恐怖袭击事件或伊拉克/阿富汗战争而患有PTSD的国防部服务对象 45人	研究距离创伤发生的时间未报告;COMB和SC干预始于治疗师与案主进行2小时的面谈。此后干预通过网上进行,持续8周	完成者 COMB=14 SC=16	PSS-I	两个干预组在PTSD,抑郁,焦虑等量表值上有显著改善。在ITT分析中,治疗后组间无差异。治疗后6个月随访时,COMB组在PTSD,抑郁,焦虑等量表值上优于SC组。在ITT和完成者分析中,治疗后和随访时COMB组的参与者中,PTSD患者比SC组少	COMB: 1.01 SC: 0.83	COMB vs. SC: 0.40

续 表

研 究	目标人群	创伤持续时间/疗程	治疗/控制	主要测量工具	主要发现	组内效应	组间效应
(Maercker et al., 2006)	患有 PTSD(22) 或有 PTSD 亚症状 (20) 的男性和女性 MVAs 幸存者 48 人	COMB 治疗组距离发生的平均时间为 63.1 个月，WL 组为 49.1 个月；COMB 包括 8~12 节治疗，治疗师在第 8 节后根据案主的选择决定是否终止治疗，平均治疗节数为 11.4	完成者 CBT=21 WL=21	德语版 CAPS	于顶组在 PTSD，抑郁，焦虑及的创伤相关认知等量表值上均优于 WL 组，治疗后 3 个月随访时，疗效持续。CAPS 的 ITT 数据再分析显示相同的模式结果	COMB: 1.52 WL: 0.32	COMB vs. WL: 0.79
(Marks et al., 1998)	因遭受各种平民创伤而患慢性 PTSD 的男性和女性 87 人	所有案主符合 PTSD 标准至少已 6 个月；所有治疗均为 10 节，通常每周 1 节，除了 EX/CT 组合治疗每节 105 分钟外，其余每节 90 分钟	完成者 EX=20 CT=19 EX/CT=20 RLX=18	CAPS	CBT 组合治疗在 PTSD，抑郁和社会适应等量表值上要优于 RLX 组，治疗后 1 个月，3 个月及 6 个月的随访中，疗效持续。ITT 数据再分析总体上也显示此结果模式	EX: 1.00 CT: 1.53 RLX: 1.09 COMB: 0.92	EX vs. RLX: 0.14 CT vs. RLX: 0.08 COMB vs. RLX: −0.23 EX vs. CT: 0.07 EX vs. COMB: 0.38 CT vs. COMB: 0.33
(McDonagh et al., 2005)	经历 PTSD 且有 CSA 经历的女性 74 人	COMB 组遭受儿童期性侵待的初始平均年龄为 6.1 岁，SC 组为 7.6 岁，WL 组为 6.1 岁；对应的治疗平均年龄为 39.8 岁，39.6 岁，42.0 岁；COMB 治疗（EX/CT）和暴露当下治疗（SC）的一种形式均开展 14 周，每周 1 节，前 7 周每节 120 分钟，后 7 周每节 90 分钟	完成者 COMB=29 SC=22 WL=23 有意向治疗者 COMB=17 SC=20 WL=20	CAPS	在 ITT 分析中，显著差异是 SC 组在减少的创伤相关认知方面要优于 WL 组；在完成者分析中，COMB 组和 SC 组在 PTSD，焦虑和创伤相关认知等量表值上要优于 WL 组，COMB 组在焦虑方面优于 SC 组，治疗后 3 个月，6 个月的随访时，疗效持续	有意向治疗者 COMB: 0.70 SC: 1.06 WL: 0.35 完成者 COMB: 1.19 SC: 1.17 WL: 0.43	有意向治疗者 COMB vs. WL: 0.49 SC vs. WL: 0.88 COMB vs. SC: −0.22 完成者 COMB vs. WL: 1.04 SC vs. WL: 0.87 COMB vs. SC: 0.25

续 表

研 究	目 标 人 群	创伤持续时间/疗程	治疗控制	主要测量工具	主 要 发 现	组 内 效 应	组 间 效 应
(Monson et al., 2006)	患有慢性战争相关 PTSD 的男性退伍军人 60 人	CPT 治疗共 12 节，每周 1 节	有意向治疗者 CPT＝30 WL＝30	CAPS	干预组在 PTSD，焦虑而非抑郁和等量表值上要优于 WL 组。治疗后 1 个月随访时，疗效持续	CPT, 1.36 WL, 0.16	CPT vs. WL, 1.15
(Mueser et al., 2008)	遭受各种平民创伤后 PTSD 与严重精神疾病（抑郁症、边缘人格障碍，精神分裂症，精神分裂情感性精神障碍，伴有精神病类型的抑郁症）共病的案主 108 人，创伤主要类型为儿童期虐待(34%)或身体虐待(17%)，事件挚爱者突然离世(15%)及成人性虐待(13%)或身体虐待(11%)	研究距离创伤发生的时间未报告；所有案主均接受 TAU：药物管理，精神病学康复服务（如职业康复）和 SC。COMB 治疗主要聚焦但不局限于 CT。共进行 12~16 节每周 1 节的治疗。至少要完成 12 节才能被定义为治疗终止。	完成者 COMB＝32 TAU＝27	CAPS	干预组在 PTSD，抑郁，焦虑和创伤相关认知等量表上要要优于 TAU 组。治疗后 3 个月，6 个月的随访中，尽管有显著改善，但治疗后的平均得分显示重要留症状	COMB: 0.80 TAU: 0.37	COMB vs. TAU: 0.44
(Neuner et al., 2004)	居住于乌干达难民营且患有 PTSD 的男性和女性苏丹难民 43 人	研究距离创伤最痛苦的平均时间为 7.5 年；叙事暴露疗法(暴露疗法)的一种形式于 2 周内完成，与 SC 共排定 4 节，每节 90~120 分钟，心理教育(EDU)只包含 1 节内容。	有意向治疗者 EX＝17 SC＝14 EDU＝12	PDS	治疗结束后 1 年，EX 组在 PTSD 严重程度方面要优于 SC 组和 EDU 组	EX: 0.61 SC: 0.22 EDU: −0.08	EX vs. EDU: 0.10 SC vs EDU: 0.07 EX vs. SC: 0.06

续表

研究	目标人群	创伤持续时间/疗程	治疗/控制	主要测量工具	主要发现	组内效应	组间效应
(Otto et al., 2003)	患有PTSD的女性柬埔寨难民10人,尽管已接受氯硝西泮与舍丁合舍曲林西外的一种SSRI药物组合治疗(SERT)	指引性创伤发生于1975—1979年的威廉瑟;所有参与者治疗开始时的SERT剂量为200 mg/天,在COMB治疗中,SERT的最终剂量为100 mg/天,控制条件的SERT的剂量为125 mg/天,COMB疗法含暴露和丁内感官暴露,想象暴露和现场暴露,CT,SIT等多个疗法,以小组治疗形式整个开展10节	有意向治疗者 SERT + COMB=5 SERT=5	CAPS,ASI	推论数据尚未报告。基于对PTSD,焦虑敏感,焦虑以及抑郁体化障得量表影响因子的考察,作者得出的结论是COMB组有优势	CAPS—再体验 COMB;0.46 WL;−0.45 CAPS—回避 COMB;0.73 WL;0.04 CAPS—警觉 COMB;0.19 WL;−0.07 ASI COMB;0.67	CAPS—再体验 COMB vs. WL;0.23 CAPS—回避 COMB vs. WL;0.46 CAPS—警觉 COMB vs. WL;0.75 ASI COMB vs. WL;1.78
(Paunovic and Öst, 2001)	患有PTSD的男性和女性难民20人	研究距离创伤发生的时间平均为7.8年;EX以及COMB(EX/CT)干预共计16—20节,每节60—120分钟	完成者 COMB=9 EX=7	CAPS	2个干预组在认知及发生的焦虑以及抑郁上显示出重要改善,2个干预组间在疗效持续	EX;2.54 COMB;1.73	EX vs. COMB;0.12
(Power et al., 2002)	遭受各种平民创伤后患PTSD的男性和女性难民105人	EMDR组距离创伤的时间平均为180周,COMB组间为155.4周,WL组为259.4周;治疗最多10节,每节90分钟。两种疗法的平均节数无明显差异:COMB(EX/CT,6.4节),EMDR(4.2节)	完成者 COMB = 21 EMDR=27 WL=24	SIP	干预组在PTSD,抑郁,焦虑等量表值上均优于WL,两个干预组间几乎无差异,但治疗后EMDR组在抑郁自评,社会功能等方面以及治疗后15个月随访时在采访者评估抑郁量表上优于COMB组	COMB;1.40 EMDR;2.46 WL;0.18	COMB vs. WL;1.14 EMDR vs. WL;1.69 COMB vs. EMDR;−0.51

续 表

研究	目标人群	创伤持续时间/疗程	治疗/控制	主要测量工具	主要发现	组内效应	组间效应
(Resick et al., 2008)	女性性攻击受害者150人，性攻击或非性攻击，发生于儿童期或成年期	研究距离创伤发生的平均时间为14.6年；CPT以及创伤叙事CPT(CPT-C)共12节，每周2节，每节60分钟；书写叙述治疗(WA)共7节，每节2小时，6周完成(第1周2节，后每周1节)	有意向治疗者 CPT=53 CPT-C=50 WA=47	CAPS	3个干预组在PTSD，抑郁，焦感，愧感，以及创伤相关认知，内疚感，羞耻感等量表的测后测中显示出显著改善，治疗后6个月随访时，疗效持续，CPT-C组在PTSD方面优于WA组	有意向治疗者 CPT: 1.62 CPT-C: 1.45 WA: 1.01	有意向治疗者 CPT vs. WA: 0.34 CPT-C vs. WA: 0.39 CPT vs. CPT-C: -0.10
(Resick et al., 2002)	患有PTSD的女性性攻击受害者171人	研究距离创伤发生的平均时间间为8.5年；EX组在6周接受9节治疗(第1节60分钟，后8节每节90分钟)，CPT组每周开展2节，共12节(90分钟/节+60分钟/节*2节+60分钟/节*10节)	有意向治疗者 CPT=62 WL=47 完成者 EX=40 CPT=41 WL=40	CAPS	干预组在抑郁，内疚感等量表中显著优于WL组。治疗后3个月，6个月随访时，疗效持续。4个内疚感量表中的2个表显示，CPT优于EX组	有意向治疗者 EX: 1.15 CPT: 1.38 WL: 0.03 完成者 EX: 2.36 CPT: 3.07 WL: 0.01	有意向治疗者 EX vs. WL: 0.86 CPT vs. WL: 1.13 EX vs. CPT: -0.18 完成者 EX vs. WL: 2.04 CPT vs. WL: 2.78 EX vs. CPT: -0.24
(Richards et al., 1994)	遭受各种平民创伤后患慢性PTSD的男性和女性14人	研究距离创伤发生的平均时间为2年(全距范围6个月~8年)；两种暴露疗法均实施8节，每周1节，每节60分钟。EX组前4节聚焦于想象暴露，后4节聚焦于现场暴露；第2组以相反顺序进行	PCL EX=13(按照EX组治疗的顺序完成者)	PCL	两个不同的EX小组均未报告平均数和标准差。两个干预组在PTSD，抑郁及社会调适量表上显著改善，治疗存在"顺序效应"，除了BAT二种治疗要求随后开展的第一种治疗中现场暴露在治疗前优于想象暴露。两者同样有效	EX: 3.02	—

续表

研究	目标人群	创伤持续时间/疗程	治疗/控制	主要测量工具	主要发现	组内效应	组间效应
(Rothbaum et al., 2005)	患慢性PTSD的强奸受害者74人	研究距离创伤发生的时间至少为3个月；EX和EMDR各实施9节，平均每周1节，每节90分钟	完成者 EX=20 EMDR=20 WL=20	CAPS	干预组在PTSD，抑郁，焦虑，解离等量表值上优于WL，治疗后6个月随访时疗效持续。达到较好终端功能状态的EX组参与者比EMDR组的参与者更多，但随访中EMDR在解离量表值上优于EX	EX: 1.98 EMDR: 2.07 WL: 0.58	EX vs. WL: 2.00 EMDR vs. WL: 1.42 EX vs. EMDR: 0.43
(Rothbaum et al., 2006)	第一阶段研究，起始于第一阶段的慢性PTSD患者88人，第一阶段的慢性PTSD患者65名参与者被随机分组	第二阶段参与者距离创伤发生的平均时间为8.1年；参与者进行10周的开放性SERT试验，200 mg/天，最终剂量为175 mg/天。EX共10节，于10～15周内实施，每周2节，每节90～120分钟	第二阶段的意向治疗者总体 SERT=31；第二阶段的意向治疗者：SERT部分反应者 SERT/EX=18 SERT=15；第二阶段的意向治疗者：SERT强烈反应者 SERT/EX=16 SERT=16	SIP	SERT干预组在PTSD，抑郁和焦虑方面有明显改善。另外的EX在PTSD而非抑郁或焦虑方面有更明显改善。在第10周的分析中，根据参与者对药物的增强效应仅限于部分药物反应者，将其他们分成部分和强烈药物反应者，治疗的增强效应仅限于部分药物反应者	总体 SERT: 1.68 SERT部分反应者 SERT/EX: 2.78 SERT: 0.87 SERT强烈反应者 SERT/EX: 4.36	总体 SERT/EX: 0.38 SERT部分反应者 SERT/EX vs. SERT: 0.89 SERT强烈反应者 SERT/EX vs. SERT: -0.18

续表

研究	目标人群	创伤持续时间/疗程	治疗/控制	主要测量工具	主要发现	组内效应	组间效应
(Schauer et al., 2006)	组织性暴力、肉体和性折磨受害者32人	研究距离创伤发生的时间间为3个月。EX组的最短时间为23个月。叙事暴露疗法包含5～13节治疗，并与TAU组相比较	—	PDS	治疗后6个月随访时发现，干预组而非TAU组在症状方面有显著缓解，PTSD症状方面有显著改善	—	—
(Schnurr et al., 2007)	患有慢性PTSD的女性退伍军人284人	研究距离创伤发生的平均时间为22.8年；EX和SC两种疗法均开展10节，每节90分钟	EX=141 SC=143	CAPS	干预组在治疗前后的PTSD，抑郁，焦虑等方面有显著改善。EX组在意向治疗者值上优于SC组。治疗后3个月，6个月随访时有效持续	EX: 0.80 SC: 0.62	EX vs. SC: 0.27
(Schnurr et al., 2003)	患有与战争相关的PTSD男性越战退伍军人360人	研究距离创伤发生的时间不详；COMB组和暴露当下疗法（SC的一种形式）接受30节每月间1次的治疗，以及5节每月治疗90～120分钟。COMB组还包括强化阶段每月15分钟的电话辅导	EX=162 SC=163	CAPS	干预组在治疗前后的数据显示微小但重要的差异，在至少完成24节的积极辅导的参与者中，EX组比SC组更有效	EX: 0.40 SC: 0.38	EX vs. SC: 0.11

续　表

研究	目标人群	创伤持续时间/疗程	治疗/控制	主要测量工具	主要发现	组内效应	组间效应
(Tarrier et al., 1999)	慢性PTSD男性和女性患者72人,在结束4周的监控阶段后,被随机分配至治疗组	34%的患者创伤症状至少持续12个月,26%超过24个月,40%至少12~24个月;EX和想象EX共16节,每节60分钟	完成者: IE=29 CT=33	CAPS	2个干预组在PTSD,抑郁,焦虑等量表值上有显著改善,组间无差异,随访时的疗效持续	EX: 0.90 CT: 1.33	EX vs. CT: 0.09
(Taylor et al., 2003)	男性和女性60人,97%为慢性PTSD患者	研究距离创伤发生的平均时间为8.7年;EX,EMDR和RLX共进行8节,每节90分钟	完成者: EX=15 EMDR=15 RLX=15 有意向治疗者: 所有即时治疗条件 WL=17	CAPS SIP	干预组在PTSD,抑郁,内疚感,愤怒等量表值上有着改善。治疗结束3个月随访时,疗效持续。EX组在一些量表值上高于RLX组,而EMDR组均不低于RLX组。PTSD自评量表的ITT数据再分析显示组间无差异	EX: 2.52 EMDR: 2.07 RLX: 1.10	EX vs. RLX: 0.70 EMDR vs. RLX: 0.15 EX vs. EMDR: 0.73
(Vaughan et al., 1994)	患有PTSD的男性和女性36人	研究距离创伤发生的平均时间同为6.6年;所有治疗包括想象习惯化训练(意象控制,想象形式),EMDR和RLX的一种疗法在2周内进行3~5节(平均4.3节),平均每节50分钟	有意向治疗者: 即时和延迟治疗 WL=19 EX=13 EMDR=12 RLX=11	SIP	组合干预组在PTSD,抑郁等量表值上优于WL组,治疗结束3个月后随访时疗效持续,积极治疗方法间无差异	Treatment: 0.77 WL: 0.22	Treatment vs. WL: 0.76 EX vs. RLX: 0.01 EMDR vs. RLX: 0.62 EX vs. EMDR: -0.70

续表

研究	目标人群	创伤持续时间/疗程	治疗/控制	主要测量工具	主要发现	组内效应	组间效应
(Zlotnick et al., 1997)	有CSA经历的女性PTSD患者48人	研究距离创伤发生的时间未报告。所有参与者在研究开始1个月前接受个案心理治疗和药物治疗。研究进行期间，两种治疗持续15周	完成者 DBT=17 WL=16	DTS	干预组在PTSD和解离等量表值上优于WL组	DBT：0.72 WL：0.06	DBT vs. WL：0.83

各注：ACU，个案针对；ADIS－P，焦虑症诊谈表—恐慌模块；Ang－Ex，斯皮尔伯格愤怒表达量表；ASI，焦虑敏感指数；BAT，行为回避任务；BDI，贝克抑郁量表—惊恐模块；BFT，家庭行为疗法；CAPS，PTSD临床管理量表；CBT，认知行为治疗；CIDI－PTSD，复合型国际诊断会谈—PTSD模块；COMB，组合型CBT；CPT，认知处理疗法；CPT－C，CSA，儿童期性虐待；CT，认知疗法；DBT，辩证行为疗法；DTS，戴维森创伤量表；EDU，心理教育；EMDR，眼动脱敏和重建；EMG，肌电图；ERRT，暴露、放松和复述疗法；EX，暴露疗法；FSS，恐惧调查量表；HTQ，哈佛创伤问卷；IES，事件影响量表（修订版）；ITT，治疗意向；MISS，与战争相关的密西西比量表；MMPI，明尼苏达多项人格测验；MPSS－SR，PTSD症状自评量表（修订版）；MVA，机动车事故；PAR，帕罗西汀；PCL，PTSD清单；PDS，创伤后压力诊断量表；PRS，身体反应量表；PSQI，匹兹堡睡眠质量指数；PSS－I，PTSD症状量表会谈；PSS－SR，PTSD症状量表自我报告；RLX，放松训练；SC，支持性咨询；SD，系统脱敏；SELF，自助手册；SERT，舍曲林；SIP，PTSD结构化访谈；SIT，应激接种训练；SRQ，应激反应问卷；STAI－S，状态—特质焦虑同卷—焦虑状态；TAU，普通治疗；VET，退伍军人调适量表；WA，书面记录；WL，等待序列。

a N＝研究起始时的人数。

b N＝数据分析中的人数。

表 7.2　运用 CBT 治疗 PTSD 的非随机试验总结

研究	目标人群[a]	创伤后时间/疗程	治疗/控制[b]	主要测量工具	主要发现	组内效应	组间效应
(Basoglu et al., 2003)	有 PTSD 症状的、1999 年土耳其地震女性幸存者 10 人	1999 年土耳其地震发生的平均时间为 20 个月；运用地震刺激模拟的治疗 1 节，时间为 60 分钟	完成者 EX=10	CAPS	经过治疗，PTSD 和抑郁症状有显著改善，治疗后 12 周随访时，效果维持	EX: 2.45	—
(Basoglu et al., 2003)	1999 年土耳其地震男性和女性幸存者 231 人，其中 164 人有 PTSD, 64 人有亚 PTSD 症状 (subsyndromal symptoms)	研究距离创伤发生的平均时间为 13 个月；现场暴露未设定预期脱敏平均节数为 4.3, 原计划每周 1 节，但两节间实际间隔时间为 16 天	完成者 EX=155	TSSC	经过治疗，PTSD,抑郁、社会调适有显著改善，治疗后 1~16 个月随访中，疗效持续 (平均 66 天)	EX: 1.92	—
(Bolton et al., 2004)	患有 PTSD 的男性退伍军人 105 人	研究于 1996~2001 年实施；80% 的参与者为二战退伍军人,8% 为朝鲜战争退伍军人,4% 为越战退伍军人,3%,5% 为每个连续组成部分的完成者；其他：治疗包括 3 个连续的小组治疗：心理教育 (EDU)、愤怒管理 (与 SIT 相似)、焦虑管理 (与 SIT 相似)，每个持续 12 周	完成者 EDU=105 SIT - 应激= 62 SIT - 愤怒= 30	PTSD 清单, PCL	EDU 组在 PTSD 再体验症状上有轻微但统计上显著的减轻；SIT - 应激组在抑郁上有轻微但统计上显著的减轻；SIT - 愤怒组在躯体健康状况和暴力行为上,有轻微但重要的统计学改善	EDU: 0.12 SIT - 应激: 0.14 SIT - 愤怒: 0.00	— — —

续 表

研 究	目标人群	创伤后时间/疗程	治疗/控制	主要测量工具	主 要 发 现	组内效应	组间效应
(Devilly and Spence, 1999)	符合PTSD诊断标准的男性和女性，32人，大多数人有平民创伤	研究距离创伤的发生至少为1个月；创伤治疗计划为COMB疗法，包含SIT,EX,及CT等成分，共9节，每周1节，EMDR共8节，每周1节，每节90分钟。研究采用随机阻隔程序，最初10个参与者被随机分配至COMB组，随后10人被分配至EMDR组，剩余人员交替分配至COMB组或EMDR组	完成者 COMB=12 EMDR=11	I-PTSD	经过治疗，PTSD，焦虑和抑郁显著改善，COMB组对PTSD症状的改善更显著。治疗后3个月随访时发现，COMB组对PTSD改善优于EMDR组	COMB: 3.50 EMDR: 2.28	COMB vs. EMDR: 0.72
(Ehlers et al., 2005)	遭受创伤后患PTSD的男性和女性20人，其中患MVAs 13人	研究距离创伤的发生的时间的中位数间为13.2个月；无固定疗程，CT共开展4~20节（平均为8.3节），每周1节，第1节90分钟，随后每节60分钟	有意向治疗者 CT=20	PDS	经过治疗，PTSD和抑郁显著改善。治疗后3个月，6个月随访时，治疗效果持续	CT: 2.66	—
(Feske, 2001)	遭受身体攻击或性侵害后患慢性PTSD的非裔美国人	距离创伤发生的时间为4个月~32年不等，平均值为8.7年；EX共9节，每周1节，每节90~120分钟	完成者 EX=5	PDS	经过治疗，PTSD，抑郁和焦虑量表值显著改善而非惊恐量表值显示显著改善	EX: 4.10	—

续 表

研究	目标人群	创伤后时间/疗程	治疗/控制	主要测量工具	主要发现	组内效应	组间效应
（Forbes et al., 2001）	患有慢性 PTSD 的男性越战退伍军人 12 人，研究开始前至少 6 个月结束住院治疗	研究距离创伤发生的时间未报告；COMB 治疗形式为噩梦的形象排练法（一种 COMB 治疗形式），以团体治疗形式开展 6 节，每周 1 节，每节 90 分钟	完成者 COMB=12	IES-R	经过治疗，PTSD，抑郁和噩梦量表值显著改善	COMB: 0.64	—
（Frueh et al., 1996）	诊断为慢性 PTSD 的男性越战退伍军人 15 人	距离创伤发生的平均时间未报告；创伤管理疗法（一种 COMB 治疗形式）共 29 节，在 17 周内完成，每节 90 分钟，1~15 周（暴露阶段）为个案治疗，每周 3 节，社会和情绪康复阶段以小团体治疗的方式每周开展 1 次（16~29 节）	完成者 COMB=11	CAPS	经过治疗，焦虑，睡眠自我监控，噩梦及社会活动等方面显示明显改善	COMB: 1.09	—
（Gillespie et al., 2002）	北爱尔兰奥马市，1998 年恐怖主义爆炸事件幸存者 91 人	距离创伤发生的平均时间为 10 个月；CT 每周 1 节，无固定疗程，平均开展 8 节，87% 的患者接受的疗程少于 20 节	完成者 CT=78	PDS	经过治疗，自我报告的抑郁，精神病症状亚显著改善	CT: 2.46	—
（Hickling and Blanchard, 1997）	MVA 后患有 PTSD 的男性和女性 12 人，且曾在私人心理诊所就诊	距离创伤发生的最少时间为 6 个月，平均时间为 52 周，COMB 治疗共 9~12 节，每周 1 节，每节 60 分钟	完成者 COMB=10	CAPS	经过治疗，PTSD，抑郁，焦虑等方面的症状有显著改善，并持续至治疗后 3 个月随访时	COMB: 2.22	—

续 表

研 究	目标人群	创伤后时间/疗程	治疗/控制	主要测量工具	主 要 发 现	组内效应	组间效应
(Johnson and Zlotnick, 2006)	居住于庇护所且患有 PTSD 的女性或最近 1 个月内遭受家暴后有阈下 PTSD 的女性 18 人	进庇护所前最近一次家暴事件发生于 1 月内，PTSD 的平均持续时间为 25.6 个月；HOPE(一种 COMB 治疗，通过赋权帮助战胜 PTSD)共开展 9~12 节，每周 2 节	有意向治疗者 COMB=18	CAPS	经过治疗，PTSD、抑郁、资源有效运用与丧失、社会适应等量表值有显著改善，并持续至 3 个月和 6 月随访时	COMB: 1.05	—
(Kilpatrick et al., 1982)	女性强奸受害者	案主接受 SIT，同辈咨询或系统脱敏的不同选择，每日每人最多可接受 20 小时的治疗。70%的案主选择 SIT，30%选择同辈咨询，无人选择系统脱敏	—	—	没有运用标准的 PTSD 量表进行管理，治疗后及 3 个月的随访评估显示，SIT 对于减轻与强奸相关的恐惧、焦虑及回避是有效的	—	—
(Krakow et al., 2001)	患有 PTSD 的男性和女性家庭暴力受害者 62 人	研究距离创伤发生的最少时间为 6 个月，距离创伤发生的平均时间为 13 年；形象排练疗法是一种 COMB 疗法，将以个案形式开展 3 周，每周 1 节	完成者 COMB=62	PDS, PSQI	经过治疗，PTSD、抑郁、焦虑、噩梦、睡眠质量等量表值有显著改善，并持续至治疗后 6 个月随访时	PDS COMB: 0.71 PSQI COMB: 1.01	—
(Lange et al., 2000)	曾遭遇创伤性事件并显示出创伤症状的在校大学生 24 人，他们为获得学分而参与研究	互联网疗法(interapy)是一种通过互联网开展的 COMB 疗法，共计 10 节，每周 2 节，每节 45 分钟。参与者从治疗师处获得关于书面任务的书面反馈	完成者 COMB=20	IES	经过治疗，PTSD、抑郁、躯体化症状、睡眠得等量值有显著改善，并持续至治疗后 6 周随访时	COMB: 1.32	—

续表

研究	目标人群	创伤后时间/疗程	治疗/控制	主要测量工具	主要发现	组内效应	组间效应
(Levitt et al., 2007)	有与2001年"9·11"恐怖袭击事件相关的PTSD症状的男性和女性59人	距离创伤发生的最少的时间为1年；治疗包括DBT干预、想象EX，疗程为12~25周不等。治疗师平均完成DBT和EX各9节，完成时间为12~36周不等，平均23周	完成者 DBT/EX=38	MPSS-SR	经过治疗，PTSD、抑郁、焦虑、敌对、人际敏感、酒精和药物滥用及负面情绪管理等社会支持及社会调适等值有显著改善。ITT分析获得相同结果	DBT/EX：1.75	—
(Monson et al., 2005)	患有PTSD的男性退伍军人45人	研究距离创伤发生的时间未报告；80%为越南战争退伍军人，11%为海湾战区退伍军人，4%、5%为朝鲜战争退伍军人；创伤聚焦治疗（一种COMB治疗）和技巧焦点治疗（SIT的一种形式）每天实施1节，每节60~90分钟，3周内完成	有意向治疗者 COMB=18 SIT=27	MISS	PTSD在经过治疗后无变化，组间无差异	总体：0.24 各组的平均差和标准差未报告	—
(Mueser et al., 2007)	PTSD与严重精神疾病共病的参与者80人	创伤康复共进行21次以上的治疗，小组规模为6~8名参与者	完成者 COMB=31	PCL	经过治疗，参与者的PTSD躯体、抑郁、创伤相关认知等有显著改善，并持续至治疗后3个月随访时	COMB：1.10	—
(Pitman et al., 1996)	患有PTSD的男性越战退伍军人20人	研究距离创伤发生的时间未报告；想象EX对两种记忆均实施6次，每次90~120分钟	完成者 EX（第一种记忆）=20 EX（第二种记忆）=14	IES	PTSD量表的平均值和标准值未报告。因此，影响因子未被计算。研究结果提供了情绪处理的证据，但结果显示处理的轻度减轻，自我监测发现战争入侵记忆减轻26%	—	—

续表

研究	目标人群	创伤后时间/疗程	治疗/控制	主要测量工具	主要发现	组内效应	组间效应
(Ready et al., 2008)	患有慢性PTSD的退伍军人102人,其中女性1人	研究于2003.1.17—2005.4.27实施。研究距离创伤发生的时间未报告,91%为越战退伍军人;小组COMB治疗每周2节,每节180分钟,共16~18周,取决于小组规模,每次9~11人不等	完成者 COMB=98	CAPS	经过治疗,多个PTSD量表表明症状有显著改善,疗效持续至治疗后6个月随访时	COMB: 1.36	—
(Resick et al., 1988)	女性性侵犯受害者43人	距离创伤发生的平均时间为5.2年,范围为3个月~34年不等;所有治疗(SIT,AT,SC)在6周内以小组治疗的方式进行,每节120分钟,治疗组的分配是非随机的,WL组是自然分配的	完成者 SIT=12, AT=13, SC=12, WL=13	IES	经过治疗,治疗组的症状都有显著改善,但WL组没有。疗效持续至治疗后6个月随访,组间无差异	侵犯 SIT: 0.48, AT: 0.62, SC: 0.34, WL: 0.19 回避 SIT: 0.57, AT: 0.7, SC: 0.29, WL: -0.34	侵犯 SIT vs. WL: 0.07, AT vs. WL: 0.33, SC vs. WL: 0.19, SIT vs. SC: -0.30, AT vs. SC: -0.15, SIT vs. AT: 0.09 回避 SIT vs. WL: 0.60, AT vs. WL: 0.57, SC vs. WL: 0.50, SIT vs. SC: 0.07, AT vs. SC: 0.06, SIT vs. AT: 0.00 (continued)t

续 表

研 究	目标人群	创伤后时间/疗程	治疗/控制	主要测量工具	主要发现	组内效应	组间效应
(Resick and Schnicke, 1992)	女性性侵犯受害者 41人	距离最近发生的一次强奸的平均时间为6.4年；CPT共开展12节团体治疗，每周1节，每节90分钟。CPT与自然发生的WL组相比较	完成者 CPT=19 WL=20	仅CPT小组用 PSS-SR、SCL-90	治疗后，CPT导致PTSD症状、抑郁及社会调适量表值的显著改善，疗效持续至治疗后3个月，6个月随访时；CPT组在PTSD和抑郁量表值上优于WL组	PSS-SR 再体验 回避 CPT: 0.92 回避 CPT: 1.09 警觉性 CPT: 1.08 SCL-90 CPT: 0.89 WL: 0.02	— — — CPT vs. WL: 0.62 SCL-90 CPT: —
(Rothbaum et al., 2001)	患有PTSD的男性战退役军人 16人	研究距离创伤发生的时间未报告；虚拟现实辅助EX治疗通常实施8～16节，每周2节，每节90分钟	完成者 EX=9	CAPS	治疗后至3个月随访期间，PTSD症状显著改善，治疗后至6个月随访期间，PTSD症状和抑郁呈减少趋势	EX: 0.54	—
(Schulz et al., 2006)	阿富汗以及前南斯拉夫女性难民53人，且在社区内接受CPT治疗(档案数据资料)	研究距离创伤发生的时间未报告：CPT的节数和每节活动的时长，平均17节，每节90～120分钟	完成者 CPT=53 其中有翻译=25 无翻译=28	PSS-I	经过治疗，PTSD症状显著改善，有翻译的案主平均接受3节治疗，但两组间结果无差异	总体 CPT: 2.53 有翻译组 CPT: 2.00 无翻译组 CPT: 3.35	—

续　表

研　究	目标人群	创伤后的时间/疗程	治疗/控制	主要测量工具	主　要　发　现	组内效应	组间效应
（Taylor et al., 2001）	MVA事故后患有PTSD的男性和女性 58人，其中92%符合慢性PTSD诊断标准	研究距离事故发生的时间为2.4年；COMB治疗以小组治疗方式进行12节，每周1节，每节120分钟，治疗包括教育认知重组，应用性放松，想象暴露和现场暴露	完成者 COMB=50	CAPS	治疗前后及随访时，PTSD症状有显著改善。聚类分析（cluster analysis）表明两个明显模式：反应者和部分反应者，与反应者相比，局部反应者报告关于事故的终痛，抑郁和焦虑更多，功能水平更低，且治疗期间药物使用更多	再体验 COMB: 1.10 回避 COMB: 1.27 麻木 COMB: 0.65 激发过度 COMB: 1.21	—
（Thompson et al., 1995）	遭受创伤后有PTSD症状的男性和女性24人，其中67%符合PTSD诊断标准	研究距离创伤的时间未报告；COMB治疗以每段8节为单位实施，多少节治疗取决于诊断过程。治疗每周1节。每节90分钟	完成者 COMB=23	CAPS	治疗前后，PTSD症状有显著差异	COMB: 0.83	—
（Van Minnen, Amtz. and Keijsers, 2002）	患慢性PTSD的2个连续团体：第1组：59人 第2组：63人	第1组距离引性创伤发生的平均时间为6年3个月；第2组的平均时间为9年7个月；两组均实施每周1节的EX 9节，每节90分钟	完成者 EX-Group 1=45 EX-Group 2=43	PSS-SR	治疗前后，抑郁和焦虑量表值上有显著改善，治疗效果持续至治疗后1个月随访，两个样本中，治疗前后PTSD的严重程度预示着治疗后PTSD的严重程度	EX-Group 1 = 1.43 EX-Group 2 = 0.68	—

续表

研究	目标人群	创伤后时间/疗程	治疗/控制	主要测量工具	主要发现	组内效应	组间效应
(Van Minnen and Foa, 2006)	患有慢性PTSD的2个连续团体：第1组(60人)接受每节60分钟的想象暴露疗法治疗,第2组(32人)接受每节30分钟的暴露疗法治疗	第2组(32人)为8年2个月；第1组(60人)距离创伤发生的平均时间为5年11个月,EX共10节,每周1节,其中9节包括延迟想象暴露。除了每节节时内长(90分钟vs.30分钟)和节内想象暴露的时长(60分钟vs.30分钟),治疗是完全一样的	有意向治疗者 EX-60=60 EX-30=32 完成者 EX-60=60 EX-30=32	荷兰语版 PSS-SR	治疗前后,两个组在PTSD、抑郁和焦虑等量表值上显著改善,尽管节节时长与暴露时间的适应性相比有较高相似度,但两组在节间的适应性却无差异	EX-60: 1.04 EX-30: 1.23	—
(Van Minnen and Hagenaars, 2002)	患有慢性PTSD的男性和女性45人	研究距离创伤发生的平均时间为4年9个月,EX共10节,每周1节	完成者 EX=34	荷兰语版 PSS-SR	治疗结束时,21人有改善,13人无改善。与有改善的暴露主相比,未改善的暴露主在第1节暴露开始时显示出较高的焦虑水平,家庭作业中较弱的节内适应性,退出者在恐惧激活和组内习惯化方面与完成者无差异	EX: 1.01	—
(Vaughan and Tarrier, 1992)	遭受创伤后患PTSD的男性和女性10人	想象习惯化训练:想象EX的一种形式共开展10节治疗	完成者 EX=8	IES	治疗前后两个组在PTSD和抑郁量表值上有显著改善,且治疗效果持续至治疗后至少6个月的随访	EX: 1.31	—

续表

研究	目标人群	创伤后时间/疗程	治疗/控制	主要测量工具	主要发现	组内效应	组间效应
(Wald and Taylor, 2007)	患有慢性 PTSD 的男性和女性 9 人	研究距离创伤发生最少 3 个月，距离创伤发生的平均时间未报告；COMB 治疗：每周 1 节，前 4 节为内部感官暴露（第 1 节为 90 分钟，后 3 节为 60 分钟），后 4 节为想象暴露于创伤记忆（每节 90 分钟），最后 4 节为创伤相关的现场暴露	完成者 COMB=7	ASI	推理数据未报告，但经过治疗后，PTSD、焦虑敏感度、抑郁、焦虑及抑郁的伤相关认知等量表值得注意的是，PTSD 和焦虑敏感性的改善比例相似，且未随着暴露类型的功能变化而变化。（内部感官暴露 vs. 创伤相关暴露）	CAPS COMB: 2.14; ASI COMB: 2.70	—
(Wells and Sembi, 2004)	PTSD 患者 6 人，其中女性 5 人	研究距离创伤发生的时间为 3～10 个月不等；在最初 4 周的基线期后，案主在 8 周内接受元认知疗法——COMB 的一种形式	完成者 COMB=6	PENN	经过治疗，PTSD 症状、抑郁有显著改善，焦虑改善持续至随访时	COMB: 4.0	—

备注：ASI，焦虑敏感指数；AT，过分自信训练；CAPS，临床医师专用 PTSD 量表；COMB，组合 CBT；CPT，认知处理疗法；CT，认知疗法；DBT，辩证行为疗法；EDU，心理教育；EMDR，眼动脱敏和重建；EX，暴露疗法；HOPE，通过赋权帮助战胜 PTSD；I-PTSD，PTSD 会谈；IES，事件影响量表；IES-R，事件影响量表（修订版）；ITT，治疗意向；MISS，与战争相关的 PTSD 密西西比量表；MPSS-SR，修订版 PTSD 症状自评量表；MVA，机动车事故；PCL，PTSD 清单；PDS，创伤后压力诊断量表；PENN，宾大创伤后应激障碍量表；PSQI，匹兹堡睡眠质量指数；PSS-1，PTSD 症状量表会谈；PSS-SR，PTSD 症状量表自我报告；SC，支持性咨询；SCL-90，症状量表 90；TSSC，创伤后应激症状量表。

a N = 研究起始时的人数。

b N = 数据分析中的人数。

四、文献回顾

(一) 暴露疗法

暴露疗法作为 PTSD 的主要疗法,被应用于 24 项随机试验和 9 项非随机的个案研究中。研究目标人群包含男/女退伍军人、女性性侵犯受害者、性别混合/创伤混合受害者、难民、地震受害者及受"9·11"恐怖袭击事件影响的人。总之,绝大多数受试者都在 PTSD 严重程度标准量表中呈现出前后测的显著变化。随机控制实验比较了 EX 和一些控制条件,如等待序列、支持性咨询、放松训练、心理教育及普通治疗。EX 比等待序列对照组和无控制条件组的疗效要好很多。通过两个 PTSD 治疗过程的比较研究发现,EX 和 CBT 对于 PTSD 的治疗效果无显著差异。在 5 项比较了 EX 加应激接种训练或 CT,以及单独实施 EX 治疗的研究中,4 项研究认为区分效果不明显。然而必须指出的是,这些研究没能发现大的效应值差异(Schnurr,2007)。假设对有效治疗的比较只是发现较小到中等的效应大小差异,那么需要进行更多的研究来证明这些治疗是否有差异,或者其他元素的加入是否真的有益。EX 有多种处理方式,包括想象暴露/现场暴露组合、单独想象暴露、现场暴露以及技术辅助暴露。

1. 想象暴露/现场暴露组合

12 个随机性及 4 个非随机研究探讨了想象暴露/现场暴露组合治疗的有效性。8 个随机性及 4 个非随机研究运用了由福阿等(2007)发展出来的延长暴露疗法。除了特别说明的地方以外,延长暴露疗法包含 9 节内容,每 1~2 周 1 节,每节 90 分钟。前面 2 节主要是案主教育及制订治疗计划,后面 7 节聚焦想象暴露的实施。家庭作业包括听想象暴露的录音和实施现场暴露等。患有 PTSD 的女性性侵犯受害者被随机分配至延长暴露疗法组、等待序列组或者其他治疗小组中——包括应激接种训练(Foa et al.,1991,1999)、延长暴露疗法/应激接种训练组合(Foa et al.,1999)、延长暴露疗法/CT 组合(Foa et al.,2005)、认知处理治疗(Resick et al.,2002)或者眼动脱敏与再加工治疗(Rothbaum,Astin,and Marsteller,2005)。这几个研究符合 7 条"黄金准则",因此可以得出延长暴露疗法的疗效强的结论。结论显示,延长暴露疗法对于减轻 PTSD 有明显效果,所有研究的值均高于等待序列组。但福阿等(1991)的另一个研究发现,延长暴露疗法的疗效改善相对于等待序列组并不令人满意,但这个发现由于样本少(每组 10 个完成者)而被认为缺乏说服力。在治疗结束后 3～12 个月的随访评估中,治疗效果得到维持。无论是在治疗结束后的立即评估中,还是在之后的随访评估中,所有研究在 CBT 条件下的 PTSD 严重程度均无显著差异。

在第六个符合 7 条"黄金准则"的里程碑式研究中,有慢性 PTSD 的女性退伍军人和现役军人(284 人)被分配至 10 节课程的延长暴露疗法小组和 PCT 治疗小组(Schnurr et al.,2007)。研究中的多数案主被置于多种形式的创伤性事件中,但最常见的创伤是发生于服役期间的性侵犯(93%)。值得一提的是,最常见的标志性创伤就是性创伤(68%),身体攻击次之(16%),战争区暴露为 6%。总之,在治疗结束及 3 个月内的随访中,接受延长暴露治疗的女性 PTSD 症状减轻较多,不再符合 PTSD 的诊断标准,病情更可能得到缓解。然而,治疗结束后 6 个月的随访结果显示并无明显差别。尽管延长暴露疗法小组的人员流失要多于 PCT 小组,但是延长暴露疗法小组中不符合 PTSD 诊断标准或 PTSD 明显减轻的百分比与 PCT 小组的百分比相似(28% vs. 22%,10% vs. 9%)。

还有两个随机延长暴露疗法的研究包含性别混合/创伤混合样本,不符合"黄金准则"中的任意一条准则。在一项增强型研究设计中,罗特鲍姆等(2006)向患有 PTSD 的男性和女性进行 10 周的开放性舍曲林(有美国食品药品管理标志的,治疗 PTSD 的两种药物之一)治疗,然后将其随机分成两组:一组再接受 5 周单独的舍曲林治疗(31 人),另一组继续舍曲林治疗并辅以 2 周一次的 10 节延长暴露疗法(34 人)。相比之下,在最初 10 周内,舍曲林的疗效明显,加入延长暴露疗法后的改善更显著,而只有用舍曲林治疗的组的疗效持续但无进一步改善。尽管在最后 5 周的治疗中改善的模式不同,但在治疗结束时两组间的数据区分度不大。一项根据参与者在第 10 周对舍曲林的初始反应(强烈反应 vs.部分反应)进行分组的研究发现,增强效应仅限于部分药物反应者,他们增加的延长暴露疗法的疗效要比单独使用舍曲林好很多。该研究满足除"治疗信度评估"外所有的"黄金准则"。

理查兹、洛弗尔和马克斯(Richards, Lovell, and Marks, 1994)利用交叉设计评估了一个 EX 项目,该项目提供 4 节,每节 60 分钟的想象暴露和相应的家庭作业,以及 4 节,每节 60 分钟的现场暴露和家庭作业。半数参与者(非军事性创伤受害者)先进行想象暴露后再进行现场暴露,另一半以相反的顺序体验全程治疗(每种方式有 7 名参与者)。结果表明,两种程序都有疗效;若忽略暴露方式,第一种治疗程序产生的效果比第二种更好些。暴露程序中唯一的不同是,现场暴露比想象暴露减少了更多的病态性恐惧回避。通过自评量表或治疗师提供的专业量表进行评估,但评估结果的信度未见报告。在随后的一项研究中,马克斯等(1998)利用了一个连续5周(1节/周,90分钟/节)的想象暴露,加上5节现场暴露以及相应的家庭作业。患有慢性PTSD的男女平民创伤受害者被随机分至EX、CT、EX/CT或放松训练治疗小组。77名参与者的结果显示,前三种积极治疗的改善都比放松训练要好,但这三种方法之间并无差异。泰勒等(Taylor et al.,2003)在研究中将4节想象暴露(1节/周,90分钟/节)、4节现场暴露、8节眼动脱敏与再加工治疗或放松训练治疗(90分钟/节)相比较,三种治疗都有疗效,但EX而非眼动脱敏与再加工治疗的效果要好于放松训练。马克斯、泰勒等的研究满足所有"黄金准则"。

在最后一项随机研究中,16~20节(60~120分钟/节)的EX(想象暴露后加现场暴露)与EX/CT组合治疗对20名政治难民(3名为女性)同样有效(Paunovic and Öst,2001)。本研究中的所有治疗均由同一个治疗师执行,治疗信度评估未报告。

2. 单独想象暴露

单独想象暴露疗法已经在9项随机研究以及2项非随机研究中进行检验。其中4项为相对较早的关于男性越战退伍军人的研究,4项是以性别混合/创伤混合的平民人口为对象的研究,3项是对性别混合政治难民实施的研究。基恩等(1989)对24名退伍军人的EX与等待序列控制组进行了比较,发现了针对再体验症状的有益效果。库珀和(Cooper and Clum,1989)比较了14人的EX和标准治疗,发现EX改善了与创伤直接相关的症状。有研究者比较了51名退伍军人的EX和传统咨询,发现75%的成功案例是接受EX的人(Boudewyns and Hyer,1990)。以上研究并无独立评估,也没有开展治疗效度评估。

Tarrier及其同事(1999)将患有慢性PTSD的72个性别混合/创伤混合平民参与者的16节想象治疗(60分钟/节)与CT做比较,发现两种治疗对减轻症状同样有效。布赖恩特等(2003)比较了患有慢性PTSD的58个平民样本的想象暴露与想象暴露加认知重构或8节(1节/周,90分钟/节)支持咨询,结果显示,两种暴露的疗效要比咨询好,在两种暴露条件中,增加了认知重构教育的小组影响更深。

沃恩等(Vaughan et al.,1994)运用想象暴露的衍生方式——想象习惯化训练开展了 2 次研究（1 次为随机），参与者根据再体验的具体影响创作了一个脚本并录音后反复听。这与我们之前研究中描述的想象暴露疗法非常不同，想象习惯化训练聚焦创伤记忆的部分独立片段前，至少前面几节都是想象暴露于整个创伤性事件回忆的。沃恩等（1994）将 3～5 节的想象习惯化训练与眼动脱敏与再加工治疗相比较，并在 36 个平民参与者（78% 的参与者满足 PTSD 的所有标准）中运用肌肉放松训练。所有治疗都有显著而适度的高于等待序列组的改善，但研究者未报告治疗信度。

3 项对难民和折磨幸存者进行 4 节叙事暴露疗法的随机研究已经实施。叙事暴露疗法与传统暴露疗法的不同之处在于，案主被协助对他们从出生到现在的整个生命历程进行重构叙述，包含但不局限于他们生命中经历的某个创伤性事件的细节。其中的两个研究用英语报告（Bichescu et al.，2007；Neuner et al.，2004），另外一个用德语报告（Schauer et al.，2006）。纽纳等（Neuner et al.，2004）对 43 名住在乌干达难民营并患有慢性 PTSD 的苏丹难民分别开展了 4 节叙事 EX 或 SC 治疗、1 节心理教育治疗，并对治疗效果进行了比较。在 1 年后的随访中，曾进行叙事暴露疗法的参与者自述 PTSD 症状相对于其他疗法要轻很多。与 1 节心理教育相比，叙事 EX 的效应值在治疗刚结束时为 0.10，4 个月后随访时升至 0.42，1 年后变为 1.29。有研究者为 18 名政治犯进行了 5 节叙事 EX 与 1 节心理教育，并对疗效进行比较。在 6 个月后的随访评估中，接受叙事 EX 治疗的参与者较心理教育参与者而言，其 PTSD 症状减轻得更多，特别是回避和高警觉性症状（ES＝1.41）。两个研究满足了部分"黄金准则"，但都没有治疗信度报告。在第三项随机研究中，肖尔等（Schauer et al.，2006）对 32 个有组织的暴力或身体和性折磨受害者进行了 9 节叙事 EX 与照常治疗的比较研究。在 6 个月的随访中，叙事 EX 使案主自述 PTSD 症状减轻，而照常治疗无明显效果。

3. 现场暴露

我们已经注意到理查兹等（1994）的交叉研究设计旨在评估想象暴露和现场暴露的作用，研究发现两种类型的暴露都有效，但现场暴露比想象暴露更能导致病态性恐惧回避的减少。巴索格鲁等（Basoglu et al.，2005）在对 1999 年土耳其地震幸存者进行 PTSD 治疗的过程中，开展了 2 项现场暴露研究（1 项为随机），治疗被描述成案主控制创伤应激源和相关症状的一种方式，包含治疗目标的发展及实施自我暴露的导引。在满足全部"黄金准则"的随机研究中，59 名患有慢性 PTSD 的地震幸存者被随机分配至等待序列对照组和 1 节现场暴露疗法组。6 周后的评估发现，治疗组的 PTSD 症状相对于对照组要明显减轻,疗效在随访的过程中持续或得以增强。

4. 技术辅助暴露

4 项研究(2 项随机试验)验证了辅助暴露疗法技术的运用。尽管是非随机研究,第一个研究将虚拟现实暴露疗法运用于 PTSD 治疗,发现对越战退伍军人是有帮助的(Rothbaum et al.,2001),现已被用于治疗从伊拉克战争回来的患有 PTSD 的退伍军人(Gerardi et al.,2008)。有研究人员将"9·11"恐怖袭击事件中的 21 名慢性 PTSD 案主随机分配至 6~13 节虚拟现实暴露疗法小组,在治疗过程中,他们将案主置于双子塔被飞机撞击后随即倒塌的影像中,并与等待序列组对照(Difede et al.,2007)。在这两个研究中,虚拟现实 EX 组的 PTSD 症状显著减轻。且研究发现,虚拟现实 EX 组比等待序列组更能减轻症状,疗效在 6 个月的随访中得到保持。随机试验满足除"治疗信度评估"以外的所有"黄金准则"。

巴索格鲁等研究了地震刺激源的作用,一间小房子以一个可以触发"地球震颤"的可移动平台为基础,参与者能控制其强度,以此来治疗因土耳其地震引起的有 PTSD 症状及抑郁的案主。在第一个非随机研究中,让 10 名女性幸存者(PTSD 8 人)在"地震刺激源"中进行 60 分钟的训练(Basoglu,Livanour,and Salcioglu,2003)。在第二个研究中,31 名地震幸存者被随机分配至等待序列组和包含 60 分钟治疗理论教育加 9~70 分钟刺激源训练的治疗组,治疗后 4~8 周进行治疗评估(Basoglu,Salcioglu,and Livanou,2007)。两项研究均发现在地震刺激源暴露后,PTSD 症状大幅缓解,且随机研究发现,治疗后 PTSD 的严重程度明显低于等待序列组,但在 1~2 年内的随访中,症状并未得以持续改善。该随机研究满足除"治疗信度评估"以外的所有"黄金准则"。

5. 总结

虽然有证据表明每种治疗至少对部分人群有效,并且有更多的研究支持想象暴露比现场暴露更有效,但基于最大数量研究的最有力的证据表明,想象暴露加现场暴露的组合疗法是最有效的。然而没有足够的研究确定某一种模式优于另一种,或是想象暴露加现场暴露的组合治疗优于单个治疗。EX 与其他几个 CBT 项目做了比较,且大量研究评估了将其他 CBT 干预方法加入 EX 对于增进疗效的作用。总体上,EX 的治疗效果相对于其他 CBT 是有可比性的,其他治疗(SIT、CT)的加入并不能明显地增强想象暴露加现场暴露组合治疗的疗效,但 CT 的加入能增进单个想象治疗的功效。然而正如前文所述,需要更多具有权威的,有中等和较小效应值的研究(较大的样本量或更多评估时间点的研究),或等价性试验研究来确定差异不明显是方法不同造成的。技术辅助 EX 的研究相对较新,虽然这种技术的可行性在当下非常有限,且它相对于普通治疗的疗效尚未被充分研究,但它的出现是一个良好的开端。

(二) 应激接种训练

8 项研究(4 项随机对照试验)验证了应激接种训练的疗效,其中 4 项关于女性性侵犯受害者,4 项关于男性退伍军人。如前文对 EX 的讨论,福阿等在治疗患有 PTSD 的女性性侵犯受害者过程中开展了 2 项控制良好的研究。第一项研究比较了应激接种训练相对 EX、SC 和等待序列组的疗效(Foa et al.,1991),第二项研究比较了应激接种训练相对于 EX、EX/应激接种训练组合以及等待序列组的疗效(Foa et al.,1999)。与等待序列组相比,两项研究均发现 9 节 90 分钟的应激接种训练对减轻 PTSD 相关症状是有效的,且应激接种训练和 EX 疗效相当。

基恩等(1989)在一项关于退伍军人的随机研究报告中提到,治疗对象最初被随机分配至 EX 小组、应激接种训练组和等待序列对照组。然而,由于应激接种训练组的低完成率,研究分析报告中未包含该组的相关结果。在第四项随机研究中(Chemtob et al.,1997),有 PTSD 症状且愤怒水平较高的退伍军人接受了相当长时间的聚焦于愤怒管理的应激接种训练或普通治疗。与控制条件相比,应激接种训练使案主愤怒减少,增强了对愤怒的控制,再体验症状也减少了。

总之,4 项关于性侵犯受害者的研究发现,应激接种训练是有效的,但只有两个是控制良好的。一项针对男性退伍军人愤怒管理的应激接种训练研究发现,愤怒和 PTSD 再体验症状在减少。因此,应激接种训练有综合疗效,得到女性性侵受害者的有力支持。但应激接种训练需要更多控制良好的研究,特别是包含于原始计划中现场暴露部分的研究。

(三) 认知处理疗法

6 项研究(其中 4 项为随机试验研究)探讨了认知处理疗法的作用。一项满足所有"黄金准则"的随机对照试验比较了认知处理治疗、延长暴露疗法以及一个等待序列控制组对女性性侵受害者的作用。等待序列组的参与者随后被随机分配至上述的认知处理治疗或延长暴露疗法小组,研究发现,延长暴露疗法小组和认知处理治疗小组对于 PTSD 的改善并无区别,但这两组与等待序列控制小组相比,均呈现出明显的改善。认知处理治疗小组在 4 个内疚感量表中的 2 个表上数据显示比延长暴露疗法略好(ITT 分析认知处理治疗的 ES 优势值为 0.36,后见偏差值为 0.46,且缺乏分量表评估、创伤相关内疚感量表(Kubany et al.,1996)。有研究人员随后开展了检验延长暴露疗法、认知处理治疗对治疗 PTSD 综合征效果的二次分析(Resick,Nishith,and Griffin,2003)。从评估 PTSD 各方面综合情况的创伤症状量表(TSI;Briere,1995)数据来看,两种疗法总体上并无差异。依据是有儿童性虐待(CSA)经历,样本被分为两组(41%/59%),综合两种形式的治疗来看,作者发现治疗后,两个创伤小组在 PTSD 及抑郁方面并无差异,但较治疗前均有明显改善,并在 9 个月后的随访中治疗效果持续。幼时有儿童性虐待经历的参与者在治疗前后的一些 TSI 分量表分数更高。治疗过程中,他们的改善情况与无此类经历的参与者基本一致,但他们在治疗起始时得分更高,导致结束时分数也相对更高。由于治疗前的分数是共变的,两组在随访中的分数无显著差异,这表明虽然有儿童性虐待经历的参与者有更复杂的表现,但也能从认知处理治疗和延长暴露疗法中受益。

查德(Chard,2005)发展了一个针对有儿童性虐待经历受害者的认知疗法适应训练(CPT - SA),并开展了一项满足所有"黄金准则"的研究。尽管 Resick 及其同事(2003)的早期研究结果显示,认知处理疗法对与儿童性虐待相关的 PTSD 治疗是有效的,但查德等认为,有儿童性虐待经历的患者有一系列复杂的创伤后遗症,他们需要从以证据为本的 PTSD 治疗中全面受益。该认知处理治疗适应训练包含了个案和小组两种治疗方式,个案治疗主要是书面暴露加工处理,而小组治疗则主要是认知干预。训练计划也加入了一些聚焦发展性事务、交流技巧和寻求社会支持的模块。研究人员将这个持续 17 周的治疗组和等待序列组比较后发现,治疗组的治疗效度很高,治疗后 ES 值高达 1.52。而且有论据表明,参与者的症状在治疗结束时到 3 个月后的评估中有持续改善。

在一项满足所有"黄金准则"的,以区分认知处理治疗成分的临床随机控制试验中,遭受性虐待或家庭暴力的女性被随机分配至完整计划小组、认知处理治疗的 CT 组(CPT - C)、书写叙述小组(WA),三种方法均能缓解 PTSD 症状(Resick et al.,2008)。研究人员在对治疗前、治疗后、随访的综合结果进行回归分析时发现,CPT - C 在治疗 PTSD 和抑郁症状方面要优于 WA,完整的认知处理治疗与 WA 条件治疗或 CPT - C 治疗并无明显区别。因此,将 WA 加入认知治疗并不会改善疗效。

蒙森等(Monson et al.,2006)在患有慢性 PTSD 的男性和女性退伍军人中开展了一项有等待序列组的认知处理治疗研究。认知处理治疗小组在减轻 PTSD 和共病症状方面要优于等待序列组。40%得到认知处理治疗的 ITT 样本均不再符合 PTSD 的诊断标准。该研究符合所有"黄金准则",并且与施努尔等(Schnurr et al.,2007)的延长暴露疗法研究一起,在针对退伍军人的与军事相关的 PTSD 研究方面提供了新的研究思路。有研究人员从某社区服务机构查阅相关档案,以评估 53 名来自阿富汗和波黑(7 名男性)的难民接受认知处理治疗后的效果(Schultz et al.,2006)。所有治疗都使用案主的母语,接近一半的案主需要翻译。治疗包含 17 节平均 90~120 分钟/节的内容,且自评 PTSD 症状明显缓解。尽管有翻译的个案的治疗时长要多于无翻译的个案(33 小时 vs.41 小时),但治疗效果并无不同。

综上,认知处理治疗在 4 项符合所有"黄金准则"的研究,以及 2 项非随机研究中得到一致认可。研究样本为遭受身体攻击、性侵犯的女性,儿童期遭受性虐待的受害者,退伍军人及难民。

(四) 认知治疗

9 项研究(其中 7 项随机研究)探讨了 CT 对创伤受害者的治疗效果(Marks et al.,1998;Resick et al.,2008;Tarrier et al.,1999)。马克斯等(1998)开展了一个符合所有"黄金准则"的良好控制研究,没有发现 CT、EX 或 CT/EX 组合疗法的不同,但这三种方法均比放松训练要有效。正如之前提到的,认知处理治疗有很强的认知成分。分解研究表明,CPT‐C 版的有效性与全面认知处理治疗效果相当,且优于单独的书面叙述(Resick et al.,2008)。CT 与想象 EX 对各类创伤性事件的受害者在获得预治疗的改善方面有同样效果(Tarrier et al.,1999)。疗效持续至 5 年后的随访,且 CT 治疗比想象 EX 的疗效更好(Tarrier and Sommerfield,2004)。

以埃勒斯和克拉克(Ehlers and Clark,2000)的 PTSD 理论为基础的 CT 项目整合了想象暴露和现场暴露等各种干预方法,在 3 项随机研究(Duffy,Gillespie,and Clark,2007;Ehlers et al.,2003;Ehlers et al.,2005)及 2 项非随机研究(Ehlers et al.,2005;Gillespie et al.,2002)中被评估。在第一项研究中,吉莱斯皮等(Gillespie et al.,2002)发现,CT 使北爱尔兰奥马市恐怖主义爆炸事件的幸存者的自评 PTSD 和抑郁症状明显缓解。达菲等(Duffy et al.,2007)随后在北爱尔兰开展了与恐怖主义和内部冲突相关 PTSD 的随机对照试验研究。与等待序列组相比,CT 使案主自评在 PTSD 和抑郁方面有明显改善。

埃勒斯等(2003)在实施了一段时间自我监管的摩托车事故受害者中,开展了一项随机控制试验以比较 CT 或自助指南对等待序列组的疗效,发现只有少部分(12%)的案主通过自我监管得到改善。之后,他们将其余 PTSD 案主在事故发生约 3 个月后随机分配,尽管 64 页的自助指南包含了 PTSD 的认知行为原理和方法,但是该条件与等待序列组一样,其疗效没有 CT 好。确实,CT 是高效的,且没有退出者。埃勒斯等(2005)根据一项非随机研究和一项以性别混合/创伤混合平民样本为目标人群的随机研究,来报告相关结果。两个研究结果显示,CT 的流失率低且 PTSD 症状明显减轻,随访时疗效持续,而等待序列组的 PTSD 症状无改善。埃勒斯等报告的非随机研究和随机研究均依赖于自评量表来评估治疗结果。埃勒斯等(2003,2005)的随机研究运用了由独立评估者实施的 PTSD 严重程度结构性采访评估。这些研究均无信度报告。

总之,与等待序列组(2 项研究)、自助指南(1 项研究)、放松训练(1 项研究)等方式相比,不同的 CT 项目对于减轻 PTSD 症状更有效。2 项研究发现,CT 和 EX 治疗后立即呈现类似的结果;2 项研究发现,单独的 CT 治疗与 CT 加某种暴露联合治疗的效果相当。

(五)放松训练

4 项随机研究将放松训练作为评估其他 CBT 项目效率的对照条件。正如前面所讨论的,马克斯等(1998)比较了 EX、CT 及 EX/CT 综合相对于放松训练的作用,发现放松训练虽然也有一定的效果,但 CBT 小组的改善更明显。泰勒等(Taylor et al.,2003)还发现,EX 的疗效要优于放松训练。有研究人员发现,暴露疗法加上认知治疗的组合疗效要优于放松训练(Echeburúa et al.,1997)。在唯一包含等待序列组对照控制组的研究中,沃恩等(1994)发现,积极治疗(ET、眼动脱敏与再加工治疗和放松训练)要优于等待序列组,但并未报告个案治疗与等待序列组的对照情况。因此,放松训练是否优于等待序列组尚不明确。组间未发现在 PTSD 总体情况方面的显著差异。尽管放松训练可能是有效治疗 PTSD 的一个成分,但没有证据证实放松训练能作为一种独立疗法,因为暴露疗法、相关组合治疗等被认为更有效。

（六）辩证行为疗法

3 项随机研究和 1 项非随机研究评估了以辩证行为治疗（DBT）为基础的干预方法对 PTSD 的治疗效果，兹洛特尼克等（Zlotnick et al.，1997）将 48 名在儿童期遭受性虐待的女性受害者随机分配至 1 节/周，2 小时/节，共 15 周的治疗小组或等待序列组。小组治疗的内容包含了各种情绪管理技巧的教育和练习，如情绪识别、愤怒管理、自我抚慰及悲伤忍受度。在小组治疗后，自评 PTSD 症状明显缓解，而等待序列组则无明显改善。该研究符合 5 条"黄金准则"，在治疗结束时未实施 PTSD 严重等级盲评并报告治疗信度。

科尔伊特等（Cloitre et al.，2002）评估了一个二阶治疗，该治疗包括 8 周辩证行为治疗和人际交往技巧的治疗（每周 1 节），以及 8 周想象 EX（每 2 周 1 节），参与者为 58 名在儿童期遭受身体和性虐待的成年女性。等待序列组为对照组，绝大多数评估量表在治疗前、治疗中（治疗两阶段中间）及治疗后进行测量，但遗憾的是最主要的结果量表——临床医师专用 PTSD 量表没有在两个阶段之间进行测量。因此辩证行为治疗对 PTSD 的作用只能通过自评而得。总体上，与等待序列组相比，二阶治疗使案主在 PTSD 严重程度、愤怒表达、社会隔离、抑郁焦虑方面明显减轻，同时增强了管理负面情绪的能力。聚焦第一阶段变化的分析认为，治疗的技巧训练使案主在愤怒表达、抑郁、焦虑及负面情绪调节方面有明显改善，但在 PTSD、社会隔离和述情障碍方面无变化，等待序列对照组在治疗前和治疗中期均无变化。该研究符合所有"黄金准则"，尽管等待序列组作为对照组阻碍了关于接纳技巧训练影响和随后的 EX 疗效的结论归纳。在一项非随机研究中，莱韦特等（Levitt et al.，2007）向 59 名"9·11"恐怖袭击事件中的相关 PTSD 案主提供上述相同的二阶干预。所有参与者均在遭遇恐怖袭击至少 1 年后招募，两个阶段的治疗时长根据对个案的临床判断做调整，第一阶段约 10 节，第二阶段约 9.2 节。治疗前后的改善通过一系列结果量表观察分析得出，PTSD、抑郁、负面情绪调节、功能性损伤的自评量表的 ES 值与 Cloitre 及其同事的研究相似。

布拉德利和福林斯塔德（Bradley and Follingstad，2003）在 49 名有遭受人际暴力历史的监禁妇女中开展二阶治疗，第一阶段的 9 节内容聚焦情绪调节技巧教育，每节 2.5 小时，第二阶段的 9 节内容则关于结构化写作。参与者被随机分配至治疗组或等待序列组，尽管没有使用 PTSD 诊断量表,但 6/7 的 TSI 自评分量表显示,与等待序列组相比,治疗组的改善更加明显。

总之,以辩证行为治疗为基础的干预研究目前还很有限。一项良好控制研究清楚地显示,辩证行为治疗技巧训练、创伤记忆想象暴露对 PTSD 及其一系列共生问题是有效的,该二阶治疗被成功复制并运用于一项样本差异较大的非控制性研究中。兹洛特尼克等(2002)的中期研究评估允许了辩证行为治疗成分的分离,这导致与等待序列组相关的改善仅限于某些量表而非 PTSD 的严重程度量表。相反,兹洛特尼克等(1997)以辩证行为治疗为基础的小组治疗并未使 PTSD 明显改善,相异结果的产生可能是研究样本的差异及辩证行为治疗计划的不同所导致的,如治疗形式(个案治疗 vs.小组治疗)、治疗时长(8 节 vs.15 节)等。尽管阶段性治疗的理论包含了"在经过辩证行为治疗后,暴露疗法的疗效会增强"的理念,但目前为止尚未有公开研究对此展开评估。

(七) 接纳和承诺治疗

目前,还没有文献对接纳与承诺治疗治疗 PTSD 的疗效进行评价。然而,当前关于这项治疗的一些评估正在进行中,有几篇论文记录了与创伤相关的症状维持机制中体验性回避的过程(Batten,Orsillo,and Walser,2005)。

(八) 组合治疗

48 项研究(34 项随机研究和 14 项非随机研究)评估了 EX、CT 及焦虑管理训练等组合治疗的疗效,不包括认知处理治疗或眼动脱敏与再加工治疗(Spates et al.,),也不包括眼动脱敏与再加工治疗与 CBT 组合治疗的疗效。随机研究分别将 CBT 组合治疗与等待序列组(23 项研究)、SC(5 项研究)和放松训练(3 项研究)等非具体控制治疗、照常治疗(2 项研究)及其他积极治疗方法(9 项研究)进行比较。绝大多数治疗以个案治疗的形式开展,随机个案治疗研究的目标人群包括 MVA 幸存者(Blanchard et al.,2003;Fecteau and Nicki,1999;Maercker et al.,2006)、性侵犯受害者(Echeburúa et al.,1997;Foa et al.,1999,2005)、在儿童期遭受虐待的受害者(Echeburúa et al.,1997;Foa et al.,2005;McDonagh et al.,2005)、遭受家庭暴力等创伤的女性受害者(Kubany,Hill,and Owens,2003;Kubany et al.,2004)、男性退伍军人(Glynn et al.,1999)、难民(Hintonet

al.,2004；Hinton et al.,2005；Otto et al.,2003；Paunovic and Öst，2001)、警察(Gersons et al.,2000)、"9·11"恐怖袭击事件的救援人员(Difede and Malta，2007)及性别混合/创伤混合样本(Bryantet al.,2003；Frommberger et al.,2004；Lee et al.,2002；Lindauer et al.,2005；Marks et al.,1998；Power et al.,2002)。随机小组治疗研究的目标人群为男性退伍军人(Schnurr et al.,2007)、性别混合/创伤混合平民(Hollifield et al.,2007)及 MVA 受害者。随机研究中关于治疗发展的创新有：(1)以患有恐慌障碍(如 Falsetti et al.,2001)或严重精神疾病等共病的 PTSD 样本为目标(Najavits et al.)；(2)以噩梦为目标(Davis and Wright，2007；Krakow，2001)；(3)能通过网络实施(Hirai and Clum，2005；Lange et al.,2001；Lange et al.,2003；Litz et al.,2007)。总之,这些研究发现,治疗前后有显著改善且积极的 CBT 比等待序列组或无具体控制的治疗更有效。

　　一些研究项目比较了 CBT 组合项目与其他积极治疗的效果。3 项研究将一个 CBT 组合项目与眼动脱敏与再加工治疗相比较。鲍尔等(Power et al.,2002)将性别混合/创伤混合样本的 EX/CT 组合治疗与眼动脱敏与再加工治疗、等待序列组相比较。与等待序列组相比,其余两种方法是有效的,且随访时治疗效果持续,两种积极治疗间并无显著疗效差异。李等(Lee et al.,2002)将 EX/应激接种训练组合与眼动脱敏与再加工治疗对性别混合/创伤混合样本的疗效作比较,结果发现治疗后并无显著差异,尽管眼动脱敏与再加工治疗在随访时发现有更多的改善。PTSD 结构式访谈是由治疗师,而不是盲选的独立评估人完成的。这两个研究都采用了随机分配的方式。第三个研究(Devilly and Spence，1999)比较了 EX/应激接种训练组合附加 CT 干预和眼动脱敏与再加工治疗对性别混合/创伤混合样本的作用。在随机阻断程序中,前 10 个参与者先被随机安排接受 CBT,后 10 个参与者接受眼动脱敏与再加工治疗,其余参与者按照此顺序交替分配。尽管两种方法都有一定疗效,但研究发现,CBT 在治疗结束和随访时的疗效均优于眼动脱敏与再加工治疗。

　　弗龙贝格尔等(Frommberger et al.,2004)将参与者(性别混合/创伤混合)随机分成两组,一组采用 EX/应激接种训练,另一组使用帕罗西汀,并对两组的治疗疗效进行了比较。两组均显示有明显疗效,组间无差异。霍利菲尔德等(Hollifield et al.,2007)将整合了心理教育、行为激活、认知重组、形象排练疗法、系统脱敏的 CBT 组合治疗小组,分别与针灸、等待序列组相比较。与等待序列组相比,组合治疗和针灸均能明显减轻 PTSD 症状,但两者在有效性方面并无差别。

（九）小组组合治疗

蒙森、罗德里格斯和沃纳（Monson，Rodriguez，and Warner，2005）报告了45名接受CBT组合方法或小组治疗的退伍军人，或接受小组技巧训练（愤怒、焦虑、压力管理、人际交往技巧）的评估结果。小组是非随机分配的，两种治疗方法均未能明显改善严重的PTSD症状。相反，雷迪等（Ready et al.，2008）发现，一个运用CBT组合方法进行的小组治疗能明显改善（ES＝1.35）严重的PTSD症状，且在PTSD严重程度有明显改善6个月后随访时疗效持续。然而，治疗结束和随访时的临床医师专用PTSD量表平均分数表明，多数案主尽管完成了治疗，但仍受严重的PTSD困扰。

施努尔等（2003）将360名男性越战退伍军人随机分配至EX或PCT小组，治疗包含30节每周1节的课程及5节每月1次的强化课程。他们发现，两组的PTSD严重程度在统计学上有微小但显著的减轻。7个月后，临床医师专用PTSD量表值平均变化6.4，1年后变化7.6。该随机研究满足所有的"黄金准则"。如前所述，霍利菲尔德等（2007）发现，对于性别混合/创伤混合的非退伍军人，CBT小组治疗要比等待序列组更有效。

（十）创新

PTSD常常与其他障碍共病。例如，11％的PTSD案主也患有惊恐障碍，而惊恐障碍在普通人群中的发病率仅为4％（Kessler et al.，1995）。法尔塞蒂等（Falsetti et al.，2001）将内部感官和现场暴露练习等恐慌控制疗法的元素，与通过书写和朗读创伤叙事来暴露创伤记忆的认知处理治疗元素及CT进行整合。一项只有22个女性（混合创伤）样本的小规模研究结果显示，与等待序列组相比，治疗组符合PTSD诊断标准和有恐慌症状的人数要少一些。

马萨诸塞州综合医院的研究者开展了三项关于柬埔寨和越南难民的小型研究（Hinton et al.，2004；Hinton，Cchean，et al.，2005；Otto et al.，2003）。在这类人群中，精神痛苦常常表现为颈聚焦恐慌（Hinton et al.，2006）和直立激发恐慌（Hinton et al.，2005）。这三项研究将内部感官暴露练习与想象暴露和现场暴露、焦虑管理训练、认知重组、认知弹性训练等变相整合。在这三项研究中，尽管参与者有摄入足够剂量的5-羟色胺再摄取抑制剂加支持性咨询治疗的历史,但仍符合 PTSD 诊断标准。随后,参与者被随机分配至继续进行 SRI 治疗的组和 SRI 药物治疗加 CBT 组合项目治疗组。三项研究均显示,组合治疗与 PTSD 严重程度、焦虑敏感指数的实质性下降有关联性,而药物治疗组的相关改善很微小。这些研究中,单独进行 PTSD 治疗的对照组的缺失阻碍了关于恐慌控制治疗在 PTSD 总体治疗中的作用的可靠性结论的产生,因为单独进行 PTSD 治疗也会减轻恐慌症状。沃尔特和泰勒(Walt and Taylor,2007)开展了一项包含内部感官暴露、想象暴露和现场暴露等,内容连续的非随机研究。每个治疗段的 PTSD 的严重程度和焦虑敏感度评估显示,暴露疗法使相关症状逐渐减轻,这表明内部感官暴露在减轻 PTSD 症状方面与想象暴露、现场暴露同样有效,而想象暴露、现场暴露在减轻焦虑敏感方面与内部感官暴露同样有效。

有精神分裂症、精神分裂障碍、重度抑郁症、双相情感障碍等严重精神疾病的案主极有可能接触到最可能导致 PTSD 的创伤性事件,如性侵犯和身体攻击(Goodman et al.,197)。米泽尔等(Mueser et al.,2007)在严重精神疾病个案中发展并评估了一项针对 PTSD 治疗的 CBT 项目,许多个案符合人格障碍及药物使用障碍的标准。治疗的主要焦点在于认知重组,但也包括应对技巧训练。治疗以个案(Rosenberg et al.,2004)和小组(Mueser et al.,2007)两种形式开展,并经过两个非随机研究评估。在最近完成的一项随机研究中,米泽尔等(2008)通过分析一系列结果变量,发现 CBT 个案管理比照常治疗有效。有趣的是,患有较严重精神疾病的案主的 PTSD 治疗 ES 值更大,且家庭作业的完成量与治疗结果存在正向关联。

做噩梦和受睡眠困扰是 PTSD 的两大典型症状。克拉科夫等(Krakow et al.,1995,1996;也见于 Kellner et al.,1992)开创了一个将噩梦内容与睡眠卫生指引、认知重组、想象暴露等综合后,进行有目的的转换的形象排练疗法。克拉科夫等(2001)在一项性侵犯和非侵犯受害者的非随机研究中,对受与创伤相关的噩梦困扰的案主开展了 3 节形象排练疗法小组治疗后,发现他们做噩梦、睡眠中断的次数显著减少。克拉科夫等(2001)针对女性性侵犯受害者,实施了 3 节形象排练疗法小组治疗。与等待序列组相比,治疗使案主做噩梦、睡眠中断的次数显著减少。福布斯、费尔普斯和麦克休(Forbes,Phelps,and McHugh,2001)将越战退伍军人分成小组,复制上个研究的改善模式疗法,进行 6 节形象排练疗法小组治疗。戴维斯和赖特(Davis and Wright,2007)对形象排练模式稍做修改,加入了放松训练、书面和口头谈论噩梦,以增强与创伤相关的内容暴露,并加入从认知处理治疗中挖掘的与创伤相关的主题。暴露、放松、重复治疗(ERRT)通过个案或小组形式,每周开展 1 节,分 3 次进行。与前面形象排练研究一样,治疗组与等待序列组相比,组员做噩梦、睡眠中断的次数减少了。

在美国,只有一些大城市和有医学院或有临床心理学术训练项目的城市才接受以证据为本的 PTSD 治疗。这种状况在退伍军人事务系统有所改变,相关部门在积极推动证据为本治疗的传播,以使更多退伍军人有机会获得治疗。但是,即使在可以获得 CBT 的地方,一些案主(如现役军人)可能会出于怕被标签化的考虑而对寻求精神健康的服务感到非常犹豫。运用互联网开展治疗可以避免这一点。兰格(Lange)等开发了一个叫互联网疗法的治疗项目,该项目通过在线上完成书面作业以实施心理教育、暴露、认知重组的组合治疗。参与者完成书面作业后,从已经批阅作业的治疗师那里获得反馈。所有的筛选工作和治疗前后的评估工作也都是在线完成。在互联网疗法的前两个研究(1 项随机研究,1 项非随机研究)中,参与者都是为了获得课程学分而完成治疗的大学心理学专业学生。所有参与者均在 3 个月以前经历了创伤性事件,并有 PTSD 症状。在第三个研究(随机试验)中,参与者从阿姆斯特丹人口中广泛招募(共有 184 人,但只有 54% 的人完成了后测评估)。三项研究均发现,互联网疗法与 PTSD 症状明显改善有关联。两个随机研究发现,与等待序列组相比,互联网疗法改善得更多。

平井和克伦(Hirai and Clum,2005)也评估了一个通过互联网实施的 CBT 项目,该项目包括焦虑管理技巧简介、认知重组及书面暴露。案主(共有 36 人)基本从社区、心理学专业本科生中招募。所有的筛选工作都通过电话访问进行。前测评估都是通过邮件或在线方式进行,参与者因创伤性事件,以及因此而出现的 PTSD 症状而被招募。在儿童期遭受性虐待和有战争经历的案主出于自杀风险的考虑而被排除在外。治疗导致应激反应问卷——频率量表(SRO)(Clum,1999)中再体验和回避而非应激的频率有重要改善。在更熟悉的事件影响量表(修订版)中,三个量表的 ES 值均倾向于治疗组,但所有比较均未达致统计学意义。

利兹等(2007)招募了与"9·11"恐怖袭击事件相关的 PTSD 案主,以及与伊拉克或阿富汗战争相关的军人 PTSD 案主等美国国防部服务对象(45人)。治疗前由治疗师对他们的 PTSD 严重程度进行临床管理评估,后测评估由对研究条件不熟悉的独立评估师进行。治疗包含与治疗师面谈一次,其余干预均在线上完成。CBT 包含了焦虑管理、认知重组、现场暴露,以及对书面形式的创伤记忆暴露。对照组为支持性咨询。两组间在 ITT 分析方面无显著差异。但完成 CBT 治疗的人在 6 个月后的随访中改善得更多。

综上，这些研究为 PTSD 治疗中 CBT 的运用提供了强有力的支持，但并没有一致证据表明一种治疗明确优于其他疗法。

五、结论与建议

在成人 PTSD 治疗中，CBT 个案疗法的有效性研究令人瞩目。大量此类项目都在满足方法论高标准的良好控制条件下进行。从每种疗法的研究证据的数量和质量上来看，EX 以最多的 24 个随机研究证明了其在各种创伤性事件受害者人群中的应用。纵观这些研究，EX 以多种形式被有效运用，包括想象暴露、现场暴露、书面记录创伤性事件等。事实上，其他治疗模式尚未有 EX 如此多的证据支持。

下一个最受支持的 CBT 方法是 CT 和应激接种训练的各种变化形式。在 CT 治疗中，Resick 的认知处理治疗得到 4 项随机控制试验中不同创伤样本的支持，包括遭受强暴，甚至在儿童期被性虐待的女性受害者以及男女退伍军人；Ehlers 和 Clark 的 CT 得到运用性别混合/创伤混合样本，以及受到爱尔兰恐怖主义影响的个体进行研究的 3 项随机控制研究的支持；Beck 的 CT 得到在受到侵犯的女性受害者和性别混合/创伤混合样本中开展的 4 个随机研究的支持。应激接种训练对女性性侵犯受害者的 PTSD 治疗在 2 项随机研究中得到检验，但并未发现对于男性退伍军人有效，除了 1 项以愤怒作为主要干预目标、与 PTSD 再体验症状有共生效应的研究。

通过直接比较不同的 CBT 项目（如 EX vs.CT），能发现类似的结果。同样，通过比较组合治疗项目（如 EX/应激接种训练、单独 EX），也能发现单独治疗和组合治疗间的类似结果。相应地，EX（想象暴露和现场暴露组合）、CT、应激接种训练及其他各种组合项目（如认知处理治疗）都达到了 AHCPR 的 A 级水平，并被推荐作为 PTSD 的一线心理学治疗方法。更多大样本的研究采用了纵向分析方法进行评估，如果两个积极研究间的效应值差异非常微小，或者不同的技术和元素间确实非常相近，则需要运用等价分析。

CBT 治疗计划纲要一般将其设置成 60～120 分钟/节，每周 1～2 节，共

8～12节的短期治疗过程。部分案主希望缩短治疗过程,而另一些情况较为复杂的案主则希望治疗过程再长一些。因此,建议不要根据治疗的节数而随意终止治疗。相反,治疗阶段应该根据案主的治疗进展及当下的症状来决定。如果案主有改善,但仍有显著 PTSD 症状,则继续治疗对案主更有益;如果案主在该阶段接受 CBT 治疗后无改善,则治疗师需考虑其他证据为本的治疗方法(如从 EX 转换至 CT 或应激接种训练)。

多数治疗 PTSD 的 CBT 研究将治疗进行个案管理,而进行小组治疗的研究则认为产生了混合效果。针对退伍军人的 3 个小组 CBT 治疗研究中,2 个研究发现收效甚微或没有改善,而平民样本的疗效要更好些。然而,每个研究的执行计划各有不同,这导致研究结果不同的原因更具有不确定性。此外,没有研究直接进行个案与小组方法的比较,以此来决定两种治疗方法的有效性。一个以小组形式开展的 CBT 项目是以噩梦为目标的形象排练治疗。然而,与其他 CBT 项目相关的这种治疗其实证基础非常有限且很少更新,因此不推荐其作为 PTSD 的一线治疗方法。接受其他 CBT 治疗后,睡眠问题仍持续,将其作为一种辅助治疗方法可能会有效。

两项技术的创新分别是在 EX 实施过程中使用虚拟现实技术,以及通过网络开展 CBT 治疗。当前,这些新技术的研究非常有限,且这两项技术与同等条件下传统方式的对比应用效果仍未知。尽管虚拟现实技术使原先在部分暴露练习中很难实施的现场暴露(如越战军人乘坐军用飞机)成为可能,但它的大规模使用仍存在操作方面的局限性:该技术相对昂贵,鲜有治疗师有机会使用,且该治疗项目只对部分有限的项目有效。互联网使治疗师能够向素未谋面的人提供服务,这意味着可以向不同州,甚至不同国家的人提供服务,在推荐支持该服务方式前应先处理好道德和法律层面的某些问题。

关于放松训练的有限研究表明,放松训练没有其他 CBT 项目有效。根据本书原著第一版相关内容(Rothbaum et al.,2000),生物反馈和过分自信训练对于治疗无效。因此,此类方法不能推荐作为 PTSD 的主要治疗方法,尽管放松训练可能是组合 CBT 项目的一部分,自信心训练作为某些具体问题的辅助性干预措施对于部分 PTSD 案主也是有效的。以辩证行为治疗为理论基础的情绪和人际交往技巧训练计划在 PTSD 治疗中扮演有效角色,这一点得到 3 项随机研究的证实。在以辩证行为治疗干预为主要模式的小组治疗中,干预组要比等待序列组有效。鉴于与其他 CBT 项目(如 EX、CT 和应激接种训练)相比,辩证行为治疗技巧训练作为 PTSD 有效主要治疗方式的证据有限,我们不推荐将其作为 PTSD 治疗的例行方式。

六、未来方向

(一) 研究方法

我们的回顾已经揭示了当前 PTSD 治疗研究的三个方法论局限。第一,少数研究仅报告对治疗完成者的分析。接受治疗的人员减少可能与治疗结果相关(如对治疗反应不好的案主可能中途退出),且在各研究小组间有差异,如退出 CBT 的人要多于控制对照组(Hembree et al.,2003)。完成者可能导致结果偏差,这一点也从相关研究观察中得到验证,在既报告完成者分析又报告 ITT 分析的研究中,通常会发现完成者分析的疗效更好(如Bryant et al.,2003;Foa et al.,2005;Resick et al.,2002)。尽管报告 ITT分析研究的百分比在增长,但 2007—2008 年已经发表或即将发表的 25% 的研究只报告了完成者分析。第二,大多数不同的 CBT 比较研究没有足够的样本来获得较大的效应值。因此,不同的 CBT 的比较结果缺乏数据权威,未来比较研究应该有足够的权威来获得中等,甚至小的效应值。第三,我们应更多关注治疗师效应(如治疗师的背景和忠诚度)对结果的影响。这可能要报告治疗师的更多细节,需要大批治疗师,并将其随机分组后再进行分析,以评估可能与治疗师特征相关的影响治疗效果的变量。

(二) 共病效应研究

尽管 PTSD 治疗的大多数 CBT 研究包含了精神病理学中常见的共病的测量评估,如抑郁和焦虑的严重性,但鲜有研究关注共病效应与 PTSD 治疗间的相互影响。相关研究资料是非常有限且混淆的。尽管有许多研究发现,抑郁随着 PTSD 症状减轻而减少(如 Resick et al.,2002,2008),但有项关于想象暴露疗法和 CT 的研究证据表明,焦虑症的共病在治疗后更加严重了(Tarrier et al.,1999)。相反,布兰查德等(Blanchard et al.,2003)的组合 CBT 疗法发现,PTSD 治疗降低了焦虑症的发生率。而如果共病降低了 PTSD 当前治疗的疗效,或者说 PTSD 治疗没有影响共病,那么什么是治疗共病的最佳方案?法尔塞蒂等(2001)的研究将恐慌控制治疗融入认知处理治疗,提供了一个常见共病治疗的模型,但需要另外的研究来决定类似整合治疗的发展和实施,对共病治疗是不是一个必要的或者最适合的方式。

与共病问题相关的一个观点是,一些遭受家庭暴力或在儿童期遭受虐待的受害者在特定的 CBT 干预(如 EX)中,没有被充分地强调独特需求或附加需求。多数情况下,进行这种干预是基于临床诊断,同时,也需要治疗与案主相匹配的研究,或者案主目前适应的治疗与原始治疗间的对比研究(例如,EX 是否需要辩证行为治疗技巧,或者在儿童性虐待幸存者中采用 CPT - SA 与认知处理治疗的比较)。

(三) 治疗 PTSD 的必要、充分和促进条件

正如本章回顾所展示的,大量研究已表明各种干预方式对 PTSD 治疗的有效性。尽管我们识别出了一些治疗 PTSD 的充分条件,没有识别治疗的必要条件,也没有具体说明哪些条件虽然不必要但是能促进治疗,但我们期望去除那些对治疗总体效果无益或不能将疗效最大化的不必要元素,并对必要、充分、促进条件进行明确区分,从而使治疗更加合理化。

(四) PTSD 的恢复机制

与上述相关观察不同的是,CBT 取决于不同的理论范式,但有相同的疗效,这就引出了一个问题:到底是相异治疗中的不同的恢复机制巧合性地导致了相似结果,还是这些看起来不同的治疗本质上是相同的机制? 如果是后者的话,这个机制是怎样构成的? 且它们与普遍恢复的关系是什么? 我们期待对恢复机制的进一步研究,这将增进对治疗效果的评估。

(五) 增进治疗效果

文献回顾的焦点是 CBT 对 PTSD 的治疗效果。然而即使是在那些达到最佳效果的治疗研究中,仍有一些参与者受益甚微,许多人至少还有一些 PTSD 的残留症状。目前,最主要的增进疗效的方案是组合不同的治疗方法,如将 CT 或者应激接种训练加入 EX 中,而这种组合技术的相关研究甚少且结果也都不尽如人意。我们需要更多创造性的研究设计,以区分那些对当前支持的某种治疗反应不良的人,从而进一步确认必要替代方法或附加干预以达至预期目标。在上述这几种情况中,对治疗结果的预期研究可能会使治疗更有效。

(六) 证据为本治疗的广泛应用

如果相关治疗师未接受过此类训练或出于某些原因未使用它们,那么 PTSD 证据为本治疗对创伤幸存者来说几乎是没有用的。创造性的治疗服务方式,如将互联网运用于治疗,是使治疗更容易获取的一种方式。另一种方法是识别并研究那些治疗师在学习和运用相关疗法时存在的障碍。特别需要指出的是,相关研究要识别出最有效且最经济的方法来训练运用证据为本治疗方法的治疗师们,从而促进他们更多地运用这些方法。证据为本治疗的传播和实施可能会成为今后最重要的话题。

参考文献

Barlow, D. H., & Craske, M. G. (1988). *Mastery of your anxiety and panic: Treatment manual*. Albany, NY: Graywind.

Barlow, D. H., & Craske, M. G. (1994). *Mastery of your anxiety and panic II: Treatment manual*. Albany, NY: Graywind.

Basoglu, E., Livanou, M., & Salcioglu, M. (2003). A single session with an earthquake simulator for traumatic stress in earthquake survivors. *American Journal of Psychiatry, 4*, 788–790.

Basoglu, E., Livanou, M., Salcioglu, M., & Kalender, D. (2003). A brief behavioral treatment of chronic post-traumatic stress disorder in earthquake survivors: Results from an open clinical trial. *Psychological Medicine, 33*, 647–654.

Basoglu, M., Salcioglu, E., & Livanou, M. (2007). A randomized controlled study of single- session behavioral treatment of earthquake-related post-traumatic stress disorder using an earthquake simulator. *Psychological Medicine, 37*, 203–213.

Basoglu, M., Salcioglu, E., Livanou, M., Kalender, D., & Gonul, A. (2005). Single-session behavioral treatment of earthquake-related posttraumatic stress disorder: A randomized waiting list controlled trial. *Journal of Traumatic Stress, 18*, 1–11.

Batten, S. V., Orsillo, S. M., & Walser, D. (2005). Acceptance and mindfulness based approaches to the treatment of posttraumatic stress disorder. In S. M. Orsillo & L. Roemer (Eds.), *Acceptance and mindfulness based approaches to anxiety: Conceptualization and treatment* (pp. 241–269). New York: Plenum Press.

Beck, A. T. (1976). *Cognitive therapy and the emotional disorders*. New York: International Universities Press.

Beck, A. T., Emery, G., & Greenberg, R. L. (1985). *Anxiety disorders and phobias*. New York: Basic Books.

Beck, A. T., Rush, A. J., Shaw, B. F., & Emery, G. (1979). *Cognitive therapy of depression*. New York: Guilford Press.

Beck, J. G., Coffey, S. F., Foy, D. W., Keane, T. M., & Blanchard, E. B. (in press). Group cognitive behavior therapy for chronic posttraumatic stress disorder: An initial randomized pilot study. *Behavior Therapy*.

Bichescu, D., Neuner, F., Schauer, M., & Elbert, T. (2007). Narrative exposure therapy of political imprisonment-related chronic trauma-spectrum disorders. *Behaviour Research and Therapy, 45*, 2212–2220.

Bichescu, D., Schauer, M., Saleptsi, E., Neculau, A., Elbert, T., & Neuner, F. (2005). Long-term consequences of traumatic experiences: An assessment of former political detainees in Romania. *Clinical Practice and Epidemiology in Mental Health, 1*, 17.

Blanchard, E. B., Hickling, E. J., Trishul, D., Veazey, C. H., Galovski, T. E., Mundy, E., et al. (2003). A controlled evaluation of cognitive behavioral therapy for posttraumatic stress in motor vehicle accident survivors. *Behaviour Research and Therapy, 41*, 79–96.

Bolton, E. E., Lambert, J. F., Wolf, E., Raja, S., Varra, A. A., & Fisher, L. M. (2004). Evaluating a cognitive-behavioral group treatment program for veterans with posttraumatic stress disorder. *Psychological Services, 1*, 140–146.

Boudewyns, P. A., & Hyer, L. (1990). Physiological response to combat memories and preliminary treatment outcome in Vietnam veterans PTSD patients treated with direct therapeutic exposure. *Behavior Therapy, 21*, 63–87.

Bradley, R. G., & Follingstad, D. R. (2003). Group therapy for incarcerated women who experienced interpersonal violence: A pilot study. *Journal of Traumatic Stress, 16*, 337–340.

Brewin, C. R., Dalgleish, T., & Joseph, S. (1996). A dual representational theory of posttraumatic stress disorder. *Psychological Review, 103*, 670–686.

Briere, J. (1995). *The Trauma Symptom Inventory (TSI): Professional manual*. Odessa, FL: Psychological Assessment Resources.

Bryant, R. A., Moulds, M. L., Guthrie, R. M., Dang, S. T., & Nixon, R. D. V. (2003). Imaginal exposure alone and imaginal exposure with cognitive restructuring in treatment of posttraumatic stress disorder. *Journal of Consulting and Clinical Psychology, 71*, 706–712.

Chard, K. M. (2005). An evaluation of cognitive processing therapy for the treatment of posttraumatic stress disorder related to childhood sexual abuse. *Journal of Consulting and Clinical Psychology, 73*, 965–971.

Chemtob, C. M., Novaco, R. W., Hamada, R. S., & Gross, D. M. (1997). Cognitive-behavioral treatment of severe anger in posttraumatic stress disorder. *Journal of Consulting and Clinical Psychology, 65*, 184–189.

Clark, D. M. (1986). A cognitive approach to panic. *Behaviour Research and Therapy, 24*, 461–470.

Cloitre, M., Koenen, K. C., Cohen, L. R., & Han, H. (2002). Skills training in affective and interpersonal regulation followed by exposure: A phase-based treatment for PTSD related to childhood abuse. *Journal of Consulting and Clinical Psychology, 70*, 1067–1074.

Clum, G. A. (1999). [Development of PTSD measures]. Unpublished raw data.

Cooper, N. A., & Clum, G. A. (1989). Imaginal flooding as a supplementary treatment for PTSD in combat veterans: A controlled study. *Behavior Therapy, 3*, 381–391.

Davis, J. L., & Wright, D. C. (2007). Randomized clinical trial for treatment of chronic nightmares in trauma-exposed adults. *Journal of Traumatic Stress, 20*, 123–133.

Devilly, G. J., & Spence, S. H., (1999). The relative efficacy and treatment distress of EMDR and a cognitive-behavior trauma treat protocol in the amelioration of posttraumatic stress disorder. *Journal of Anxiety Disorders, 13*, 131–157.

Difede, J., Cukor, J., Jayasinghe, N., Patt, I., Jedel, S., Spielman, L., et al. (2007). Virtual reality exposure therapy for the treatment of posttraumatic stress disorder following September 11, 2001. *Journal of Clinical Psychiatry, 68*, 1639–1647.

Difede, J., Malta, L. S., Best, S., Henn-Haase, C., Metzler, T., Bryant, R., et al. (2007). A randomized controlled clinical treatment trial for World Trade Center attack–related PTSD in disaster workers. *Journal of Nervous and Mental Disorders, 195*, 861–865.

Duffy, M., Gillespie, K., & Clark, D. M. (2007). Post-traumatic stress disorder in the context of terrorism and other civil conflict in Northern Ireland: Randomised controlled trial. *British Medical Journal, 334*, 1147–1150.

Echeburúa, E., de Corral, P., Zubizarreta, I., & Sarasua, B. (1997). Psychological treatment of chronic posttraumatic stress disorder in victims of sexual aggression. *Behavior Modification, 21*, 433–456.

Ehlers, A., & Clark, D. M. (2000). A cognitive model of posttraumatic stress disorder. *Behaviour Research and Therapy, 38*, 319–345.

Ehlers, A., Clark, D. M., Hackmann, A., McManus, F., & Fennell, M. (2005). Cognitive therapy for post-traumatic stress disorder: Development and evaluation. *Behaviour Research and Therapy, 43*, 413–431.

Ehlers, A., Clark, D. M., Hackmann, A., McManus, F., Fennell, M., Herbert, C., et al. (2003). A randomized controlled trial of cognitive therapy, a self-help booklet, and repeated assessment as early interventions for posttraumatic stress disorder. *Archives of General Psychiatry, 60*, 1024–1032.

Falsetti, S. A., Resnick, H. S., Davis, J., & Gallagher, N. G. (2001). Treatment of post-traumatic stress disorder with comorbid panic attacks: Combining cognitive processing therapy with panic control treatment techniques. *Group Dynamics: Theory, Research, and Practice, 5*, 252–260.

Fecteau, G., & Nicki, R. (1999). Cognitive behavioural treatment of post traumatic stress disorder after motor vehicle accident. *Behavioural and Cognitive Psychotherapy, 27*, 201–214.

Feske, U. (2001). Treating low-income and African-American women with posttraumatic stress disorder: A case series. *Behavior Therapy, 32*, 585–601.

Foa, E. B., Dancu, C. V., Hembree, E. A., Jaycox, L. H., Meadows, E. A., & Street, G. P. (1999). The efficacy of exposure therapy, stress inoculation training and their combination in ameliorating PTSD for female victims of assault. *Journal of Consulting and Clinical Psychology, 67*, 194–200.

Foa, E. B., Hembree, E. A., Cahill, S. P., Rauch, S. A., Riggs, D. S., Feeny, N. C., et al. (2005). Randomized trial of prolonged exposure for PTSD with and without cognitive restructuring: Outcome at academic and community clinics. *Journal of Consulting and Clinical Psychology, 73*, 953–964.

Foa, E. B., Hembree, E. A., & Rothbaum, B. O. (2007). *Prolonged exposure therapy for PTSD: Emotional processing of traumatic experiences.* New York: Oxford University Press.

Foa, E. B., & Kozak, M. J. (1986). Emotional processing of fear: Exposure to corrective information. *Psychological Bulletin, 99*, 20–35.

Foa, E. B., & Meadows, E. A. (1997). Psychosocial treatments for post-traumatic stress disorder: A critical review. In J. Spence, J. M. Darley, & D. J. Foss (Eds.), *Annual review of psychology* (Vol. 48, pp. 449–480). Palo Alto, CA: Annual Reviews.

Foa, E. B., Riggs, D. S., Massie, E. D., & Yarczower, M. (1995). The impact of fear activation and anger on the efficacy of exposure treatment for PTSD. *Behavior Therapy, 26*, 487–499.

Foa, E. B., & Rothbaum, B. O. (1998). *Treating the trauma of rape: A cognitive-behavioral therapy for PTSD*. New York: Guilford Press.

Foa, E. B., Rothbaum, B. O., Riggs, D., & Murdock, T. (1991). Treatment of post-traumatic stress disorder in rape victims: A comparison between cognitivebehavioral procedures and counseling. *Journal of Consulting and Clinical Psychology, 59*, 715–723.

Foa, E. B., Steketee, G., & Rothbaum, B. O. (1989). Behavioral/cognitive conceptualizations of post-traumatic stress disorder. *Behavior Therapy, 20*, 155–176.

Follette, V. M., Palm, K. M., & Hall, R. L. (2004). Acceptance, mindfulness and trauma. In S. C. Hayes, V. M. Follette, & M. M. Linehan (Eds.), *Mindfulness and acceptance: Expanding the cognitive-behavioral tradition* (pp. 192–208). New York: Guilford Press.

Forbes, D., Phelps A., & McHugh, T. (2001). Treatment of combat-related nightmares using imagery rehearsal: A pilot study. *Journal of Traumatic Stress, 14*, 433–442.

Frank, E., Anderson, B., Stewart, B. D., Dancu, C., Hughes, C., & West, D. (1988). Efficacy of cognitive behavior therapy and systematic desensitization in the treatment of rape trauma. *Behavior Therapy, 19*, 403–420.

Frommberger, U., Stieglitz, R. D., Nyberg, E., Richter, H., Novelli-Fischer, U., Angenendt, J., et al. (2004). Comparison between paroxetine and behaviour therapy in patients with posttraumatic stress disorder (PTSD): A pilot study. *International Journal of Psychiatry in Clinical Practice, 8*, 19–23.

Frueh, B. C., Turner, S. M., Beidel, D. C., Mirabella, R. F., & Jones, W. J. (1996). Trauma management therapy: A preliminary evaluation of a multicomponent behavioral treatment for chronic combatrelated PTSD. *Behaviour Research and Therapy, 34*, 533–543.

Gerardi, M., Rothbaum, B. O., Ressler, K., Heekin, M., & Rizzo, A. (2008). Virtual reality exposure therapy using a virtual Iraq: Case report. *Journal of Traumatic Stress, 21*, 209–213.

Gersons, B. P. R., Carlier, I. V. E., Lamberts, R. D., & van der Kolk, B. A. (2000). Randomized clinical trial of brief eclectic psychotherapy for police officers with posttraumatic stress disorder. *Journal of Traumatic Stress, 13*, 333–347.

Gillespie, K., Duffy, M., Hackmann, A., & Clark, D. M. (2002). Community based cognitive therapy in the treatment of post-traumatic stress disorder following the Omagh bomb. *Behaviour Research and Therapy, 40*, 345–357.

Glynn, S. M., Eth, S., Randolph, E. T., Foy, D. W., Urbatis, M., Boxer, L., et al. (1999). A test of behavioral family therapy to augment exposure for combatrelated PTSD. *Journal of Consulting and Clinical Psychology, 67*, 243–251.

Goodman, L. A., Rosenberg, S. D., Mueser, K. T., & Drake, R. E. (1997). Physical and sexual assault history in women with serious mental illness: Prevalence, correlates, treatment, and future directions. *Schizophrenia Bulletin, 23*, 685–696.

Hayes, S. C. (1987). A contextual approach to therapeutic change. In N. S. Jacobson (Ed.), *Psychotherapists in clinical practice: Cognitive and behavioral perspectives* (pp. 327–387). New York: Guilford Press.

Hayes, S. C., Follette, W. C., & Follette, V. M. (1995). Behavior therapy: A contextual approach. In A. S. Gurman & S. B. Messer (Eds.), *Essential psychotherapies: Theory and practice* (pp. 128–181). New York: Guilford Press.

Hayes, S. C., Strosahl, K. D., & Wilson, K. G. (1999). *Acceptance and commitment therapy: An experiential approach to behavior change*. New York: Guilford Press.

Hayes, S. C., & Wilson, K. G. (1994). Acceptance and commitment therapy: Altering the verbal support for experiential avoidance. *Behavior Analyst, 17*, 289–303.

Hayes, S. C., Wilson, K. G., Gifford, E., Follette, V. M., & Strosahl, K. D. (1996). Emotional avoidance and behavioral disorders: A functional dimensional approach to diagnosis and treatment. *Journal of Consulting and Clinical Psychology, 64*, 1152–1168.

Hembree, E. A., Foa, E. B., Dorfan, N. M., Street, G. P., Kowalski, J., & Tu, X. (2003). Do patients drop out prematurely from exposure therapy for PTSD? *Journal of Traumatic Stress, 16*, 555–562.

Hickling, E. J., & Blanchard, E. B. (1997). The private practice psychologist and manual-based treatments: Post-traumatic stress disorder secondary to motor vehicle accidents. *Behaviour Research and Therapy, 35*, 191–203.

Hinton, D. E., Chhean, D., Pich, V., Safren, S. A., Hofmann, S. G., & Pollack, M. H. (2005). A randomized controlled trial of cognitive-behavior therapy for Cambodian refugees with treatment-resistant PTSD and panic attack: A cross-over design. *Journal of Traumatic Stress, 18*, 617–629.

Hinton, D. E., Chhean, D., Pich, V., Um, K., Fama, J. M., & Pollack, M. H. (2006). Neck-focused panic attacks among Cambodian refugees: A logistic and linear regression analysis. *Journal of Anxiety Disorders, 20*, 119–138.

Hinton, D. E., Pham, T., Tran, M., Safren, S. A., Otto, M. W., & Pollack, M. H. (2004). CBT for Vietnamese refugees with treatment-resistant PTSD and panic attacks: A pilot study. *Journal of Traumatic Stress, 17*, 429–433.

Hinton, D. E., Pollack, M. H., Pich, V., Fama, J. M., & Barlow, D. H. (2005). Orthostatically induced panic attacks among Cambodian refugees: Flashbacks, catastrophic cognitions, and associated psychopathology. *Cognitive and Behavioral Practice, 12*, 301–311.

Hirai, M., & Clum, G. A. (2005). An Internet-based self-change program for traumatic event related fear, distress, and maladaptive coping. *Journal of Traumatic Stress, 18*, 631–636.

Hollifield, M., Sinclair-Lian, N., Warner, T. D., & Hammerschlag, R. (2007). Acupuncture for posttraumatic stress disorder: A randomized controlled pilot trial. *Journal of Nervous and Mental Disease, 195*, 504–513.

Ironson, G., Freund, B., Strauss, J. L., & Williams, J. (2002). Comparison of two treatments for traumatic stress: A community-based study of EMDR and prolonged exposure. *Journal of Clinical Psychology, 58*, 113–128.

Johnson, D. M., & Zlotnick, C. (2006). A cognitive-behavioral treatment for battered women with PTSD in shelters: Findings from a pilot study. *Journal of Traumatic Stress, 19*, 559–564.

Keane, T. M., Fairbank, J. A., Caddell, J. M., & Zimering, R. T. (1989). Implosive (flooding) therapy reduces symptoms of PTSD in Vietnam combat veterans. *Behavior Therapy, 20*, 245–260.

Kellner, R., Neidhardt, J., Krakow, B., & Pathak, D. (1992). Changes in chronic nightmares after one session of desensitization or rehearsal instructions. *American Journal of Psychiatry, 149*, 659–663.

Kessler, R. C., Sonnega, A., Bromet, E., Hughes, M., & Nelson, C. B. (1995). Posttraumatic stress disorder in the National Comorbidity Survey. *Archives of General Psychiatry, 52*, 1048–1060.

Kilpatrick, D. G., Veronen, L. J., & Resick, P. A. (1982). Psychological sequelae to rape:

Assessment and treatment strategies. In D. M. Dolays & R. L. Meredith (Eds.), *Behavioral medicine: Assessment and treatment strategies* (pp. 473–497). New York: Plenum Press.

Krakow, B., Hollifield, M., Johnston, L., Koss, M., Schrader, R., Warner, T. D., et al. (2001). Imagery rehearsal therapy for chronic nightmares in sexual assault survivors with posttraumatic stress disorder: A randomized controlled trial. *Journal of the American Medical Association, 286,* 537–545.

Krakow, B., Johnston, L., Melendrez, D., Hollifield, M., Warner, T. D., Chavez-Kennedy, D., et al. (2001). An open-label trial of evidence-based cognitive behavior therapy for nightmares and insomnia in crime victims with PTSD. *American Journal of Psychiatry, 158,* 2043–2047.

Krakow, B., Kellner, R., Pathak, D., & Lambert, L. (1995). Imagery rehearsal treatment for chronic nightmares. *Behavioural Research and Therapy, 33,* 837–843.

Krakow, B., Kellner, R., Pathak, D., & Lambert, L. (1996). Long-term reductions in nightmares treated with imagery rehearsal. *Behavioural and Cognitive Psychotherapy, 24,* 135–148.

Kubany, E. S., Haynes, S. N., Abueg, F. R., Manke, F. P., Brennan, J. M., & Stahura, C. (1996). Development and validation of the Trauma-Related Guilt Inventory (TRGI). *Psychological Assessment, 8,* 428–444.

Kubany, E. S., Hill, E. E., & Owens, J. A. (2003). Cognitive trauma therapy for battered women with PTSD: Preliminary findings. *Journal of Traumatic Stress, 16, 81–91.*

Kubany, E. S., Hill, E. E., Owens, J. A., Iannce-Spencer, C., McCaig, M. A., Tremayne, K. J., et al. (2004). Cognitive trauma therapy for battered women with PTSA (CTT-BW). *Journal of Counseling and Clinical Psychology, 72,* 3–18.

Lange, A., Rietdijk, D., Hudcovicova, M., van de Ven, J. P., Schrieken, B., & Emmelkamp, P. M. G. (2003). Interapy: A controlled randomized trial of the standardized treatment of posttraumatic stress through the internet. *Journal of Consulting and Clinical Psychology, 71,* 901–909.

Lange, A., Schrieken, B., van de Ven, J. P., Bredeweg, B., Emmelkamp, P. M. G., van der Kolk, J., et al. (2000). "Interapy": The effects of a short protocolled treatment of posttraumatic stress and pathological grief through the Internet. *Behavioural and Cognitive Psychotherapy, 28,* 175–192.

Lange, A., van de Ven, J., Schrieken, B., & Emmelkamp, P. M. G. (2001). Interapy: Treatment of posttraumatic stress through the internet: A controlled trial. *Journal of Behavior Therapy and Experimental Psychiatry, 32,* 73–90.

Lee, C., Gavriel, H., Drummond, P., Richards, J., & Greenwald, R. (2002). Treatment of PTSD: Stress inoculation training with prolonged exposure compared to EMDR. *Journal of Clinical Psychology, 58,* 1071–1089.

Levitt, J. T., Malta, L. S., Martin, A., Davis, L., & Cloitre, M. (2007). The flexible application of a manualized treatment for PTSD symptoms and functional impairment related to the 9/11 World Trade Center attack. *Behaviour Research and Therapy, 45,* 1419–1433.

Lindauer, R. J. L., Gersons, B. P. R., van Meijel, E. P. M., Blom, K., Carlier, I. V. E., Vrijlandt, I., et al. (2005). Effects of brief eclectic psychotherapy in-patient with posttraumatic stress disorder: Randomized clinical trial. *Journal of Traumatic Stress, 18,* 205–212.

Lindauer, R. J. L., Vlieger, E. J., Jalink, M., Olff, M., Carlier, I. V. E., Majoie, C., et al. (2005). Effects of psychotherapy on hippocampal volume in out-patients with post-traumatic stress disorder: A MRI investigation. *Psychological Medicine, 35,* 1421–1431.

Linehan, M. M. (1993). *Cognitive-behavioral treatment of borderline personality disorder.* New York: Guilford Press.

Litz, B. T., Engel, C. C., Bryant, R. A., & Papa, A. (2007). A randomized, controlled proof-of-concept trial of an Internet-based, therapist-assisted self-management treatment for posttraumatic stress disorder. *American Journal of Psychiatry, 164,* 1676–1683.

Maercker, A., Zollner, T., Menning, H., Rabe, S., & Karl, A. (2006). Dresden PTSD Treatment Study: Randomized controlled trial of motor vehicle accident survivors. *BMC Psychiatry, 6,* 1–8.

Marks, I., Lovell, K., Noshirvani, H., Livanou, M., & Thrasher, S. (1998). Treatment of posttraumatic stress disorder by exposure and/or cognitive restructuring: A controlled study. *Archives of General Psychiatry, 55,* 317–325.

McCann, I. L., & Pearlman, L. A. (1990). *Psychological trauma and the adult survivor: Theory, therapy, and transformation.* New York: Brunner/Mazel.

McDonagh, A., Friedman, M., McHugo, G., Ford, J., Sengupta, A., Mueser, K., et al. (2005). Randomized trial of cognitive-behavioral therapy for chronic posttraumatic stress disorder in adult female survivors of childhood sexual abuse. *Journal of Counseling and Clinical Psychology, 73,* 515–524.

Meichenbaum, D. (1974). Selfinstructional methods. In F. H. Kanfer & A. P. Goldstein (Eds.), *Helping people change* (pp. 357–391). New York: Pergamon Press.

Monson, C. M., Rodriguez, B. F., & Warner, R. (2005). Cognitive-behavioral therapy for PTSD in the real world: Do interpersonal relationships make a difference? *Journal of Clinical Psychology, 61,* 751–761.

Monson, C. M., Schnurr, P. P., Resick, P. A., Friedman, M. J., Young-Xu, Y., & Stevens, S. P. (2006). Cognitive processing therapy for veterans with military-related posttraumatic stress disorder. *Journal of Consulting and Clinical Psychology, 74,* 898–907.

Mowrer, O. A. (1960). *Learning theory and behavior.* New York: Wiley.

Mueser, K. T., Bolton, E., Carty, P. C., Bradley, M. J., Ahlgren, K. F., DiStaso, D. R., et al. (2007). The trauma recovery group: A cognitive-behavioral program for posttraumatic stress disorder in persons with severe mental illness. *Community Mental Health Journal, 43,* 281–304.

Mueser, K. T., Rosenberg, S. D., Xie, H., Jankowski, M. K., Bolton, E. E., Lu, W., et al. (2008). A randomized controlled trial of cognitive-behavioral treatment for posttraumatic stress disorder in severe mental illness. *Journal of Consulting and Clinical Psychology, 76,* 259–271.

Naugle, A. E., & Follette, W. C. (1998). A functional analysis of trauma symptoms. In V. M. Follette, J. I. Ruzek, & F. R. Abueg (Eds.), *Cognitivebehavioral therapies for trauma* (pp. 48–73). New York: Guilford Press.

Neuner, F., Schauer, M., Klaschik, C., Karunakara, U., & Elbert, T. (2004) A comparison of narrative exposure therapy, supportive counseling, and psychoeducation for treating posttraumatic stress disorder in an African refugee settlement. *Journal of Consulting and Clinical Psychology, 72,* 579–587.

Novaco, R. W. (1994). Clinical problems of anger and its assessment and regulation through a stress coping skills approach. In W. O'Donohue & L. Krasner (Eds.), *Handbook of psychological skills training: Clinical techniques and applications* (pp. 320–338). Boston: Allyn & Bacon.

Otto, M. W., Hinton, D., Korbly, N. B., Chea, A., Ba, P., Gershuny, B. S., et al. (2003). Treatment of pharmacotherapy-refractory posttraumatic stress disorder among Cambodian refugees: A pilot study of combination treatment with cognitive-behavior therapy vs. sertraline alone. *Behaviour Research and Therapy, 41,* 1271–1276.

Paunovic, N., & Öst, L. G. (2001). Cognitive-behavior therapy vs. exposure therapy in the treatment of PTSD in refugees. *Behaviour Research and Therapy, 39,* 1183–1197.

Pitman, R. K., Orr, S. P., Altman, B., & Longpre, R. E. (1996). Emotional processing and outcome of imaginal flooding therapy in Vietnam veterans with chronic posttraumatic stress disorder. *Comprehensive Psychiatry, 37,* 409–418.

Power, K., McGoldrick, T., Brown, K., Buchanan, R., Sharp, D., Swanson, V., et al. (2002). A controlled comparison of eye movement desensitization and reprocessing versus exposure plus cognitive restructuring versus waiting list in the treatment of post-traumatic stress disorder. *Clinical Psychology and Psychotherapy, 9,* 299–318.

Ready, D. J., Thomas, K. R., Worley, V., Backscheider, A. G., Harvey, L. A. C., Baltzell, D., et al. (2008). A field test of group based exposure therapy with 102 veterans with war-related posttraumatic stress disorder. *Journal of Traumatic Stress, 21,* 150–157.

Resick, P. A., Galovski, T. E., Uhlmansiek, M. O., Scher, C. D., Clum, G. A., & Young-Xu, Y. (2008). A randomized clinical trial to dismantle components of cognitive processing therapy for posttraumatic stress disorder in female victims of interpersonal violence. *Journal of Consulting and Clinical Psychology, 76,* 243–258.

Resick, P. A., Jordan, C. G., Girelli, S. A., Hutter, C. K., & Marhoefer-Dvorak, S. (1988). A comparative victim study of behavioral group therapy for sexual assault victims. *Behavior Therapy, 19,* 385–401.

Resick, P. A., Nishith, P., & Griffin, M. G. (2003). How well does cognitive-behavioral therapy treat symptoms of complex PTSD?: An examination of child sexual abuse survivors within a clinical trial. *CNS Spectrums, 8,* 340–342, 351–355.

Resick, P. A., Nishith, P., Weaver, T. L., Astin, M. C., & Feurer, C. A. (2002). A comparison of cognitive-processing therapy with prolonged exposure and a waiting condition for the treatment of chronic posttraumatic stress disorder in female rape victims. *Journal of Consulting and Clinical Psychology, 70,* 867–879.

Resick, P. A., & Schnicke, M. K. (1992). Cognitive processing therapy for sexual assault victims. *Journal of Consulting and Clinical Psychology, 60,* 748–756.

Resick, P. A., & Schnicke, M. K. (1993). *Cognitive processing therapy for rape victims: A treatment manual.* Newbury Park, CA: Sage.

Richards, D. A., Lovell, K., & Marks, I. M. (1994). Posttraumatic stress disorder: Evaluation of a behavioral treatment program. *Journal of Traumatic Stress, 7,* 669–680.

Rosenberg, S. D., Mueser, K. T., Jankowski, M. K., Salyers, M. P., & Acker, K. (2004). Cognitive-behavioral treatment of PTSD in severe mental illness: Results of a pilot study. *American Journal of Psychiatric Rehabilitation, 7,* 171–186.

Rothbaum, B. O., Astin, M. C., & Marsteller, F. (2005). Prolonged exposure versus eye movement desensitization and reprocessing (EMDR) for PTSD rape victims. *Journal of Traumatic Stress, 18,* 607–616.

Rothbaum, B. O., Cahill, S. P., Foa, E. B., Davidson, J. R. T., Compton, J., Connor, K., et al. (2006). Augmentation of sertraline with prolonged exposure in the treatment of PTSD. *Journal of Traumatic Stress, 19,* 625–638.

Rothbaum, B. O., Hodges, L., Ready, D., Graap, K., & Alarcon, R. (2001). Virtual reality exposure therapy for Vietnam veterans with posttraumatic stress disorder. *Journal of Clinical Psychiatry, 62,* 617–622.

Rothbaum, B. O., Meadows, E. A., Resick, P., & Foy, D. W. (2000). Cognitive-behavioral therapy. In E. B. Foa, T. M. Keane, & M. J. Friedman (Eds.), *Effective treatments for PTSD: Practice guidelines from the International Society for Traumatic Stress Studies* (pp. 60–83). New York: Guilford Press.

Schauer, M., Elbert, T., Gotthardt, S., Rockstroh, B., Odenwald, M., & Neuner, F. (2006). Wiedererfahrung durch Psychotherapie modifiziert Geist und Gehirn [Imaginary reliving in psychotherapy modifies mind and brain]. *Verhaltenstherapie, 16,* 96–103.

Schnurr, P. P. (2007). The rocks and hard places in psychotherapy outcome research. *Journal of Traumatic Stress, 20,* 779–792.

Schnurr, P. P., Friedman, M. J., Engel, C. C., Foa, E. B., Shea, M. T., Resick, P. A., et al. (2005). Issues in the design of multisite clinical trials of psychotherapy: VA Cooperative Study No. 494 as an example. *Contemporary Clinical Trials, 26,* 626–636.

Schnurr, P. P., Friedman, M. J., Engel, C. C., Foa, E. B., Shea, M. T., Resick, P. A., et al. (2007). Cognitive behavioral therapy for posttraumatic stress disorder in women: A randomized controlled trial. *Journal of the America Medical Association, 297,* 820–830.

Schnurr, P. P., Friedman, M. J., Foy, D. W., Shea, M. T., Hsieh, F. Y., Lavori, P. W., et al. (2003). Randomized trial of trauma-focused group therapy for posttraumatic stress disorder: Results from a Department of Veterans Affairs Cooperative Study. *Archives of General Psychiatry, 60,* 481–489.

Schnurr, P. P., Friedman, M. J., Lavori, P. W., & Hsieh, F. Y. (2001). Design of Department of Veterans Affairs Cooperative Study No. 420: Group treatment of posttraumatic stress disorder. *Contemporary Clinical Trials, 22,* 74–88.

Schultz, P. M., Resick, P. A., Huber, L. C., & Griffin, M. G. (2006). The effectiveness of cognitive processing therapy for PTSD with refugees in a community setting. *Cognitive and Behavioral Practice, 13,* 322–331.

Tarrier, N., Pilgrim, H., Sommerfield, C., Faragher, B., Reynolds, M., Graham, E., et al. (1999). A randomised trial of cognitive therapy and imaginal exposure in the treatment of chronic post traumatic stress disorder. *Journal of Consulting and Clinical Psychology, 67,* 13–18.

Tarrier, N., & Sommerfield, C. (2004). Treatment of chronic PTSD by cognitive therapy and exposure: 5-year follow-up. *Behavior Therapy, 35,* 231–246.

Taylor, S., Koch, W. J., Fecteau, G., Fedoroff, I. C., Thordarson, D. S., & Nicki, R. M. (2001). Posttraumatic stress disorder arising after road traffic collisions: Patterns of response to cognitive-behavior therapy. *Journal of Consulting and Clinical Psychology, 69,* 541–551.

Taylor, S., Thordarson, D. S., Maxfield, L., Federoff, I. C., Lovell, K., & Ogrodniczuk, J. (2003). Efficacy, speed, and adverse effects of three PTSD treatments: Exposure therapy, relaxation training, and EMDR. *Journal of Consulting and Clinical Psychology, 71,* 330–338.

Thompson, J. A., Charlton, P. F. C., Kerry, R., Lee, D., & Turner, S. W. (1995). An open trial of exposure therapy based on deconditioning for posttraumatic stress disorder. *British Journal of Clinical Psychology, 34,* 407–416.

Van Minnen, A., Arntz, A., & Keijsers, G. P. J. (2002). Prolonged exposure in patients with chronic PTSD: Predictors of treatment outcome and dropout. *Behaviour Research and Therapy, 40*, 439–457.

Van Minnen, A., & Foa, E. B. (2006). The effect of imaginal exposure length on outcome of treatment for PTSD. *Journal of Traumatic Stress, 19*, 427–438.

Van Minnen, A., & Hagenaars, M. (2002). Fear activation and habituation patters as early process predictors of response to prolonged exposure treatment in PTSD. *Journal of Traumatic Stress, 15*, 359–367.

Vaughan, K., Armstrong, M. S., Gold, R., O'Connor, N., Jenneke, W., & Tarrier, N. (1994). A trial of eye movement desensitization compared to image habituation training and applied muscle relaxation in posttraumatic stress disorder. *Journal of Behavior Therapy and Experimental Psychiatry, 25*, 283–291.

Vaughan, K., & Tarrier, N. (1992). The use of image habituation training with posttraumatic stress disorder. *British Journal of Psychiatry, 161*, 658–664.

Wagner, A. W., & Linehan, M. M. (2006). Applications of dialectical behavior therapy to posttraumatic stress disorder and related problems. In V. M. Follette & J. I. Ruzek (Eds.), *Cognitive-behavioral therapies for trauma* (2nd ed., pp. 117–145). New York: Guilford Press.

Wald, J., & Taylor, S. (2007). Efficacy of interoceptive exposure therapy combined with trauma-related exposure therapy for posttraumatic stress disorder: A pilot study. *Journal of Anxiety Disorders, 21*, 1050–1060.

Wells, A., & Sembi, S. (2004). Metacognitive therapy for PTSD: A preliminary investigation of a new brief treatment. *Journal of Behavior Therapy and Experimental Psychiatry, 35*, 307–318.

Zlotnick, C., Shea, T. M., Rosen, K., Simpson, E., Mulrenin, K., Begin, A., et al. (1997). An affect management group for women with posttraumatic stress disorder and histories of childhood sexual abuse. *Journal of Traumatic Stress, 10*, 425–436.

第八章　儿童和青少年的认知行为治疗

朱迪思·A.科恩、安东尼·P.马纳里诺(Anthony P. Mannarino)、埃丝特·德布林格(Esther Deblinger)、露西·伯利纳(Lucy Berliner)

一、理论背景

儿童在遭受创伤性生活事件后可能会产生一系列的问题,如焦虑症、抑郁症、行为失调、毒品滥用和/或PTSD。许多儿童能够进行自我修复,心理健康问题短期内就会消失。本章介绍的创伤特异性CBT通常只在学校以外的环境中提供。在这一章中,我们重点讨论创伤特异性CBT如何治疗PTSD症状。然而,重点是记住,儿童在应对创伤时会遇到许多其他困难,创伤特异性CBT可以有效针对PTSD以外的问题。

顾名思义,儿童PTSD就是儿童在遭受创伤后感到不安或忧虑、恐惧、憎恶。儿童也可能会感到悲伤、愤怒和盛怒。如果经历的某些方面是刺激或愉快的,这种兴奋或者激励的积极感觉会和之前所说的负面情绪混合在一起。这种复杂的感情会导致混乱,增加内疚或羞耻感。在成长的过程中,儿童经历了无数新出现的、令人焦虑的情况。这些情况一旦得到控制,要么会被儿童遗忘,要么被他们记忆为令人烦恼却成功克服的经历。儿童对创伤性事件的记忆不同于这些普通的、令人焦虑的记忆。由于创伤记忆独特的编码方式,与最初创伤经历相关的情绪可能会被某些人、地点或事物再次触发。PTSD的一个特点是儿童对创伤提醒物的泛化,以至于无害的环境提示会自动触发与先前创伤性事件相关的记忆和负面情绪。当孩子们以这种方式回忆起创伤性事件时,他们可能再次产生与当初遭受创伤时同样的情感反应。通过增加固有的无害提示的数量,创伤提醒物的泛化触发创伤记忆和相关感受(例如,对于在浴室中受到性虐待的儿童,任何浴室都可能成为创伤提醒物,只要进入浴室就可能触发其难以承受的创伤记忆,以及在最初的性虐待中体验过的恐惧）。随着时间的推移,曾经在浴室遭受性虐待的儿童可能会被负面情绪所淹没,并发展成严重的抑郁症、广泛性焦虑或惊恐障碍。随着环境中出现越来越多触发创伤记忆和相关负面情绪的提示,他们可能会出现明显的情感不稳定,或者出现"情感调节"困难(例如,容易发脾气,受到一点挑衅就会哭等)。

　　针对儿童 PTSD 中"行为失调"的典型治疗模式是避免创伤提醒物,即避免会使他们想起创伤性事件的人、地点、事物或情况。由于儿童可能对创伤或创伤施暴者有特殊的记忆,这些提醒物可能难以与最初的创伤联系起来,尤其在受害者是年幼儿童或发育有障碍的儿童的情况下。年幼儿童有时很难区分幻想和现实,可能会把施暴者当作怪物,最终对能使他们联想到"怪物"的其他人产生压力反应。与情感提醒一样,儿童对回避的泛化举止范围很广,可能从避免曾发生创伤的特定环境到避免并无任何伤害线索的情境。例如,在浴室受到性虐待的女孩可能会首先避开曾发生性虐待的浴室,但是如前所述,随着她的恐惧反应变得普遍,她的回避行为也可能变得普遍,以至于她会避开其他浴室,如学校的浴室。这样的女孩可能会遭遇遗尿或拒绝上学等次要问题的风险。如果她的父母不了解这些行为背后的理由,他们可能会惩罚她,从而导致这个孩子产生额外的对抗性行为困难。随着情感失调变得越来越令人不安,避免创伤提醒物的策略变得不太有效,一些儿童可能会求助于其他回避方法,如使用毒品或酒精来暂时控制令他们心烦的情绪状态。与成年人一样,当儿童受到这种影响,或者当他们试图获得毒品时,滥用毒品会导致行为困难。特别是因为许多青少年没有独立的经济来源来购买毒品,他们往往需要靠偷钱或卖淫来获取毒品。这反过来又使这些年轻人暴露于有更多风险性行为和从事反社会行为的同龄人的环境中。

　　身体(生理)失调会发生在患有 PTSD 的儿童身上。当孩子们不明白为什么坏事会发生在他们身上时,认知扭曲可能会出现。由于年幼儿童有一些自然认知倾向,如自我中心主义、过度概括以及用最简单的解释识别事件,他们在经历创伤后可能特别容易出现认知扭曲(例如,"爸爸打妈妈是因为妈妈不好")。在试图理解世界的自然过程中,许多饱受创伤的儿童建立起了规范信念。在普遍道德(例如,"事情应该公平")和社会理想(例如,"违法行为应该受到惩罚")的影响下,他们可能会认为自己做了一些错事,自己"应该"承受或经历创伤性事件,或者自己本可以做一些事情来预防创伤性事件。这种自责或内疚的想法是一种常见的认知扭曲。另一种认知扭曲是与创伤性事件有关的羞耻感(例如,儿童内在出现了一些错误、糟糕或受损的东西),要么是创伤性事件的原因,要么是创伤性事件的结果,而现在无法跟创伤性事件一起结束。在某些情况下,儿童可能会对创伤性事件的施暴者(例如,虐待儿童的人、殴打儿童母亲的人、直接告诉儿童"这是你的错"的人,或者将这些行为归咎于跟犯罪事件无关的父母的人)产生直接反应,进而发展出这些扭曲的认知。在这种情况下,儿童可能会接受施暴者所说的话,并承担精神创伤的责任。由于饱受创伤的儿童天生倾向于过度概括,他们可能会得出这样的结论:自己遭受了不可改变的伤害(自卑),没有人会相信自己所说的话,反过来自己也不能信任他人(人际信任受损),并且在很大程度上与周围的人不同(疏远)。

下一节将介绍针对儿童和父母的创伤特异性 CBT,CBT 通过具体干预措施克服这些困难。而其中一些部分可能与 CBT 密切相关(例如,使用认知三角帮助儿童理解想法、感情和行为之间的关系,或创建创伤叙述以逐渐使儿童对创伤提醒物脱敏),部分创伤特异性 CBT 可能与更加普遍的儿童创伤治疗(如情感表达和技能提升)存在着显著重叠。正如预期的那样,CBT 干预的理论基础和治疗儿童 PTSD 症状的其他干预措施之间也存在一定程度的重叠。使用这些 CBT 干预措施的理论基础包括:

① 情感、行为、生理和认知的失调是有条件或后天的,因此,它可以通过投照技术消除或忘却。

② 关于创伤经历的不准确或无益的想法,可以通过以创伤经历的施暴者为原型来获取。如前所述,原型可以是一个善意的成年人(例如,过度保护的父母会让孩子觉得自己不安全或没有能力自保),也可以是更大的社会背景。这些认知扭曲可以通过认知和语境化技术来纠正。

③ 在治疗早期培养情感调节、压力管理、认知应对和有效育儿的技能,可增强儿童的能力和自信心,以应对更具挑战性和创伤特异性的部分(如直接谈论儿童的个人创伤经历,以及对这些经历的认知处理方式)。

④ 让父母参与儿童 PTSD 治疗中,对支持这些儿童、加强治疗中所提供的技能和积极应对(而不是避免应对)策略、加强对行为失调儿童的有效养育,以及解决父母的代人受罪或直接创伤反应是非常重要的。

⑤ 治疗关系在提供创伤特异性 CBT 干预中至关重要。孩子和父母的沟通可以增强一种信任关系,而治疗师相信自己有能力控制创伤提醒物,无须依赖回避策略。

创伤特异性CBT的其他方面源自其他类型的儿童创伤疗法,包括以下特征:

① 协作性经验主义。治疗师以尊重的态度与孩子及其父母协作,实施干预措施,然后评估哪种干预措施能取得更好的成果。这些干预措施包括征求孩子和父母的持续建议和反馈,并在适当的时候利用心理测量仪器提供的信息持续评估症状。

② 使用强项和技能培养方法。该方法建立在治疗早期就已经获取和至少部分掌握的技能上。

③ 使用认知行为方法。在整个治疗过程中,通过新技能的建模、演练和实践,以及分等级的投照技术来消除规避。

④ 治疗师在治疗中的积极和指导角色。治疗师所说的"特定成分治疗"是一种特定的优先顺序,在这种顺序中,治疗步骤进展和儿童对某些干预措施发展出了高于其他干预措施(例如,非指导性治疗技术)的偏好。通过认识到治疗关系的中心地位与对治疗中的儿童—父母问题和需求的敏感性来平衡这些问题。

二、技术说明

尽管目前正在使用的几种创伤特异性CBT模型不同,但它们都有共同的组成部分,可以用缩写词PRACTICE来概括(Cohen, Mannarino, and Deblinger, 2006)。针对儿童PTSD的一些CBT模型并不包括这个缩写词中的每个部分;除儿童和家长心理治疗之外,还包括额外的组成部分和辅助服务(如病例管理)。PRACTICE这个缩写词代表以下组成部分:包含养育技能的父母治疗部分(Parental treatment component)、心理教育(Psychoeducation)、精神放松和压力管理技能(Relaxation and stress management skills)、情感表达和调节技能(Affective expression and modulation skills)、认知应对技能(Cognitive coping skills)、儿童对创伤经历的叙述与认知加工(Trauma narrative and cognitive processing of the child's traumatic experiences)、对创伤提醒物的体内脱敏(In vivo desensitization to trauma reminders)、亲子对话(Conjoint child-parent sessions)、增强安全感和促进未来发展(Enhancing safety and future development)。

(一)包含养育技能的父母治疗部分

包含养育技能的父母治疗部分通常与儿童治疗部分同步进行。父母了解孩子所接受的干预措施,并鼓励孩子在治疗期间加强实践和使用。在适当的时候,父母会在治疗中学习如何使这些干预措施(例如,精神放松、情感调节、认知应对)适合他们个人。在治疗中,父母也可习得正面赞扬、选择性注意、短暂隔离和行为应急强化计划等有效的养育技能。这些干预措施是根据个别儿童和家庭的需要量身定做的。如果行为问题比 PTSD 症状更突出,这些行为问题更严重的儿童可能需要更密集的干预,或者结合 CBT、其他疗法以代替这种疗法。

(二)心理教育

儿童和父母接收有关其所经历的创伤类型的信息(例如,有多少儿童经历过这种创伤;事实上这种创伤影响到许多儿童,而不仅是他们自己;关于创伤经历的典型反应的教育,包括什么是 PTSD;规范儿童和家长对创伤经历的反应;并提供持续的信息以在整个治疗过程中纠正认知扭曲)。因此,心理教育贯穿创伤特异性 CBT 治疗过程中。

(三)精神放松和压力管理技能

精神放松和压力管理技能在不同的创伤特异性 CBT 模式中,以各种不同的方式被提供。多数精神放松和压力管理技能包括个性化干预,鼓励儿童和父母通过使用技能来发展自我监控和调节生理紧张的方式,例如,渐进式肌肉放松、深呼吸或集中呼吸、正念锻炼、生物反馈、舞蹈、体育锻炼等。所有这些技能的目的是提高儿童认识自身身体紧张、压力或焦虑的能力,并采取积极有效的措施来减少这些压力。治疗师鼓励家长在治疗期间学习和实践这些技能。

(四)情感表达和调节技能

除了精神放松和压力管理技能之外,其他调节使人痛苦的情感状态(如焦虑、愤怒、悲伤和空虚)的方法在创伤特异性 CBT 中也广泛涉及。治疗师利用游戏和治疗活动来鼓励孩子学习情感表达技能(例如,准确描述孩子可能经历的一系列不同的感受和情况)。然后,治疗师帮助孩子制订个性化的计划,以识别最难以承担的感受,以及如何应对这些感受出现的情况。对一些儿童来说,这可能需要寻求成人的支持;对其他人来说,这可能涉及使用精神放松技能或认知应对;对另一些人来说,这可能需要脱离现状。有些孩子可能需要学会脱离导致消极情感状态的活动,学会交朋友,找到自己喜欢的活动,等等。许多孩子需要学习应对策略,学习如何有选择性地挑选在特定情况下应该使用的技能。对于情感调节严重失调的儿童,情感调节部分可能需要多次训练。治疗师同样鼓励父母学习情感调节技能,不仅为了他们自己,更是为了在治疗期间帮助和鼓励孩子使用这些技能。

（五）认知应对技能

认知应对是指理解想法、感情和行为之间的联系。治疗师还帮助儿童和父母认识到心烦意乱的感觉往往源于不准确或无益的想法（Seligman et al.,1995）。

当儿童经历痛苦的感觉或做出不正常的行为时,治疗师鼓励他们学会识别先于感受或行为的想法。把先识别的想法转变成更准确或更有帮助的想法,儿童会产生更舒缓的感受和更积极的行为。在治疗的早期,认知应对作为一个一般性压力管理工具被使用（例如,帮助儿童管理通常令人沮丧的情感状态,而不是改变创伤特有的认知扭曲）。在随后的治疗中,在儿童对他们的创伤经历进行了描述之后,这些同样的策略被用来探索和重构与儿童创伤经历有关的不准确和无益的认知。

例如,治疗师可能会问一个孩子过去一周有什么令他不愉快的感觉。小孩可能会说:"我疯了,因为我爬上猴架,一个小孩撞到我,然后我摔倒了。"治疗师会澄清孩子对于"疯了"的感受,他会问:"你为什么觉得自己疯了?"小孩可能会说:"我知道他是故意撞上我的。"然后治疗师可以探究这个想法是否准确（例如,有什么证据证明这是真的? 打个比方,撞人的孩子道歉了吗? 如果是这样的话,也许碰撞是个意外）,以及这个想法是否有帮助。即使孩子的想法是真的（"我几乎爬到了最高点。我越来越擅长爬这个猴架了!"）,如果可以让孩子换一种想法的话,他会不会感觉好一点。然后,治疗师可能会帮助孩子探究每一个想法会让他们产生什么感受,并让他们知道在这种情况下自己可以自由选择。治疗师同样鼓励父母学习认知应对技能,既供个人使用,也能鼓励他们的孩子在治疗过程中使用。

（六）儿童对创伤经历的叙述与认知加工

一旦儿童在一定程度上习得了精神放松和压力管理的技能,治疗师就会引入这种治疗模式中更具创伤特异性的部分。治疗师首先鼓励孩子描述个人创伤经历,并逐渐包括越来越多的细节,直到孩子描述了创伤"最糟糕的时刻"或最可怕的方面。对于经历过多次创伤的儿童来说,这可能需要将几个创伤性事件编织成一次单一的叙述,或者为不同的创伤创建单独的叙述。治疗师们要积极地给予表扬和鼓励,并仔细地校准儿童能够忍受的披露程度,这样儿童既不会被创伤记忆所淹没,也不会被无意中鼓励使用回避策略。一旦儿童描述了他们创伤经历的细节方面(不仅包括他们记得发生过的事情,还包括他们在经历创伤时和复述创伤经历时的想法、感受及身体感觉),治疗师鼓励儿童检查自己的这些想法,以评估它们是否准确和有用。这种对儿童创伤经历的认知加工过程与儿童在治疗早期学到的对日常事件的认知加工过程相呼应,并强调了为什么在引入创伤特异性部分之前,掌握早期的、基于技能的部分在这种治疗方法中是最佳的。通过创建创伤叙事,可以发现儿童的特殊认知扭曲并不少见,所以当听完创伤叙述时,治疗师可以询问孩子创伤叙述中的某个情节,以及它是否是一个准确或有益的判断,从而帮助孩子探究背后的原因。

除了让孩子处理所发生的事情之外,创伤叙事还允许孩子将自己经历的创伤性事件置于他们人生中更大的一个框架中去研究。把发生的创伤性事件用"讲故事"的方式讲出来,让孩子看到,在事件发生之前,他们经历了很长一段时间,自事件发生以后,他们交了朋友,上了学,做了其他"正常的孩子会做的事情"。治疗师可以利用这一点来帮助孩子将创伤经历重新定义为一个事件(或一系列事件),而不是决定孩子的人生经历(也就是说,他们不只是一个创伤幸存者,还是一个遭受过不幸的正常孩子)。这种方法对父母也有帮助。父母在孩子描述自己的创伤经历时,或者在与治疗师进行的访谈中听到孩子的创伤叙述,在体验过孩子的创伤披露后(直接或者替代性地参与到创伤披露中),对自己的感受和想法进行认知加工。

(七) 对创伤提醒物的体内脱敏

如果儿童回避固有的无害提示,他们可以从体内脱敏或分级披露中受益。这在其他文献中有所描述(Cohen, Mannarino, and Deblinger, 2006)。父母必须全力支持,以帮助孩子停止回避令自己感到恐惧的处境。

(八) 亲子对话

治疗结束时,治疗师安排孩子和父母举行亲子对话,以便让孩子直接与父母分享自己的创伤(父母已经在与治疗师的单独会议上听到了这些内容,并且他们能够支持孩子),并参与建立沟通、增强安全感的任务和其他干预措施,这些干预措施的目的是在治疗将结束的时候,治疗师将孩子公开交流的有关创伤经历的任何余留问题、烦恼和感受的能力转移给父母。如果将来再出现这些烦恼,希望孩子知道父母愿意以开诚布公的方式与他们讨论这些烦恼。如果需要,也可以在治疗中提前举行亲子对话,以解决行为交流或其他问题。

(九) 增强安全感和促进未来发展

安全规划是创伤披露后治疗过程的一个重要组成部分,它可以弥补儿童在经历创伤性事件后失去的安全感,积极优化儿童保护自己免受危险情况影响的能力。促进未来发展包括加强儿童在解决问题、管理愤怒等必要领域的能力,以及提高儿童在未来遭受创伤披露风险时的应对能力。治疗师应要求家长全面参与安全规划,并鼓励他们在不进行亲子对话时以及治疗结束后加强儿童的安全技能。

三、数据收集方法

我们使用 PubMed 中的医学术语进行了文献检索,如"应激障碍""后创伤""随机对照试验""个体治疗";限制条件包括"所有0~18 岁儿童""仅有含摘要的项目""英语""随机对照试验",或"随机"和"对照",以及"试验、男性、女性、人类"。这次检索产生了 104 份摘要。在检索心理学文摘数据库(PsycINFO)时,我们检索了以下内容:PTSD;第一个限制条件是"治疗结果/随机对照试验";第二个限制条件是"童年或青春期"。检索后,总共产生了 24 份摘要。在第三次检索创伤压力国际出版物数据库(PILOTS)时,我们检索了关键词"儿童、青少年及临床试验",这又产生了 20 篇摘要。这些检索是在 2006 年进行的。通过检索美国国家儿童创伤压力网和儿童创伤领域内的研究报告,这些摘要得到了扩充。我们详细检查了个别研究,并对它们进行了方法论评估。本章还包括其他一些选定的小组或家庭治疗,这些治疗通常不在学校环境中提供(因为内容涉及毒品滥用、癌症或性虐待问题)。只有已发表或已出版的针对受创儿童的 CBT 研究报告,并且这些报告包括评估儿童 PTSD 症状的工具,才被考虑纳入表 8.1 和表 8.2 中。表 8.1 包括 A 级研究(随机对照试验),表 8.2 包括 B 级研究。

表 8.1 控制组或对照组的研究

研究	目标人群	次数/时长	治疗/控制	主要发现	组间效果大小	组内效果大小
(Deblinger, Lippmann, and Steer, 1998b)	遭受过性虐待的美国儿童(8~14岁)100人	12次,1.5小时/次	TF-CBT 22 创伤聚焦的认知行为治疗只限父母 24 TF-CBT只限儿童 22 TF-CBT父母+儿童 22 交流控制	提供给儿童(联合组)的创伤聚焦的CBT在改善PTSD症状方面明显优于对照组。提供给创伤聚焦父母(组合组)的CBT在改善儿童抑郁、行为问题和养育技能方面明显优于对照组	K-SADS 父母 vs.控制组 0.62 父母 vs.控制组 0.85 0.99 儿童 vs.父母 0.42 儿童+父母 vs.父母 0.04 父母+儿童 vs.控制组 0.33	K-SADS 1.56 1.69 2.18 1.08
(Cohen and Mannarino, 1996)	遭受过性虐待的美国学前儿童(3~6岁)86人	12次,1.5小时/次	39 TF-CBT 28 NST	在改善PTSD,内化和性行为症状方面,创伤聚焦的CBT优于非指导性支持治疗	每周行为报告 完成者:0.57	每周行为报告 1.18 0.64
(Cohen et al., 2004a)	遭受过性虐待和多重创伤的美国儿童(8~14岁)203人	12次,1.5小时/次	89 TF-CBT 91 CCT	在改善儿童的PTSD,抑郁,行为和羞耻症状以及参与父母的一些育儿问题方面,创伤聚焦的CBT明显优于以儿童为中心的治疗	K-SADS 治疗意图:0.61	K-SADS 2.13 1.25

续表

研究	目标人群	次数/时长	治疗/控制	主要发现	组间效果大小	组内效果大小
(King et al., 2000)	遭受过性虐待的澳洲儿童（5~17岁）36人	20次,100分钟/次	12 TF-CBT儿童 12 TF-CBT家庭 12 等待序列	在改善PTSD症状方面，创伤聚焦的CBT明显优于等待序列。家庭仅在最低程度上改善了儿童组的结果	ADIS 儿童 vs.等待序列：1.09 1.58 家庭 vs.等待序列：1.24 1.86 儿童 vs.家庭：0.21 0.63	ADIS 1.58 1.86 0.63
(Cohen and Mamarino, 1998)	遭受过性虐待的美国儿童（8~14岁，不要求有PTSD症状）82人	12次,1.5小时/次	30 TF-CBT 19 非指导性支持治疗	在改善治疗后抑郁症和社交能力方面，以及在1年内随访完成方的PTSD和分裂症状的CBT优于非指导性支持治疗	TSCC 完成者：0.22	创伤压力症状清单（TSCC） 0.37 0.16
(Smith et al., 2007)	遭受过单一创伤性事件的英国儿童（8~18岁）24人	10次,1小时/次	基于认知的CBT 12 CBT 12 等待序列	对PTSD的诊断，CBT明显优于等待序列。认知曲扭的改善部分调节了CBT组的改善	CAPS-CA 完成者：1.59	CAPS-CA 3.47 0.87
(Najavits, Gallop, and Weiss, 2006)	患有PTSD和毒品滥用失调（SUD）的青少年28人	25次,1.5小时/次	寻求安全感 15 寻求安全感 13 TAU	在多个领域的5个月随访期间，寻求安全感优于常带治疗（TAU）	TSCC 完成者：0.12	TSCC 1.11 0.28

备注：ADIS，焦虑障碍面试问卷；CAPS-CA，临床医师专用PTSD量表—儿童和青少年版；K-SADS，学龄儿童情感障碍和精神分裂症一览表；TF-CBT，创伤聚焦CBT；TSCC，创伤压力症状清单。

a N＝受试者开始学习或治疗。
b N＝对受试者进行数据分析。
c 基于 p＜0.05。

表 8.2 缺乏控制组或对照组的研究

研 究	目标人群[a]	治疗次数/时长	治疗/控制[b]	结 果	效应大小[c]
（Deblinger，McLeer，and Henry，1990）	遭受过性虐待的美国儿童（8~14岁）19 人	12 次，1.5 小时/次	创伤聚焦的 CBT（TF－CBT）19 人	创伤聚焦的 CBT 能有效减少 PTSD 症状，抑郁和行为问题	K－SADS：2.80
（Cohen，Mannarino，and Knudsen，2004）	有创伤性悲伤的儿童（6~17 岁）22 人	16 次，1.5 小时/次	创伤性悲伤的认知行为治疗（TG－CBT）22 人	创伤性悲伤认知行为治疗能有效改善儿童的 PTSD、创伤性悲伤和抑郁症状，以及参与治疗的父母的 PTSD 症状	CPSS：0.81
（Cohen，Mannarino，and Staron，2006）	有创伤性悲伤的儿童（6~17 岁）51 人	12 次，1.5 小时/次	创伤性悲伤认知行为治疗（TG－CBT）39 人	创伤性悲伤认知行为疗能有效改善创伤性表亲儿童的 PTSD，创伤性悲伤症状，以及参与治疗的父母的 PTSD 症状	CPSS：0.87

续表

研究	目标人群	治疗次数/时长	治疗/控制	结 果	效应大小
(Saxe et al., 2005)	有复杂需求的创伤儿童(5~20岁)110人	每3个月一次、每次治疗时长不定(多变的)	创伤系统治疗(TST)110人	创伤系统治疗能有效改善PTSD症状	CANS - PTSD: 0.31

备注:CANS - PTSD,儿童和青少年的需求和强项 - PTSD;CPSS,儿童PTSD症状量表;K - SADS,学龄儿童情感障碍和精神分裂症一览表;TF - CBT,创伤聚焦认知行为治疗;TG - CBT,创伤性悲伤认知行为治疗。

a N=受试者开始学习或治疗。
b N=对受试者进行数据分析。
c 只含组内效应大小。

四、文献综述

三种针对儿童或青少年的,以 PTSD 定向的 CBT 个体模型已经在随机对照试验中进行了测试。其他个体模型在稍欠严谨的研究设计中被评估。因为很少有模型经过最严格的测试,所以这篇综述也包括了控制不够良好的研究。由于这些研究得出的结论不太有力,他们在 Foa、Keane 和 Friedman 所描述的 AHCPR 量表中的评分较低。

(一)创伤聚焦的 CBT

创伤聚焦的 CBT 包括 PRACTICE 的所有部分(Cohen, Mannarino, and Deblinger, 2006；Deblinger and Heflin, 1996)。创伤聚焦的认知行为治疗特别强调在整个治疗过程中的逐步披露。通过增加对儿童所经历的创伤类型的讨论,每一个 PRACTICE 的部分被逐步纳入,这样儿童和父母逐渐变得更能忍受创伤提醒物,而不会被身体或心理上的压力所淹没。由于这一过程是逐步发生的,儿童掌握了技能后,在引入创伤特异性成分时就做好了准备。创伤聚焦的认知行为治疗是迄今为止对创伤儿童研究得最透彻的治疗方法,由 3 个最初各自独立的研究小组完成了 6 项随机对照治疗试验(此后,其中 2 个小组联合进行协作治疗结果研究)。在评估 PTSD 症状的 5 项试验中,有 4 项将 PTSD 症状作为研究的纳入标准。这些研究表明,在改善 PTSD 症状及各种其他症状方面,创伤聚焦的认知行为治疗优于其他积极治疗或等待序列控制条件。第五项研究没有将 PTSD 症状作为纳入标准,但在随访中发现了 PTSD 有差别的治疗效果。

在一项初步的试验研究中,创伤聚焦的认知行为治疗模型不仅被证明有效,还具有发展前景(Deblinger, McLeer, and Henry, 1990)。在这项初步研究的基础上,100 名 8～14 岁遭受性虐待后患有 PTSD 症状的儿童被随机分配成四组,并提供不同的治疗:单独向遭受性虐待儿童提供的创伤聚焦的认知行为治疗,单独向遭受性虐待儿童的父母提供的创伤聚焦的认知行为治疗,向遭受性虐待儿童及其父母提供的创伤聚焦的认知行为治疗,或照常参与集体治疗(TAU)。(Deblinger, Lippmann, and Steer, 1996)接受过创伤聚焦的认知行为治疗的儿童,其 PTSD 症状得到了明显改善。该研究还发现,父母参与治疗使得儿童的行为问题和抑郁症状,以及家长的育儿方式得到了明显改善。

科恩和曼纳里诺(Cohen and Mannarino，1996)将 3～7 岁遭受过性虐待的学龄前儿童随机分配到创伤聚焦的认知行为治疗组或非指导性支持治疗组中。由于在进行这项研究时，他们还没有对学龄前儿童的 PTSD 进行有效的访谈评估，因此使用每周行为报告(WBR)来评估 PTSD 症状。每周行为报告通过父母报告，测量了幼童的再体验症状(主要是性方面不恰当的行为)、对令人害怕情况的回避和亢奋症状。在 1 年后的随访中，接受创伤聚焦的认知行为治疗的儿童在每周行为报告得分上明显高于接受非指导性支持治疗组的儿童。创伤聚焦的认知行为治疗的另一个优点是显著改善了内化和外化的行为症状。

在一项多点研究中，科恩等(Cohen et al.，2004)随机将 229 名遭受过性虐待的儿童分配至创伤聚焦的认知行为治疗组或以儿童为中心的治疗组，并证明接受创伤聚焦的认知行为治疗后的儿童的 PTSD 症状均有显著改善。被分配到以儿童为中心的治疗组的儿童经历了多次创伤或具有较高(相对于较低)的初始抑郁水平，在治疗后或随访时明显更有可能具有 PTSD 症状，但是对于那些被分配到创伤聚焦的认知行为治疗组的儿童，没有发现这些关联(Deblinger et al.，2006)。在这项研究中，相比被分配到以儿童为中心的治疗组的儿童，被分配到创伤聚焦的认知行为治疗组的儿童在抑郁、焦虑、羞耻和行为问题上均得到了显著的改善(Cohen et al.，2004)。

金等(King et al.，2000)将遭受过性虐待的 5～17 岁澳大利亚儿童随机分为 3 组：向儿童提供的创伤聚焦的认知行为治疗、向儿童和父母提供的创伤聚焦的认知行为治疗、等待序列对照组。在 PTSD 症状方面，经创伤聚焦的认知行为治疗后，症状改善均显著高于对照治疗组；在 3 个月后的随访中，将父母纳入治疗中的儿童大大减少了恐惧。

科恩和曼纳里诺(1998)将 82 名 8～14 岁遭受过性虐待的儿童随机分配至创伤聚焦的认知行为治疗组或非指导性支持治疗组。与前面描述的研究不同，PTSD 症状不作为这个项目的纳入标准。经儿童创伤症状检查表的 PTSD 量表测量，治疗后两组的 PTSD 症状无显著差异，但在 12 个月的随访中，经创伤聚焦的认知行为治疗后，PTSD 症状得到了明显改善。创伤聚焦的认知行为治疗的其他益处包括治疗后抑郁症和社交能力的显著改善，以及 1 年后随访时抑郁症、性别化行为、焦虑症和分裂症明显减少(Cohen，Mannarino，and Knudsen，2005)。

儿童和青少年创伤治疗和服务(CATS)项目使用了两种形式的 CBT，该项目为在"9·11"恐怖袭击事件后患有 PTSD 症状的儿童和青少年提供治疗。最后的样本包含 589 名儿童,其中大部分是低收入拉丁裔:中度至重度 PTSD 症状的儿童接受 CBT(445 人);轻度至中度 PTSD 症状的儿童仅接受 PRAC 的治疗成分(ES;112 人);患有非常轻微 PTSD 症状的儿童接受照常治疗(32 人)。由于接受照常治疗的人数较少,这些儿童被纳入 ES 组进行数据分析。接受治疗后,两组儿童(CBT vs. ES/TAU)均有显著改善,组间无显著差异。

创伤聚焦的认知行为治疗已被用于治疗经历童年创伤性悲伤的儿童。这种修订之后的模型,也就是创伤性悲伤 CBT,为前面描述的标准 TF‑CBT 成分中增加了以悲伤为中心的干预。在 TG‑CBT 的两个开放(非控制)试验中,经儿童 PTSD 症状量表测量,儿童的 PTSD 症状、创伤性悲伤症状和其他各种心理结果都有显著改善。参与治疗的父母个人 PTSD 症状也有显著改善(Cohen,Mannarino,and Knudsen,2005;Cohen,Mannarino,and Staron,2006)。

创伤聚焦的认知行为治疗模型中包含的文化因素特别强调创伤性悲伤的部分。创伤聚焦的认知行为治疗已经针对拉丁裔儿童进行了调整,这个调整后的版本已经在大多数墨西哥移民工人的孩子中进行了评估,且得到了积极的结果(DeArellano et al.,2005)。针对遭受过性虐待、家庭暴力或被艾滋病病毒感染的非洲儿童,创伤聚焦的认知行为治疗正在进行文化方面的修改和评估,挪威、德国、荷兰、柬埔寨等国也在进行同样的评估。

(二) 基于认知的创伤聚焦的认知行为治疗

另一种以创伤为中心的个体 CBT 形式已经在一个试点随机对照试验中进行了测试(Smith et al.,2007),这个试验主要针对遭受过单一创伤性事件(机动车事故、人际创伤或目睹暴力)的儿童。该模型包括以下几个部分:心理教育、对创伤性事件的想象再现、认知重构、将认知重构整合到再现中、重游遭受创伤的地点、关于创伤提醒物的刺激辨别、直接解决做噩梦的问题、图像转换技术、行为实验,以及在需要时进行亲子对话。该模型不包括精神放松干预。史密斯等(Smith et al.,2007)的试点随机对照试验将这一模型与等待序列对照组进行了比较,发现该模型对 PTSD、焦虑症和抑郁症能产生很大的影响。

基于认知的创伤聚焦的认知行为治疗迄今只在英语国家的儿童中进行过测试。

（三）寻求安全感

寻求安全感（Najavits，2002）是一种治疗 PTSD 和毒品滥用失调共病的综合治疗模式，最初是针对成人开发和测试的，近年在青少年随机对照试验中进行了研究（Najavits，Gallop，and Weiss，2006）。寻求安全感可以单独提供，也可以成组提供。它包含了大多数的 PRACTICE 部分。直接披露技术通常不包含在内（但可以附加地进行）。主要特点包括以安全为首要目标；关注理想，以抵消 PTSD 和毒品滥用中理想的丧失；简洁、引人入胜的语言；灵活性很高（例如，治疗主题的数量和顺序可以变化，未取得精神健康正式学位的咨询师也可以进行寻求安全感的治疗）。该模式的治疗主题包括收回你的力量、诚实、寻求帮助、在关系中设定界限、基础教育。寻求安全感的参与者在治疗后的各个领域，包括毒品滥用及相关问题、与创伤相关的症状、与 PTSD 和毒品滥用失调相关的认知、精神功能及治疗中未针对的其他几个病理领域（如厌食、躯体化、广泛性焦虑），都明显优于照常治疗组的参与者。在 3 个月后的随访中，其中一些优势也得以维持。

文化问题和精神性被视为寻求安全感的一部分。寻求安全感在青少年中只得到有限的应用，经调整后，其在讲西班牙语的成年人、女性退伍军人和服刑人员中得以广泛应用。这表明该模型在患有 PTSD 和毒品滥用失调共病的不同群体中具有广泛的可接受性。

（四）癌症恢复能力干预计划（SCIPP）

癌症恢复能力干预计划是一种基于认知和家庭的治疗方式，被提供给癌症痊愈的青少年。治疗分四个阶段：第一阶段和第二阶段是分别向青少年和家长提供小组会议，内容包括心理教育、探讨创伤相关事件、识别创伤记忆并提供应对技巧（如情感表达、认知加工和压力管理）；第三阶段和第四阶段包括多个家庭组，在家庭环境中应用第一阶段和第二阶段的材料。内容包括心理教育、认知加工和功能性家庭治疗。一项随机对照试验对比了癌症恢复能力干预计划和一个包含 150 名青少年及其父母和兄弟姐妹的等待序列对照组，结果显示在唤醒症状方面，接受癌症恢复能力干预计划的青少年痊愈者的改善明显大于在等待序列治疗环境中的青少年痊愈者（Kazak et al.，2004）。两组的 PTSD 症状在整体上没有差异。这项干预措施的初步试验是一项随机对照试验，试验者是 19 个家庭中被诊断出患癌症的儿童。家庭在得知孩子的病情后，被随机分配至新诊断出来的癌症恢复能力干预计划组或照常治疗组。初步研究结果显示,两组之间没有显著差异,但在减少焦虑和父母的 PTSD 症状方面的效果符合预期(Kazak et al.,2005)。

文化和精神性问题是癌症恢复能力干预计划模式的一部分。癌症恢复能力干预计划已经在美国青少年中进行了测试。

(五)创伤系统治疗

创伤系统治疗将 CBT 干预与基于系统的干预相结合,后者针对的是情感严重失调的儿童(Saxe et al.,2005)。创伤系统治疗有五个治疗阶段:痊愈、稳定、持久、理解和超越。除了 PRACTICE 的部分,创伤系统治疗还提供以家庭为基础的服务,以稳定儿童和家庭环境,并根据需要提供药物和法律咨询服务。此外,儿童还会获得病例管理协调服务,以及与其需求一致的护理水平。创伤系统治疗的开放试验显示,在 3 个月后的随访中,110 名儿童的 PTSD 症状有明显的改善(Saxe et al.,2005)。

创伤系统治疗包含一个强有力的文化焦点,并将基于信仰的支持作为其关键组成部分。创伤系统治疗已经在美国儿童身上进行了测试。

(六)KIDNET

KIDNET 是一种儿童友好型的叙事披露疗法(Ruf et al.,2007),已经被运用于实践中。NET 是专门为治疗遭受过多重和严重创伤(例如,战争和酷刑等组织性的创伤,或家庭暴力、反复性暴力等慢性严重创伤)的痊愈者而开发的。KIDNET 从心理教育开始讲述重建生活叙事的重要性。治疗师以移情的方式帮助孩子重新创立一个完整的、未被分割过的生活叙事,包括愉快的生活事件和创伤性事件。KIDNET 非常重视儿童和人权,以帮助儿童恢复尊严并承认自己所经历的一切。KIDNET 在一个随机对照试验中进行了测试,25 名难民儿童被随机分配至 KIDNET 组或等待序列对照组。

KIDNET 是在德国发展起来的,它的核心特征是文化问题。索马里、乌干达、卢旺达等国家的难民儿童已经开始使用 KIDNET。

(七)生活技能/生活故事

生活技能/生活故事是一个由两个模块构成的小组,或者说是为经历过复杂、多重或持续创伤的女孩们缓解 PTSD、抑郁症和分裂症的个别干预。这个模型包括了前面描述的所有 CBT 成分,但是它需要花费更长的时间在前期的压力管理上，以稳定这些青少年很严重的情感失调。它被用于治疗12～21岁的女孩，这些女孩曾遭受过性虐待或身体虐待、社区暴力或家庭暴力、性侵犯。该方法将文化问题作为重要组成部分，现已被用于美国各种文化团体中。

（八）青少年慢性压力恢复的结构化心理治疗(SPARCS)

青少年慢性压力恢复的结构化心理治疗模式是一种由22个阶段构成的小组干预，专门针对遭受慢性创伤青少年的需求而设计，这些青少年可能仍生活在持续的创伤或压力中。它侧重于遭受长期虐待和暴力、人际交往凌辱、家庭或社区暴力、医疗创伤的12～19岁儿童。该模型包括早期压力管理成分（心理教育、精神放松、情感调节、正念和认知加工），还强调增强个人安全感，但不包括直接披露技术。它已在有些学校和门诊进行了广泛试点。一项公开的青少年慢性压力恢复的结构化心理治疗研究显示，经过治疗，青少年在人际关系、功能障碍和行为症状方面有显著改善（Habib and Ross，2006）。

青少年慢性压力恢复的结构化心理治疗包括文化问题，其核心组成部分是精神性。青少年慢性压力恢复的结构化心理治疗已经在不同的美国人群中被使用。

（九）利用单一 PRACTICE 成分的 CBT 干预

一些创伤治疗模式侧重于提供单一 PRACTICE 成分，例如，以按摩治疗（Field et al.，1996）或形象脱敏（Saigh，1989，1992）的形式进行精神放松。这些单一成分疗法被用于治疗儿童的 PTSD 症状，其效应大小没有数据支持。因此，目前相对于单个成分的使用，创伤聚焦的认知行为治疗的完整使用得到了更强的支持。当前，一项创伤聚焦的认知行为治疗解构研究正在进行中，目的是评估将创伤叙述和认知处理部分纳入解决幼童（4～11岁）PTSD 症状的相对益处和风险（Deblinger et al.，2003）。

五、结论与建议

针对儿童和青少年的几个创伤聚焦的认知行为治疗模型对改善 PTSD 症状及其他心理症状有效。这些模型共享许多重叠的部分，但也具有一些明显不同的特征。该领域在较短的时间内取得了重大进展，开发和测试了有效的方法，以解决因不同类型的事件而遭受创伤的儿童的各种困难，以及呈现发展范围内各种复杂的临床图像。令人印象深刻的是，社区环境中的治疗师和不同文化背景的儿童在接受 CBT 干预方面取得了进展。目前，创伤聚焦的认知行为治疗是缓解遭受过创伤的儿童和青少年 PTSD 症状及各种其他症状的有效措施之一。

参考文献

Cohen, J. A., Deblinger, E., Mannarino, A. P., & Steer, R. A. (2004). A multisite randomized controlled trial for children with sexual abuse-related PTSD symptoms. *Journal of the American Academy of Child and Adolescent Psychiatry, 43*, 393–402.

Cohen, J. A., & Mannarino, A. P. (1996). A treatment outcome study for sexually abused preschool children: Initial findings. *Journal of the American Academy of Child and Adolescent Psychiatry, 35*, 42–50.

Cohen, J. A., & Mannarino, A. P. (1998). Interventions for sexually abused children: Initial treatment findings. *Child Maltreatment, 3*, 17–26.

Cohen, J. A., Mannarino, A. P., & Deblinger, E. (2006). *Treating trauma and traumatic grief in children and adolescents*. New York: Guilford Press.

Cohen, J. A., Mannarino, A. P., & Knudsen, K. (2004). Treating childhood traumatic grief: A pilot study. *Journal of the American Academy of Child and Adolescent Psychiatry, 43*, 1225–1233.

Cohen, J. A., Mannarino, A. P., & Knudsen, K. (2005). Treating sexually abused children: 1 year follow up of a randomized controlled trial. *Child Abuse and Neglect, 29*, 135–145.

Cohen, J. A., Mannarino, A. P., & Staron, V. R. (2006). A pilot study of modified cognitive-behavioral therapy for childhood traumatic grief (CBT-CTG). *American Academy of Child and Adolescent Psychiatry, 45*, 1465–1473.

DeArellano, M. A., Waldrop, A. E., Deblinger, E., Cohen, J. A., Danielson, C. K., & Mannarino, A. P. (2005). Community outreach program for child victims of traumatic events: A community-based project for underserved populations. *Behavior Modification, 29*, 130–155.

Deblinger, E., & Heflin, A. (1996). *Treating sexually abused children and their non-offending caretakers*. Thousand Oaks, CA: Sage.

Deblinger, E., Lippman, J., & Steer, R. A. (1996). Sexually abused children suffering posttraumatic stress symptoms: Initial treatment outcome findings. *Child Maltreatment, 3*, 310–321.

Deblinger, E., Mannarino, A. P., Cohen, J. A., & Steer, R. (2003). *Young sexually abused children: Optimal CBT strategies*. Washington, DC: National Institute of Mental Health.

Deblinger, E., Mannarino, A. P., Cohen, J. A., & Steer, R. A. (2006). A follow up study of a multi-site, randomized, controlled trial for children with sexual abuse related PTSD symptoms. *Journal of the American Academy of Child and Adolescent Psychiatry, 45*, 1474–1484.

Deblinger, E., McLeer, S. V., & Henry, D. (1990). Cognitive behavioral treatment for sexually abused children suffering posttraumatic stress: Preliminary findings. *Journal of the American Academy of Child and Adolescent Psychiatry, 29*, 747–752.

Field, T., Seligman, S., Scafadi, S., & Schanberg, S. (1996). Alleviating posttraumatic stress in children following Hurricane Andrew. *Journal of Applied Developmental Psychology, 17,* 37–50.

Habib, M., & Ross, L. A. (2006). *Igniting SPARCS of change in treatment: An experiential introduction to a promising practice.* Presented at the 22nd Annual Meeting of the ISTSS, Hollywood, CA.

Hoagwood, K. E., and the CATS Consortium. (in press). Impact of CBT for traumatized children and adolescents affected by the World Trade Center disaster. *Journal of Clinical Child and Adolescent Psychology.*

Kazak, A. E., Alderfer, M. A., Streisand, R., Simms, S., Rourke, M. T., Barakat, L. P., et al. (2004). Treatment of posttraumatic stress symptoms in adolescent survivors of childhood cancer and their families: A randomized clinical trial. *Journal of Family Psychology, 18,* 493–504.

Kazak, A. E., Simms, S., Alderfer, M. A., Rourke, M. T., Crump, T., McClure, K., et al. (2005). Feasiblity and preliminary outcomes from a pilot study of a brief psychological intervention for families of children newly diagnosed with cancer. *Journal of Pediatric Psychology, 30,* 644–655.

King, N. J., Tonge, B. J., Mullen, P., Myerson, N., Heyne, D., Rollings, S., et al. (2000). Treating sexually abused children with posttraumatic stress symptoms: A randomized clinical trial. *Journal of the American Academy of Child and Adolescent Psychiatry, 39,* 1347–1355.

Layne, C. M., Pynoos, R. S, Saltzman, W. S., Arslanagic, B., & Black, M. (2001). Trauma/grief focused group psychotherapy: School based post-war intervention with traumatized Bosnian adolescents. *Group Dynamics, 5,* 277–290.

Najavits, L. M. (2002). *Seeking safety: A treatment manual for PTSD and substance abuse.* New York: Guilford Press.

Najavits, L. M., Gallop, R. J., & Weiss, R. D. (2006). Seeking safety therapy for adolescent girls with PTSD and substance use disorder: A randomized controlled trial. *Journal of Behavioral Health Services Research, 33,* 453–463. Available online at *www.seekingsafety.org*

Ruf, M., Schauer, M., Neuner, F., Schauer, E., Catani, C., Schauer, E., et al. (2007). *KIDNET—a highly effective treatment approach for traumatized refugee children.* Paper presented at the European Conference on Traumatic Stress, Opatja, Croatia.

Saigh, P. (1989). The use of *in vitro* flooding package in the treatment of traumatized adolescents. *Developmental and Behavioral Pediatrics, 10,* 17–21.

Saigh, P. (1992). The behavioral treatment of child and adolescent posttraumatic stress disorder. *Advances in Behaviour Research and Therapy, 14,* 247–275.

Saxe, G. N., Ellis, H., Fogler, J., Hansen, S., & Sorkin, B. (2005). Comprehensive care for traumatized children: An open trial examines treatment using trauma systems therapy. *Psychiatric Annals, 53,* 443–448.

Seligman, M. E. P., Reivich, K., Jaycox, L., & Gillham, J. (1995). *The optimistic child.* Boston: Houghton Mifflin.

Smith, P., Yule, W., Perrin, S., Tranah, T., Dalgleish, T., & Clark, D. (2007). Cognitive behavior therapy for PTSD in children and adolescents: A preliminary randomized controlled trial. *Journal of the American Academy of Child and Adolescent Psychiatry, 46,* 1051–1061.

第九章　成人精神药物治疗

马修・J.弗里德曼、乔纳森・R.T.戴维森(Jonathan R. T. Davidson)、丹・J.斯坦(Dan J. Stein)

一、理论背景

PTSD 似乎是一种非常复杂的失调,与生理、心理系统的稳定和深刻变化有关(Charney,2004;Friedman and Davidson,2007;Southwick et al.,2007)。表 9.1 总结了目前有关 PTSD 中涉及特定神经递质、神经激素或神经内分泌系统的精神生物学异常的知识。这些信息与理解为什么某些药物可能是有效的治疗剂有关。目前有关 PTSD 药物治疗的大部分信息是基于已被认可的抗抑郁药、抗焦虑药和其他药物的实证试验,而不是针对 PTSD 病理生理学基础上的,推定神经生物学机制或针对这些机制中个体间差异的药物。

表 9.1　可能与 PTSD 相关的精神生物学异常

拟议精神生物学异常	可能的临床效应
肾上腺素能的高反应性	高警觉、再体验、愤怒/攻击、异常的信息/记忆过程、惊恐/焦虑
促肾上腺皮质激素释放因子(CRF)水平升高	高警觉、再体验、惊恐/焦虑
下丘脑-垂体-肾上腺轴(HPA)失调/增强的负反馈	应激不耐受
阿片样物质功能失调	麻木
边缘系统敏化/诱发	高警觉、再体验
5-羟色胺能的功能失调	麻木、再体验、高警觉、对应激反应的调节不佳、相关症状[1]

---

[1]　相关症状指愤怒、攻击、冲动、抑郁、惊恐/焦虑、强迫性思维、物质滥用/依赖。

拟议精神生物学异常	可能的临床效应
谷氨酸能的功能失调	解离、信息和记忆处理受损、对条件性恐惧消退的抵抗
γ-氨基丁酸能（GABAergic）的功能失调	高警觉、对应激反应的调节不佳

二、技术说明

药物治疗的主要技术包括：

选择一种药物，其药理作用有望使与特定失调相关的精神生物学的异常正常化；

基于已证实的疗效，为失调本身、一种特定症状、症状群或共病失调选择最合适的治疗剂；

监测和重新调整剂量以优化治疗效果和作用，同时降低产生副作用的可能性；

了解什么时候对给定的药物进行适当的治疗试验，以便用额外的药物来补充治疗或者使用一种不同的药物。

了解处方药物的治疗环境，包括患者对失调的解释模型，以提高成功治疗的概率。

药物治疗作为治疗 PTSD 的一个重要方法，有着很强的理论基础。如前所述，许多神经生物学机制似乎与这种失调有关。此外，PTSD 患者在几个关键的神经生物学系统（见表 9.1）中表现出异常。而且 PTSD、抑郁症和其他焦虑症的症状有相当大的重叠。PTSD 经常与对药物治疗有反应的精神疾病（如严重抑郁症和惊恐障碍）共病。所以，药物治疗是治疗 PTSD 最可行的方法之一。

药物治疗的成本很难与心理治疗的成本相比，因为它取决于治疗的持续时间、药物本身的成本及许多其他因素。因为维持 PTSD 药物治疗的疗效（如抑郁症和其他焦虑症）通常需要持续的治疗，所以药物治疗的成本是持续累积的。在治疗的最初几周，治疗的依从性通常很好；如果临床有所改善，依从性可能会保持高水平，但即使对药物治疗有良好的反应，患者可能也不会继续依从。尽管向处方医师传播有关药物治疗的必要信息非常容易，但很难发现和纠正不适当的处方。

PTSD 通常与至少一种共病精神失调(如抑郁症、其他焦虑症或物质滥用/依赖)、临床上显著的破坏性症状(如冲动、情绪不稳定、易怒、攻击性或自杀行为)相关。理想的情况下,一位执业的药物治疗师选择一种药物,该药物有望在减轻 PTSD 症状严重程度的同时,改善这种共病失调和相关症状(参见 Najavits et al.,)。

三、数据收集方法

《指南》是在对所有随机对照试验、开放试验和 PTSD 药物治疗案例报告(2006)进行了全面的文献综述后制订的,这些案例报告来自美国国家创伤后应激障碍中心数据库(PILOTS)。我们使用以下关键词进行搜索:PTSD、药物疗法、抗抑郁药、抗焦虑药、抗肾上腺素药、抗惊厥药和抗精神病药。来自随机对照试验的数据被赋予最大权重,每个随机对照试验的发现和效应大小被概括在表 9.2 中。表 9.3 总结了所有药物试验的结果,并介绍了我们对药物治疗、公开证据的影响力及适应综合征和禁忌综合征的建议。

四、文献综述

(一)来自随机对照试验的证据

如表 9.2 所示,已发表的随机对照试验有 34 个,其中绝大多数是自 2000 年以来发表的,其中由行业赞助的、大规模、多地点进行的试验有 9 项。这些试验主要集中在选择性 5-羟色胺再摄取抑制剂(如舍曲林、帕罗西汀和氟西汀)和 5-羟色胺-去甲肾上腺素再摄取抑制剂[SNRI;文拉法辛(延期缓释)]上。由于舍曲林(Brady et al.,2000;Davidson et al.,2001)和帕罗西汀(Marshall et al.,2001;Tucker et al.,2001)已经成功通过试验,美国食品药品监督管理局(FDA)已批准舍曲林和帕罗西汀作为 PTSD 的治疗药物。值得注意的是,所有这 4 个随机对照试验的样本都是从民间部门招募的,试验者主要由在童年或成年后遭受过性虐待而患有 PTSD 的中年白人女性组成。

相反,在美国退伍军人事务部(VA)医院接受治疗的男性退伍军人(主要是越战退伍军人)身上进行了一项阴性、多地点的舍曲林随机对照试验

表 9.2 PTSD 药物治疗的随机对照试验

研 究	目标人群[a]	试验时长	治疗/控制[b]	主 要 发 现	组间效应大小	组内效应大小
舍曲林						
(Brady et al., 2000)	患有 PTSD 的男女民众 187 人	12 周	94 舍曲林 93 安慰剂	在降低 PTSD 症状严重度方面，舍曲林明显优于安慰剂	0.30 p<0.02	1.90—舍曲林 1.31—安慰剂
(Davidson et al., 2001)	患有 PTSD 的男女民众 202 人	12 周	98 舍曲林 104 安慰剂	舍曲林>安慰剂	0.28 p<0.042	2.04—舍曲林 1.63—安慰剂
(Zohar et al., 2002)	患有 PTSD 的以色列男性退伍老兵 42 人	10 周	23 舍曲林 19 安慰剂	无差别	0.35NS	1.41—舍曲林 1.15—安慰剂
(Friedman et al., 2007)	患有 PTSD 的越战男性退伍老兵 169 人	12 周	86 舍曲林 83 安慰剂	无差别	—0.03NS	0.69—舍曲林 0.78—安慰剂
帕罗西汀						
(Marshall et al., 2001)	患有 PTSD 的男女性（大部分是民众）547 人	12 周	183—20 毫克帕罗西汀 182—40 毫克帕罗西汀 186 安慰剂	20 毫克帕罗西汀>安慰剂 40 毫克帕罗西汀>安慰剂	0.84 p<0.012 0.81 p<0.01	2.46—20 毫克帕罗西汀 1.59—西汀 2.43—40 毫克帕罗西汀 1.59—安慰剂

续 表

研究	目标人群	试验时长	治疗控制	主要发现	组间效应大小	组内效应大小
(Tucker et al., 2001)	患有PTSD的女性（大部分是民众）307人	12周	151帕罗西汀 150安慰剂	帕罗西汀>安慰剂	0.58 p<0.001 2	2.06—帕罗西汀 1.52—安慰剂
氟西汀						
(Van der Kolk et al., 1994)	患有PTSD的男性退伍老兵31人	5周	31氟西汀 安慰剂未报告	无差别	0.26 NS	3.28—奈法唑酮 3.61—舍曲林
(Connor et al., 1999)	患有PTSD的男女民众33人	5周	33氟西汀 安慰剂未报告	氟西汀>安慰剂	0.77 p<0.005	5.21—奈法唑酮 2.73—舍曲林
氟西汀	患有PTSD的男女民众50人	12周	26氟西汀 24安慰剂	氟西汀>安慰剂	0.90 p<0.005	0.6—氟西汀 安慰剂（未报告）
(Martenyi et al., 2002)	患有PTSD的男性退伍老兵301人	12周	226氟西汀 75安慰剂	氟西汀>安慰剂	0.49 p<0.006	2.58—氟西汀 2.22—安慰剂
文拉法辛						
(Davidson et al., 2006)	患有PTSD的男女民众531人	12周	179文拉法辛 173舍曲林 179安慰剂	文拉法辛>安慰剂 NS（接近显著） 文拉法辛 vs.舍曲林	0.27 p<0.015 0.19 p<0.081 0.08 NS	无法获取—文拉法辛 无法获取—安慰剂 无法获取—舍曲林

续表

研　究	目标人群	试验时长	治疗/整制	主要发现	组间效应大小	组内效应大小
文拉法辛						
(Davidson et al., 2006)	患有 PTSD 的男女民众 329 人	6 个月	161 文拉法辛 168 安慰剂	文拉法辛＞安慰剂	0.32 p＜0.006	3.54—文拉法辛 2.89—安慰剂
奈法唑酮						
(Saygin et al., 2002)	患有 PTSD 的土耳其民众 54 人	6 个月	24 奈法唑酮 30 舍曲林	无差别	0.28NS	3.28—奈法唑酮 3.61—舍曲林
(McRae et al., 2004)	患有 PTSD 的民众 26 人	12 周	13 奈法唑酮 13 舍曲林	无差别	0.01NS	5.21—奈法唑酮 2.73—舍曲林
(Davis et al., 2000)	患有 PTSD 的男性退伍老兵 41 人	12 周	26 奈法唑酮 15 安慰剂	奈法唑酮＞安慰剂	0.41 p＜0.04	0.86—奈法唑酮 0.79—安慰剂
米氮平						
(Davidson et al., 2003)	患有 PTSD 的男女民众 26 人	8 周	17 米氮平 9 安慰剂	无差别	0.81NS	1.55 米氮平 0.78—安慰剂
(Chung et al., 2004)	患有 PTSD 的韩国男女民众 100 人	6 周	51 米氮平 49 舍曲林	无差别	0.15NS	1.84 米氮平 1.39—舍曲林
丙米嗪						
(Kosten et al., 1991)	患有 PTSD 的男性越战退伍老兵 41 人	8 周	23 丙米嗪 18 安慰剂	丙米嗪＞安慰剂	0.66 p＜0.05	0.54—丙米嗪 0.09—安慰剂

续 表

研 究	目标人群	试验时长	治疗控制	主 要 发 现	组间效应大小	组内效应大小
阿米替林						
(Davidson et al., 1990)	患有PTSD的男性越战退伍老兵 46人	8周	25 阿米替林 21 安慰剂	阿米替林>安慰剂（接近显著）	0.91 $p<0.08$	0.80—阿米替林 0.54—安慰剂
地昔帕明						
(Reist et al., 1989)	患有PTSD的男性越战退伍老兵 18人	4周（交叉）	18 地昔帕明 18 安慰剂	无差别（入侵） 无差别（逃避）	0.13NS 0.16NS	0.14—地昔帕明 0.05—安慰剂 0.04—地昔帕明 0.10—安慰剂
苯乙肼						
(Kosten et al., 1991)	患有PTSD的男性越战退伍老兵 37人	8周	19 苯乙肼 18 安慰剂	苯乙肼>安慰剂	0.79 $p<0.05$	0.84—苯乙肼 0.09—安慰剂
(Shestatzky et al., 1988)	男性退伍老兵 13人	4周（交叉）	13 苯乙肼 13 安慰剂	无差别	0.13NS	0.09—苯乙肼 0.32—安慰剂
溴法罗明						
(Baker et al., 1995)	男女性退伍老兵和民众 114人	12周	56 溴法罗明 58 安慰剂	无差别	0.01NS	1.67—溴法罗明 1.50—安慰剂
(Katz et al., 1995)	男女性民众和退伍老兵 45人	14周	22 溴法罗明 23 安慰剂	溴法罗明>安慰剂（接近显著）	0.60 $p<0.07$	1.95—溴法罗明 1.45—安慰剂

续表

研究	目标人群	试验时长	治疗控制	主要发现	组间效应大小	组内效应大小
哌唑嗪						
(Raskind et al., 2003)	男性越战退伍老兵 10人	20周(交叉)	10哌唑嗪 10安慰剂	哌唑嗪>安慰剂	1.38 p<0.01	1.28—哌唑嗪 0.46—安慰剂
(Raskind et al., 2007)	男性越战退伍兵 34人	8周	17哌唑嗪 17安慰剂	无差别	0.30NS	0.60—哌唑嗪 0.40—安慰剂
胍法辛						
(Neylan et al., 2006)	男性越战退伍老兵 63人	8周	29胍法辛 34安慰剂	无差别	—0.01NS	0.20—胍法辛 0.30—安慰剂
利培酮						
(Monnelly et al., 2003)	男性退伍老兵 15人	6周	7利培酮 8安慰剂	利培酮>安慰剂	无法获取	1.70—利培酮 1.35—安慰剂
(Reich et al., 2004)	女性民众 21人	8周	12利培酮 9安慰剂	利培酮>安慰剂	0.82 p<0.015	无法获取
(Bartzokis et al., 2005)	男性越战退伍老兵 48人	16周	22利培酮 26安慰剂	利培酮>安慰剂	0.43 p<0.05	1.20—利培酮 0.29—安慰剂
(Hamner et al., 2003)	男性越战退伍老兵 37人	5周	19利培酮 18安慰剂	无差别	—0.05NS	0.39—利培酮 0.83—安慰剂
奥氮平						
(Stein et al., 2002)	男性越战退伍老兵 19人	8周	10奥氮平 9安慰剂	奥氮平>安慰剂	1.02 p<0.05	0.67—奥氮平 0.17—安慰剂

续 表

研　究	目标人群	试验时长	治疗/控制	主要发现	组间效应大小	组内效应大小
阿普唑仑						
(Braun et al., 1990)	男女民众10人	12周（交叉）	10 阿普唑仑 / 10 安慰剂	无差别	0.28NS	0.51—阿普唑仑 / 0.31—安慰剂
拉莫三嗪						
(Hertzberg et al., 1999)	男女民众14人	12周	10拉莫三嗪 / 4安慰剂	暗示性发现支持拉莫三嗪	无法获取	50%的反应—拉莫三嗪 / 25%反应—安慰剂
噻加宾						
(Davidson et al., 2007)	男女民众232人	12周	116噻加宾 / 116安慰剂	无差别	—0.05NS	1.94—噻加宾 / 2.10—安慰剂
赛庚啶						
(Jacobs-Rebhun et al., 2000)	男性退伍老兵69人	2周	35赛庚啶 / 34安慰剂	有差别（用安慰剂治疗的组效果更好）	无法获取 NS	无法获取
肌醇						
(Kaplan et al., 1996)	男女民众13人	4周（交叉）	13肌醇 / 13安慰剂	无差别	0.25NS	0.70—肌醇 / —0.03—安慰剂

注释：[a] N＝开始研究受试者。
　　　[b] N＝开始对受试者进行数据分析。

(Friedman et al., 2007)。药物引发的副作用在一定程度上验证了研究人员的猜测，即女性对选择性 5-羟色胺再摄取抑制剂治疗比男性更敏感；由于性侵犯导致的 PTSD 比战斗创伤对选择性 5-羟色胺再摄取抑制剂类药物反应更积极。

然而，这两种推测似乎又都不成立。首先，在两次大规模帕罗西汀试验中，男性和女性的反应相同（Marshall et al., 2001；Tucker et al., 2001）。其次，在上述两个帕罗西汀随机对照试验中，有军事创伤的男性和有性创伤的女性，以及有非战斗创伤的男性都有反应。在回顾随机对照试验的负面结果时，弗里德曼认为，经过数十年的治疗后，仍有症状的退伍老兵是一个慢性、难治的群体，既不代表一般男性，也不代表患有 PTSD 的男性退伍军人。我们将对阿富汗和伊拉克战争中的年轻退伍军人进行新的选择性 5-羟色胺再摄取抑制剂试验，以便更好地了解此事。美国退伍军人事务部患者的长期问题也可能是近期胍法辛随机对照试验呈现阴性的原因，下面将继续讨论。

表 9.2 中还列出了另外两个结果主要为阴性的舍曲林试验，一个试验对象是以色列退伍军人（Zohar et al., 2002），另一个文拉法辛试验的对象是普通民众（Davidson et al., 2006）。

尽管大多数人在接受选择性 5-羟色胺再摄取抑制剂类药物治疗后，PTSD 症状的严重程度有所改善，但 12 周的治疗结束后，只有 30% 的人完全康复（Brady et al., 2000；Davidson et al., 2001；Marshall et al., 2001；Tucker et al., 2001）。当选择性 5-羟色胺再摄取抑制剂治疗再延长 24 周时，超过一半（55%）的参与者在较长的治疗过程后完全康复（Londborg et al., 2001）。治疗结束后，停止服用选择性 5-羟色胺再摄取抑制剂类药物可能会导致复发（Davidson et al., 2001；Davidson et al., 2005；Martenyi and Soldatenkova, 2006）。在这方面，PTSD 与情感或其他焦虑障碍没有什么不同，因为对药物治疗产生积极反应的人通常需要继续服药以保持其临床改善。

在两个大型随机对照试验（Davidson et al., 2006）中，文拉法辛-延期缓释（一种去甲肾上腺素再摄取抑制剂）的疗效被证明比安慰剂强，并可与舍曲林相媲美。根据目前的证据，这种药物似乎可以和选择性 5-羟色胺再摄取抑制剂类药物一起被推荐为治疗 PTSD 的药物。

小规模试验显示，奈法唑酮比安慰剂更有效，与舍曲林疗效相同。不幸的是，由于其肝毒性较大，奈法唑酮已经被制造商从市场上撤下，但仿制药仍然存在。

米氮平是最后一种经过测试的新型抗抑郁药物。小型研究结果显示其优于安慰剂,疗效与舍曲林相当(见表9.2)。

自2000年本书原著第一版出版之后,我们尚未对旧的抗抑郁药物[如三环类抗抑郁药物(TCAs)和单胺氧化酶抑制剂(MAOIs)]进行任何新的随机对照试验。原因无疑是担心这些较老的药物更有可能产生副作用,以及制药公司对这些药物可能不感兴趣,因为这些旧药物的利润要低得多。在选择性5-羟色胺再摄取抑制剂类药物和新药物开发之前,临床医生多年来成功地使用了这些药物(尽管有副作用),并且这些药物已被证明与新药物一样有效,价格也便宜得多。此外,由于只有30%的接受选择性5-羟色胺再摄取抑制剂治疗的患者在12周内完全康复,我们强烈敦促临床医生在患者接受SSRI/SNRI治疗失败后,将三环类抗抑郁药物和单胺氧化酶抑制剂视为合法的治疗选项。

当我们将注意力转移到已经在随机对照试验中测试过的非抗抑郁药物上时(表9.2),关于抗肾上腺能药物、非典型抗精神病药物、抗惊厥药和苯二氮卓类药物的评论也随之出现。

鉴于肾上腺功能亢进与PTSD相关,降低肾上腺功能活性的药物有望在PTSD中显示疗效(见表9.1)。一项小规模、单一地点的试验表明,用α-1肾上腺素能拮抗剂哌唑嗪来增强抗抑郁药物后,可降低PTSD症状的总体严重程度,对创伤性噩梦具有特定的疗效(Raskind et al.,2003)。在同一组的第二项研究中(Raskind et al.,2007),在改善PTSD症状的严重程度方面,尽管哌唑嗪显著减少了失眠和做创伤性噩梦的次数,但它并不比安慰剂疗效好。普萘洛尔也在测试中被当作预防PTSD后期发展的预防剂(见Friedman and Davidson,2007;Pitman et al.,2002)。在美国退伍军人事务部医院对越战老兵进行的一项研究中,在减少去甲肾上腺素突触前膜释放方面,胍法辛未能比安慰剂显示出更有益的效果(Neylan et al.,2006)。

两个随机对照试验中使用了抗惊厥药。第一个是使用了拉莫三嗪的小规模试验,试验对象一共10名患者,其中有5名患者的症状改善(Hertzberg et al.,1999),但是这种积极的改善遭到了质疑(Berlant,2003)。第二个是阴性随机对照试验,其中噻加宾的效果不比安慰剂好(Davidson et al.,2007)。鉴于人们逐渐认识到谷氨酸和γ-氨基丁酸能机制在PTSD中的重要性,今后对这类药物的进一步研究应该会非常重要。

非典型抗精神病药物(利培酮和奥氮平)已在小型随机对照试验中作为选择性 5-羟色胺再摄取抑制剂类药物的辅助药物。一项研究正在测试以利培酮作为辅助药物的治疗方法。

我们提醒读者,唯一使用苯二氮卓类的随机对照试验(Braun et al.,1990)的结果是阴性的。此外,在氯硝西泮与安慰剂的一项双盲试验中(Cates et al.,2004),未能显示苯二氮卓类对 PTSD 中睡眠障碍的益处。鉴于目前有多种治疗 PTSD 的有效药物,因此并没有足够理由使用苯二氮卓类药物。

最后,其他随机对照试验显示,5-羟色胺受体(5-HT$_2$)拮抗剂赛庚啶和第二信使肌醇无效。

(二)其他证据:开放试验和案件报告

除了随机对照试验之外,相当多的开放试验和病例报告已经发表。表9.3 总结了 PTSD 中所有药物测试效果的公开证据。在某些案例中,唯一的信息来自开放试验和案件报告。这也显示了 A-F 级证据的力度。在阿普唑仑和赛庚啶的案例中,有极好的证据(A 级)表明两种药物对治疗 PTSD 都无效。由于篇幅有限,我们只对这些发现进行简要讨论。更全面的评论可以在相关文献中找到(Friedman and Davidson,2007;Stein, Ipser, and Seedat,2006)。

1. 选择性 5-羟色胺再摄取抑制剂

除了使用选择性 5-羟色胺再摄取抑制剂类药物舍曲林、帕罗西汀和氟西汀的大型随机对照试验外,还有许多关于氟西汀、舍曲林、帕罗西汀和氟伏沙明的成功开放试验和案例报告发表了(作为参考,见 Friedman and Davidson,2007)。选择性 5-羟色胺再摄取抑制剂类药物耐受性较好,能促进临床整体改善以及提高生活质量。此外,选择性 5-羟色胺再摄取抑制剂类药物还对共病有效,并能改善相关症状,如冲动、自杀和攻击行为。

2. 其他 5-羟色胺能剂

在一项小型开放试验中,曲唑酮(也是一种选择性 5-羟色胺再摄取抑制剂加 5-HT$_2$拮抗剂)对治疗 PTSD 症状仅显示出适度的效果,但它之所以被大量用作处方药,是因为它能够逆转选择性 5-羟色胺再摄取抑制剂药物引起的失眠(见 Friedman and Davidson,2007)。

表 9.3 PTSD 的药物治疗：适应综合征和禁忌综合征

药物类型	具体药物	证据力度[a]	每日剂量	适应综合征	禁忌综合征
选择性 5 - 羟色胺再摄取抑制剂	帕罗西汀[a]	A	10～60 毫克	● 减轻症状 B、C、D ● 产生临床性整体改善	● 可能导致失眠、躁动、恶心、食欲不振，日间镇静，紧张和焦虑，性欲降低，性高潮延迟或厌食症
	舍曲林[b]	A	50～200 毫克	● 有效治疗抑郁症、惊恐障碍、社交恐惧症和强迫症	● 服用单胺氧化酶抑制剂的人在临床上有着显著相关作用
	氟西汀	A	20～80 毫克		
	西酞普兰	F	20～60 毫克	● 可减少相关症状（愤怒、攻击、冲动、自杀念头）	● 与肝酶的显著相互作用产生其他药物的相互作用
	氟伏沙明	B	50～300 毫克		
其他 5 - 羟色胺能抗抑郁药	奈法唑酮	A	200～600 毫克	● 安慰剂在治疗男性退伍老兵时效果更好 ● 有效的抗抑郁药物 ● 曲唑酮本身疗效有限，但与 SSRIs 协同可减少 SSRI 诱发的失眠	● 镇静过度，罕见的阴茎异常勃起 ● 与奈法唑酮治疗相关的肝毒性报告
	曲唑酮	C	150～600 毫克		
其他 5 - 羟色胺能剂	赛庚啶	A		● 不推荐 ● 使 PTSD 症状恶化 ● 可减轻 PTSD 症状 ● 可加强 SSRI 治疗	● 困倦、体重增加 ● 少量副作用 ● 罕见的头晕、头痛和恶心
	丁螺环酮	F			

药物类型	具体药物	证据力度	每日剂量	适应综合征	禁忌综合征
其他第二代抗抑郁药	文拉法辛c	A	75~225毫克	● 有效的抗抑郁药物 ● PTSD的疗效已经得到证实	● 文拉法辛可能加重高血压
	米氮平c	A	15~45毫克	● PTSD的疗效已经得到证实	● 米氮平可引起嗜睡、高血压和体重增加
	安非他酮	C	200~450毫克	● 可能有效	● 安非他酮可加重癫痫症
单胺氧化酶抑制剂	苯乙肼	A	15~90毫克	● 减轻症状B ● 治疗抑郁症、恐慌症和社交恐惧症的有效药物 ● PTSD的疗效尚未被其他MAOIs证实	● 患者必须遵循严格的饮食方案,以避免患上高血压的风险 ● 禁止与大多数其他抗抑郁药、中枢神经系统(CNS)兴奋剂和减充血剂联合使用 ● 有酒精、药物滥用或依赖的患者禁用 ● 可能引发失眠、低血压、抗胆碱能和严重肝毒性
三环类抗抑郁药物	丙米嗪d	A	150~300毫克	● 减轻症状B ● 产生整体改善 ● 有效的抗抑郁剂和抗恐慌剂 ● 丙米嗪预防儿童烧伤后并发PTSD	● 抗胆碱能副作用(口干、脉搏加速、视力模糊、便秘) ● 可能引发室性心律失常 ● 可能引发直立性低血压、镇静或瞌睡
	阿米替林	A	150~300毫克		
	地西帕明	A	100~300毫克	● 地西帕明在一项随机对照试验中无效 ● 其他TCAs未在PTSD中测试	

续 表

药物类型	具体药物	证据力度	每日剂量	适应综合征	禁忌综合征
抗肾上腺能剂	普萘洛尔[d]	B	40～160毫克	● 减轻症状B和D ● 产生整体改善 ● 哌唑嗪对由于PTSD产生的噩梦和失眠有显著疗效 ● 普萘洛尔降低急性创伤个体的生理高反应性	● 可能引发低血压或心动过缓 ● 低血压患者慎用 ● 睡前开始滴定1毫克哌唑嗪,并监测血压 ● 普萘洛尔可能会引发抑郁症状,精神运动迟缓或支气管痉挛
	哌唑嗪	A	6～10毫克		
	可乐定[c]	C	0.2～0.6毫克	● 尽管在开放试验中发现了积极的结果,但最近的一项随机对照试验(RCT)显示哌法辛是无效的	
	哌法辛[c]	A	1～3毫克		
糖皮质激素	氢化可的松[d]	A	5～30毫克	● 预防感染性休克患者和心脏手术后导致的PTSD的后期发展	● 免疫抑制,骨质减少、高血糖、高血压
抗惊厥药	卡马西平[c]	B	400～1600毫克	● 对症状B,D有效 ● 对双相情感障碍有效 ● 可有效减少冲动、攻击和暴力行为	● 神经系统症状,共济失调,困倦,低钠,白细胞减少
	2-丙基戊酸钠[c]	B	750～1750毫克	● 对症状C,D有效 ● 对双相情感障碍有效	● 胃肠道问题,镇静,震颤和血小板减少 ● 丙戊酸钠具有致畸作用,不应用于孕妇

续表

药物类型	具体药物	证据力度	每日剂量	适应综合征	禁忌综合征
抗惊厥药	加巴喷丁c	F	300~3 600毫克	● 小规模试验表明,加巴喷丁和拉莫三嗪有良好效果	● 加巴喷丁—镇静与共济失调
	拉莫三嗪c	A/B	50~400毫克	● 托吡酯在PTSD中的疗效尚未得到证实	● 拉莫三嗪—史蒂文斯-约翰逊综合征,皮疹和疲劳
	托吡酯c	B	200~400毫克	● 在一项大型随机试验中,噻加宾完全无效	● 托吡酯—青光眼,镇静,头晕和疲劳
	噻加宾c	A	4~12毫克		● 噻加宾—头晕,嗜睡,震颤和癫痫
谷氨酸能剂	氨烯己酸c	F	250~500毫克		● 氨烯己酸—视野压缩
	环丝氨酸e	A	250~1 000毫克	● 减轻PTSD的严重程度 ● 提高认知	● 嗜睡、头痛、震颤、构音障碍、眩晕、困惑、紧张、易怒、精神反应、反射亢进和癫痫
γ-氨基丁酸-B剂	巴氯芬c	F	30~80毫克	● 改善PTSD的严重程度的	● 镇静、中枢神经系统抑制
苯二氮卓类	阿普唑仑	A	0.5~6毫克	● 不推荐 ● 未减少一核心B,C症状 ● 仅对一般焦虑和失眠有效	● 镇静、记忆障碍、共济失调 ● 不建议过去或现在有酒精、药物滥用或依赖风险的患者服用,因为存在依赖风险 ● 可能加重抑郁症状
	氯硝西泮	B	1~8毫克	● 其他苯二氮卓类尚未在PTSD中检测	● 可能加重抑郁症状 ● 阿普唑仑可能会产生反弹焦虑

续 表

药物类型	具体药物	证据力度	每日剂量	适应综合征	禁忌综合征
常规抗精神病药物	甲硫哒嗪	F	20~800毫克	• 不推荐	• 镇静,直立性低血压,抗胆碱能,酰胺外效应,迟发性综合征,内分泌疾病,心电图异常,血液障碍,肝毒性
	氯丙嗪	F	30~800毫克		
	氟哌啶醇	F	1~20毫克		
非典型抗精神病药物	利培酮[e]	A	4~16毫克	• 初步数据显示,治疗PTSD症状群和攻击是有效的	• 所有药剂导致体重增加
	奥氮平	A	5~20毫克	• 可以作为对其他药物部分反应的增强治疗	• 奥氮平有引发2型糖尿病的风险
	喹硫平	B	50~750毫克		

备注:RCT,随机对照试验;症状B,侵入性回忆;症状C,逃避/麻木;症状D,高警觉。(Friedman and Davidson, 2007)

a A级:随机对照试验;B级:设计良好的临床研究,没有随机化或安慰剂比较;C级:服务和自然临床研究,并结合有足够说服力的临床观察,以保证证能够使用这种药物;F级:一些没有经过临床或实证测试的观察结果。

b FDA核准批准成为PTSD的指示性治疗方法。

c 唯一的数据来自小型试验和案例报告。

d 预防PTSD的随机对照试验。

e 用作长期暴露疗法的辅助剂。

如前所述,赛庚啶是一种 5 - HT₂ 拮抗剂。一项随机对照试验显示,赛庚啶对创伤性噩梦和闪回的疗效不如安慰剂。丁螺环酮是一种部分 5 - HT₁ₐ 激动剂,通常用作抗焦虑剂。少数开放试验和案例报告在治疗 PTSD 的有效性方面结果不一致。

3. 新型抗抑郁药物

基于先前回顾的随机对照试验,文拉法辛似乎是治疗 PTSD 的一种主要药物。米氮平的小规模随机对照试验,以及在韩国进行的一个公开性试验表明,这是一种有疗效的药物。还有一个有趣的案例报告描述了米氮平能有效减少难民的创伤性噩梦,而这是其他药物无法缓解的。安非他酮的公开性试验也得到了令人鼓舞的结果(见 Friedman and Davidson,2007)。

4. 抗肾上腺素剂:普萘洛尔、可乐定、胍法辛

尽管肾上腺素分泌失调与慢性 PTSD 有关(见 Friedman and Davidson,2007),但对这类药物的研究很少。除了上述使用哌唑嗪成功的随机对照试验外,β肾上腺素拮抗剂普萘洛尔还有益于为儿童设计的 A - B - A 研究(休息 6 周—持续 6 周—休息 6 周,见 Famularo,Kinscherff,and Fenton,1988)。

使用胍法辛(Neylan et al.,2006)的随机对照试验得到了负面的结果。不过也有研究表明,退伍军人在使用 α - 2 激动剂可乐定和胍法辛后,症状得到了改善(作为参考,见 Friedman and Southwick,1995)。

5. 单胺氧化酶抑制剂

除了先前报告的随机对照试验之外,还有两个成功的开放试验、一些阳性病例报告和一个苯乙肼阴性开放试验(见 Friedman and Davidson,2007)。对已发表的关于单胺氧化酶抑制剂的研究结果(Southwick et al.,1994)进行全面回顾后发现,单胺氧化酶抑制剂在 82% 的患者中产生了中等至良好程度的疗效,这主要是由于再体验症状的减少。

传统上,当有正当理由担心患者可能摄入酒精或违禁药物,或者他们可能没有遵守必要的饮食限制时,单胺氧化酶抑制剂的使用应该受到限制。不遵守医嘱的一个严重后果是有患上高血压的危险,这是一种医疗紧急情况。这种担忧通常不适用于可逆单胺氧化酶 A(MAO - A)抑制剂,如吗氯贝胺。事实上,在一项有 20 名患者参加的小型开放试验中,吗氯贝胺显著改善了 PTSD 的再体验和逃避症状(Neal,Shapland,and Fox,1997)。

6. 三环类抗抑郁药物

除了先前报告的随机对照试验(丙咪嗪和阿米替林呈阳性结果,地昔帕明呈阴性结果)之外,还有许多 TCA 病例报告和开放试验(作为参考,见

Ver Ellen and van Kamman，1990)。结果喜忧参半，总体来说规模不大。索思威克等(Southwick et al.，1994)分析了 15 项随机试验、开放试验和使用 TCA 治疗 PTSD 的病例报告后发现，45％的患者在接受治疗后，症状得以改善，而不是表现出逃避/麻木或警觉症状。

7. 苯二氮卓类

没有证据表明苯二氮卓类药物是治疗 PTSD 的合适药物。除了先前报告的阿普唑仑的阴性随机对照试验之外(Braun et al.，1990)，在阿普唑仑和氯硝西泮的开放试验中也产生了不良的结果。在两项研究中，对于最近遭受创伤的急诊室患者，苯二氮卓类药物并未能阻止 PTSD 的后期发展(Gelpin et al.，1996；Mellman et al.，2002)。

8. 抗惊厥药

制药业已经开始对这类药物产生兴趣，这不仅是因为它的防点燃特性，还因为它对谷氨酸和 γ-氨基丁酸能机制有着不同的作用。有关卡马西平、丙戊酸钠、加巴喷丁、拉莫三嗪、托吡酯、噻加宾和氨己烯酸出版物的详细回顾，可在其他文献中找到(Friedman and Davidson，2007)。尽管已有开放性研究，但一项含有噻加宾的随机对照试验结果是阴性的，另一项含有拉莫三嗪的随机对照试验则结果不确定(见前面的讨论和表 9.2)。

9. 抗精神病药物

如前所述，一些阳性随机对照试验将非典型抗精神病药物用作对选择性 5-羟色胺再摄取抑制剂无反应者的辅助疗法，这激发了制药业对这类药物的极大兴趣。病例报告显示，作为辅助药物，非典型抗精神病药物不仅适合用于治疗慢性、难治的患者，也适合治疗表现出高警觉/偏执、身体攻击、社会隔离和创伤相关幻觉的 PTSD 患者。

五、结论与建议

目前，我们对 PTSD 药物治疗有五点了解：

第一，许多人正在接受药物治疗。

第二，临床试验通常显示，一些患者短期内获益很大，随后从持续药物治疗中获益。

第三，选择性 5-羟色胺再摄取抑制剂和 SNRI 是目前公认的治疗 PTSD 的最佳药物，可作为首推药物。

第四，将非典型抗精神病药物作为辅助药物治疗 SSRI/SNRI 难治性患者,效果似乎是得到保证的。

　　第五,还需要做更多的研究,包括对儿童和青少年的研究、反应的个体预测因子、PTSD 预防、药物治疗和认知行为治疗联合的结果,以及使用 D-环丝氨酸作为辅助药物以加强 CBT(见 Friedman and Davidson,2007)。

　　药物似乎对 PTSD 患者至少有三个潜在好处:改善 PTSD 症状,治疗共病障碍,以及减少干扰心理治疗或日常功能的相关症状。我们有充分的理由期待,在可预见的未来会有令人兴奋的突破,这些突破会为临床医生提供更多有益于 PTSD 患者的药物。

参考文献

Baker, D. G., Diamond, B. I., Gillette, G., Hamner, K., Katzelnick, D., Keller, T., et al. (1995). A double-blind, randomized placebo-controlled multi-center study of brofaromine in the treatment of post-traumatic stress disorder. *Psychopharmacology, 122*, 386–389.

Bartzokis, G., Lu, P. H., Turner, J., Mintz, J., & Saunders, C. S. (2005). Adjunctive risperidone in the treatment of chronic combat-related posttraumatic stress disorder. *Biological Psychiatry, 57*, 474–479.

Berlant, J. L. (2003). Antiepileptic treatment of posttraumatic stress disorder. *Primary Psychiatry, 10*, 41–49.

Brady, K., Pearlstein, T., Asnis, G. M., Baker, D., Rothbaum, B., Sikes, C. R., et al. (2000). Efficacy and safety of sertraline treatment of posttraumatic stress disorder. *Journal of the American Medical Association, 283*, 1837–1844.

Braun, P., Greenberg, D., Dasberg, H., & Lerer, B. (1990). Core symptoms of posttraumatic stress disorder unimproved by alprazolam treatment. *Journal of Clinical Psychiatry, 51*, 236–238.

Cates, M. E., Bishop, M. H., Davis, L. L., Lowe, J. S., & Wolley, T. W. (2004). Clonazepam for treatment of sleep disturbances associated with combat-related posttraumatic stress disorder. *Annals of Pharmacotherapy, 38*, 1395–1399.

Charney, D. S. (2004). Psychobiological mechanisms of resilience and vulnerability: Implication is for the successful adaptation to extreme stress. *American Journal of Psychiatry, 161*, 195–216.

Chung, M. Y., Min, K. J., Jun, Y. J., Kim, S. S., Kim, W. C., & Jun, E. M. (2004). Efficacy and tolerability of mirtazapine and sertraline in Korean veterans with posttraumatic stress disorder. *Human Psychopharmacology, 19*, 489–494.

Connor, K. M., Sutherland, S. M., Tupler, L. A., Malik, M. L., & Davidson, J. R. T (1999). Fluoxetine in post-traumatic stress disorder: Randomised, double-blind study. *British Journal of Psychiatry, 175*, 17–22.

Davidson, J. R. T., Baldwin, D. S., Stein, D. J., Kuper, E., Benattia, I., Ahmed, S., et al. (2006). Treatment of posttraumatic stress disorder with venlafaxine extended release: A 6-month randomized, controlled trial. *Archives of General Psychiatry, 63*, 1158–1165.

Davidson, J. R. T., Brady, K., Mellman, T. A., Stein, M. B., & Pollack, M. H. (2007). The efficacy and tolerability of tiagabine in adult patients with post-traumatic stress disorder. *Journal of Clinical Psychopharmacology, 27*, 1–4.

Davidson, J. R. T., Connor, K. M., Hertzberg, M. A., Weisler, R. H., Wilson, W. H., & Payne, V. M. (2005). Maintenance therapy with fluoxetine in posttraumatic stress disorder: A placebo-controlled discontinuation study. *Journal of Clinical Psychopharmacology, 25*, 166–169.

Davidson, J. R. T., Kudler, H., Smith, R., Mahorney, S. L., Lipper, S., Hammett, E. B., et al. (1990). Treatment of post-traumatic stress disorder with amitriptyline and placebo. *Archives of General Psychiatry, 47*, 259–266.

Davidson, J. R. T., Pearlstein, T., Londborg, P., Brady, K. T., Rothbaum, B. O., Bell, J., et al. (2001). Efficacy of sertraline in preventing relapse of posttraumatic stress disorder: Results of a 28-week double-blind, placebo-controlled study. *American Journal of Psychiatry, 158*, 1974–1981.

Davidson, J. R. T., Rothbaum, B. O., Tucker, P., Asnis, G., Benattia, I., & Musgnung, M. T. (2006). Venlafaxine extended release in posttraumatic stress disorder: A sertraline and placebo-controlled study. *Journal of Clinical Psychopharmacology, 26*, 259–267.

Davidson, J. R. T., Rothbaum, B. O., van der Kolk, B. A., Sikes, C. R., & Farfel, G. M. (2001). Multicenter, double-blind comparison of sertraline and placebo in the treatment of posttraumatic stress disorder. *Archives of General Psychiatry, 58*, 485–492.

Davidson, J. R. T., Weisler, R. H., Butterfield, M. I., Casat, C. D., Connor, K. M., Barnett, S., et al. (2003). Mirtazapine vs. placebo in posttraumatic stress disorder: A pilot trial. *Biological Psychiatry, 53*, 188–191.

Davis, L. L., Nugent, A. L., Murray, J., Kramer, G. L., & Petty, F. (2000). Nefazodone treatment for chronic posttraumatic stress disorder: An open trial. *Journal of Clinical Psychopharmacology, 20*, 159–164.

Famularo, R., Kinscherff, R., & Fenton, T. (1988). Propranolol treatment for childhood posttraumatic stress disorder, acute type. *American Journal of Diseases of Children, 142*, 1244–1247.

Friedman, M. J. (1997). Drug treatment for PTSD: Answers and questions. *Annals of the New York Academy of Sciences, 821*, 359–371.

Friedman, M. J., & Davidson, J. R. T. (2007). Pharmacotherapy for PTSD. In M. J. Friedman, T. M. Keane, & P. A. Resick (Eds.), *Handbook of PTSD: Science and practice* (pp. 376–405). New York: Guilford Press.

Friedman, M. J., Marmar, C. R., Baker, D. G., Sikes, C. R., & Farfel, G. (2007). Randomized double-blind comparison of sertraline and placebo for post-traumatic stress disorder in a Department of Veterans Affairs setting. *Journal of Clinical Psychiatry, 68*, 711–720.

Friedman, M. J., & Southwick, S. M. (1995). Towards pharmacotherapy for posttraumatic stress disorder. In M. J. Friedman, D. S. Charney, & A. Y. Deutch (Eds.), *Neurobiological and clinical consequences of stress: From normal adaptation to post-traumatic stress disorder* (pp. 465–482). Philadelphia: Lippincott-Raven.

Gelpin, E., Bonne, O., Peri, T., Brandes, D., & Shalev, A. Y. (1996). Treatment of recent trauma survivors with benzodiazepines: A prospective study. *Journal of Clinical Psychiatry, 57*, 390–394.

Hamner, M. B., Faldowski, R. A., Ulmer, H. G., Frueh, B. C., Huber, M. G., & Arana, G. W. (2003). Adjunctive rispiridone treatment in post-traumatic stress disorder: A preliminary controlled trial of effects of comorbid psychotic symptoms. *International Clinical Psychopharmacology, 18*, 1–8.

Hertzberg, M. A., Butterfield, M. I., Feldman, M. E., Beckham, J. C., Sutherland, S. M., Connor, K. M., et al. (1999). A preliminary study of lamotrigine for the treatment of posttraumatic stress disorder. *Biological Psychiatry, 45,* 1226–1229.

Jacobs-Rebhun, S., Schnurr, P. P., Friedman, M. J., Peck, R. E., Brophy, M. H., & Fuller, D. (2000). Posttraumatic stress disorder and sleep difficulty [Letter]. *American Journal of Psychiatry, 157,* 1525–1526.

Kaplan, Z., Amin, M., Swartz, M., & Levine, J. (1996). Inositol treatment of posttraumatic stress disorder. *Anxiety, 2,* 51–52.

Katz, R. J., Lott, M. H., Arbus, P., Croca, L., Herlobsen, P., Lingjaerde, O., et al. (1995). Pharmacotherapy of post-traumatic stress disorder with a novel psychotropic. *Anxiety, 1,* 169–174.

Kosten, T. R., Frank, J. B., Dan, E., McDougle, C. J., & Giller, E. L. (1991). Pharmacotherapy for post-traumatic stress disorder using phenelzine or imipramine. *Journal of Nervous and Mental Disease, 179,* 366–370.

Londborg, P. D., Hegel, M. T., Goldstein, S., Goldstein, D., Himmelhoch, J. M., Maddock, R., et al. (2001). Sertraline treatment of posttraumatic stress disorder: Results of weeks of open-label continuation treatment. *Journal of Clinical Psychiatry, 62,* 325–331.

Marshall, R. D., Beebe, K. L., Oldham, M., & Zaninelli, R. (2001). Efficacy and safety of paroxetine treatment for chronic PTSD: A fixed-dose placebo-controlled study. *American Journal of Psychiatry, 158,* 1982–1988.

Martenyi, F., Brown, E. B., Zhang, H., Koke, S. C., & Prakash, A. (2002). Fluoxetine versus placebo in posttraumatic stress disorder. *Journal of Clinical Psychiatry, 63,* 199–206.

Martenyi, F., & Soblatenkova, V. (2006). Fluoxetine in the acute treatment and relapse prevention of combat-related post-traumatic stress disorder: Analysis of a veteran group of a placebo-controlled randomized clinical trial. *European Neuropsychopharmacology, 16,* 340–349.

McCrae, A. L., Brady, K. T., Mellman, T. A., Sonne, S. C., Killeen, T. K., Timmerman, M. A., et al. (2004). Comparison of nefazadone and sertraline for the treatment of posttraumatic stress disorder. *Depression and Anxiety, 19,* 190–196.

Mellman, T. A., Bustamante, V., David, D., & Fins, A. I. (2002). Hypnotic medication in the aftermath of trauma [Letter]. *Journal of Clinical Psychiatry, 63,* 1183–1184.

Monnelly, E. P., Ciraulo, D. A., Knapp, C., & Keane, T. (2003). Low-dose risperidone as adjunctive therapy for irritable aggression in posttraumatic stress disorder. *Journal of Clinical Psychopharmacology, 19,* 377–378.

Neal, L. A., Shapland, W., & Fox, C. (1997). An open trial of moclobemide in the treatment of post-traumatic stress disorder. *International Journal of Clinical Psychopharmacology, 12,* 231–232.

Neylan, T. C., Lenoci, M., Franklin, K. W., Metzler, T. J., Henn-Haase, C., Hierholzer, R. W., et al. (2006). No improvement of posttraumatic stress disorder symptoms with guanfacine treatment. *American Journal of Psychiatry, 163,* 2186–2188.

Pitman, R. K., Sanders, K. M., Zusman, R. M., Healy, A., Cheema, F., Lasko, N., et al. (2002). Pilot study of secondary prevention of posttraumatic stress disorder with propranolol. *Biological Psychiatry, 51,* 189–192.

Raskind, M. A., Peskind, E. R., Hoff, D. J., Hart, K. L., Holmes, H. A., Warren, D., et al. (2007). A parallel group placebo-controlled study of prazosin for trauma nightmares and sleep disturbance in combat veterans with posttraumatic stress disorder. *Biological Psychiatry, 61,* 928–934.

Raskind, M. A., Peskind, E. R., Kanter, E. D., Petrie, E. C., Radant, A., Thompson, C. E., et al. (2003). Reduction of nightmares and other PTSD symptoms in combat veterans by prazosin: A placebo-controlled study. *American Journal of Psychiatry, 160*(2), 371–373.

Reich, D. B., Winternitz, S., Hennen, J., Watts, T., & Stanculescu, C. (2004). A preliminary study of risperidone in the treatment of posttraumatic stress disorder related to childhood abuse in women. *Journal of Clinical Psychiatry, 65*, 1601–1606.

Reist, C., Kauffman, C. D., Haier, R. J., Sangdahl, C., DeMet, E. M., Chicz-DeMet, A., et al. (1989). A controlled trial of desipramine in 18 men with post-traumatic stress disorder. *American Journal of Psychiatry, 146*, 513–516.

Saygin, M. Z., Sungur, M. Z., Sabol, E. U., & Cetinkaya, P. (2002). Nefazadone versus sertraline in treatment of posttraumatic stress disorder. *Bulletin of Clinical Psychopharmacology, 12*, 1–5.

Shestatzky, M., Greenberg, D., & Lerer, B. (1988). A controlled trial of phenelzine in posttraumatic stress disorder. *Psychiatry Research, 24*, 149–155.

Southwick, S. M., Davis, L. L., Aikins, D. E., Rasmusson, A., Barron, J., & Morgan, C. A., III. (2007). Neurobiological alterations associated with PTSD. In M. J. Friedman, T. M. Keane, & P. A. Resick (Eds.), *Handbook of PTSD: Science and practice* (pp. 166–189). New York: Guilford Press.

Southwick, S. M., Yehuda, R., Giller, E. L., & Charney, D. S. (1994). Use of tricyclics and monoamine oxidase inhibitors in the treatment of PTSD: A quantitative review. In M. M. Murburg (Ed.), *Catecholamine function in post-traumatic stress disorder: Emerging concepts* (pp. 293–305). Washington, DC: American Psychiatry Press.

Stein, D. J., Ipser, J., & Seedat, S. (2006). Pharmacotherapy for post-traumatic stress disorder (PTSD). *Cochrane Database of Systematic Reviews, 1*, CD002795.

Stein, M. B., Kline, N. A., & Matloff, J. L. (2002). Adjunctive olanzapine for SSRI-resistant combat-related PTSD: A double-blind, placebo-controlled study. *American Journal of Psychiatry, 159*, 1777–1779.

Tucker, P., Zaninelli, R., Yehuda, R., Ruggiero, L., Dillingham, K., & Pitts, C. D. (2001). Paroxetine in the treatment of chronic posttraumatic stress disorder: Results of a placebo-controlled, flexible-dosage trial. *Journal of Clinical Psychiatry, 62*, 860–868.

van der Kolk, B. A., Dreyfuss, D., Michaels, M., Shera, D., Berkowitz, R., Fisler, R., et al. (1994). Fluoxetine versus placebo in posttraumatic stress disorder. *Journal of Clinical Psychiatry, 55*, 517–522.

Ver Ellen, P., & van Kammen, D. P. (1990). The biological findings in post-traumatic stress disorder: A review. *Journal of Applied Social Psychology, 20*(21, Pt. 1), 1789–1821.

Zohar, J., Amital, D., Miodownik, C., Kotler, M., Bleich, A., Lane, R. M., et al. (2002). Double-blind placebo-controlled pilot study of sertraline in military veterans with posttraumatic stress disorder. *Journal of Clinical Psychopharmacology, 22*, 190–195.

第十章 儿童青少年心理药理治疗

克雷格·L.唐纳利(Craig L. Donnelly)

PTSD是造成儿童和青少年困扰与功能异常的常见原因,它往往伴随着高发病率的精神共病而出现。药物在针对一些特殊的PTSD症状和相关的障碍时可以起到重要作用,帮助患者减缓症状。对于焦虑、情绪和再体验症状,首选广谱剂,如选择性5-羟色胺再摄取抑制剂。肾上腺素能药物、儿童多动症药物、情绪稳定剂,或非典型抗精神病药的单独使用,抑或与选择性5-羟色胺再摄取抑制剂组合使用,可能是对特定严重症状或并发症的有效干预,即使通过药物治疗减少了一种伤残症状,也可能对儿童的整体功能起到积极的连锁反应。

一、理论背景

尽管儿童对压力和创伤的反应与成人相似,但与成人的反应相比,还没有被很好地进行特征描述与研究。儿童特别容易受到环境和监护人的影响。在相同的创伤经历下,儿童比成人对于创伤的影响更加敏感(Amaya-Jackson and March,1993)。

对于儿童PTSD的药物治疗很少有做得好的对照试验,但是药物治疗在这个年龄组的疾病治疗中仍然有一定作用。

儿童和青少年PTSD是一种异质性疾病。美国精神医学学会(2000)将至少1 750种可能的症状组合作为诊断PTSD的最低标准。受到精神创伤的儿童经常患有除PTSD以外的疾病症状,而患有其他疾病的儿童通常有创伤经历或并发症(Famularo, Kinscherff, and Fenton, 1992;Ford et al., 2000;Seedat et al., 2000)。

二、药物治疗的神经生物学基本原理

在 PTSD 的三个症状群(再体验、回避和过激反应)中,过激反应症状(例如,睡眠障碍、烦躁不安、注意力集中困难、过度警觉、过度惊吓反应及突然攻击)或许是最适合药物干预的(Perry,1994)。其中,失眠、梦游、做噩梦等睡眠障碍症状在患有 PTSD 的儿童中较为常见,这些可能对儿童的情绪、学习及在校行为产生不利影响。过度警觉、过度的惊吓反应可能导致儿童感到焦虑,并使他们改变自我认知,进而表现得更加易怒、反抗和暴躁。

三、数据收集方法

在 PubMed(1966—2006.6)的医学专题目录下,以"应激障碍""创伤/药物疗法"为关键词,搜索以 0~18 岁的儿童为研究对象的 PTSD 药物治疗文献。

(一) 儿童和青少年人群的特殊注意事项

PTSD 治疗的第一步是对儿童、父母和成人照顾者进行心理教育。

对儿童 PTSD 药物治疗剂效果的研究(Famularo et al.,1992;Putnam and Hulsmann,2002)和儿科精神药理学教科书,以及指导方针和评论(Cohen,1998;Kutcher,2002;Pfefferbaum,1997)的综述,明显滞后于成人文献。作为一般原则,临床医生被建议在药物剂量和滴定时间上要"低起点,慢开展",因为儿童并不是"小大人"。认知行为治疗或许是学龄儿童、年龄较大的儿童和青少年的首选治疗方法(Cohen,1998;Cohen et al.,2007)。许多专家使用一种认知的、行为的、动态的,并以家庭为基础的干预措施治疗儿童 PTSD。

四、文献综述

(一) 儿童和青少年 PTSD 的药物应用

尽管缺乏数据,药物在儿童 PTSD 治疗中的使用已成为一个护理的标准(Cohen,Mannarino,and Rogal,2001)。患者及其家属对药物治疗的接受能力是决定处方药的标准之一。另一个标准是不存在严重的并发性精神疾病。当 PTSD 的强度已经干扰到儿童对心理治疗的接受能力时,药物治疗会成为第一选择。

无论是对于儿童还是成人,药物治疗已经发展成为阶梯式治疗的方法(Donnelly and Amaya-Jackson,2002)。药物应该降低侵略性、回避和焦虑,减少冲动,改善睡眠,治疗继发性疾病,促进日常生活功能改善,即使是对儿童 PTSD 的一种症状进行有效治疗(例如,睡眠障碍的改善)。不过,目前还没有一种用于治疗儿童 PTSD 的药物有美国食品药品监督管理局的标签。

(二) 治疗 PTSD 的特殊药物

1. 肾上腺素类药物

α-2 受体激动剂可乐定、胍法辛和 β 受体拮抗普萘洛尔能降低交感神经张力,可有效治疗过激反应、冲动、激活、睡眠问题、做噩梦等 PTSD 症状(Horrigan,1996;Marmar et al.,1993)。佩里(Perry,1994)发现,使用相对低剂量的药会使焦虑、注意力、情绪和冲动行为有明显改进。哈蒙和里格斯(Harmon and Riggs,1996)报道了在开放标签试验中,可乐定透皮贴片对减少 PTSD 症状的有效性。一项研究结果显示,普萘洛尔可以减少遭受儿童性虐待的幸存者的觉醒症状。在这种针对儿童 PTSD 的无控制试验的A-B-A 设计研究中,法穆拉罗、金瑟夫和芬顿(Famularo,Kinscherff,and Fenton,1988)发现,经过 5 周的普萘洛尔治疗(2.5 毫克/千克/天),11名受虐儿童中有 8 名儿童的 PTSD 症状明显缓解。在这项试验中,入侵和觉醒的症状似乎是对治疗最有反应的。勒斯蒂格(Lustig et al.,2002)报道了一项正在进行的病房中的随机对照试验,对有入侵症状的青少年使用可乐定。

2. 多巴胺能药物

霍里根和巴恩希尔(Horrigan and Barnhill,1999)在一个非控制试验中,用利培酮治疗 18 名患有神经障碍并发症和 PTSD 的儿童。18 名儿童中,有 13 名儿童的 PTSD 症状得到了缓解。斯塔西斯、马丁和麦克纳(Stathis,Martin,and McKenna,2005)报告了一个关于 6 名青少年的案例。这些青少年在拘留所生活,年龄在 15~17 岁,患有 PTSD 并接受喹硫平(50~200 毫克/天)治疗。通过使用创伤症状自评表,研究者发现解离症、焦虑、抑郁及愤怒在这 6 周中有明显改善。所有患者都选择在 6 周之后继续治疗。在 6 个患有慢性 PTSD 和精神病症状的青少年的案例中,氯氮平被认为是有效的(Wheatley et al.，2004)。6名病人中,有4名病人的精神症状、行为观察和自我报告得到了改善。在一个关于混合居住青少年人口的图表分析中,康德等(Kant et al.，2004)报告说,氯氮平(102毫克/天)可有效减少青少年PTSD患者的用药量,但他们也指出,氯氮平有严重的副作用。

3. 血清素制剂

5-羟色胺(5-HT)或许与PTSD及其侵略、强迫/侵入思想、酒精和物质滥用、自杀行为症状有关。自杀行为被认为与童年时期受虐待和5-羟色胺减少相关。

美国食品药品监督管理局允许将舍曲林和帕罗西汀这两种选择性5-羟色胺再摄取抑制剂类药物给成年人使用,但是不批准给儿童使用。在儿童中,选择性5-羟色胺再摄取抑制剂类药物被批准用于治疗抑郁症(氟西汀)和强迫症(氟西汀、舍曲林、氟伏沙明)。选择性5-羟色胺再摄取抑制剂类药物或许对于儿童PTSD有效,因为各种症状(包括焦虑、抑郁、强迫思维、强迫性行为、情感冲动、愤怒)与血清素失调和酒精或物质滥用有关。

选择性5-羟色胺再摄取抑制剂类药物最受临床关注,可能因为其"广谱"活动而成为治疗儿童PTSD的首选药物。塞达特等(Seedat et al.，2001;也可参见Seedat et al.，2000)报告了西酞普兰在12周的开放性试验中,对8名中度到重度PTSD青少年的有效性。受试者38%的PTSD症状减少了,但奇怪的是,在受试者的自我报告中,抑郁症没有得到改善。塞达特等(2002)在对比儿童青少年和成人的试验中也使用了西酞普兰(20～40毫克/天),发现经过8周的试验,成人和青少年的结果没有区别。在治疗结束时,两组临床医师专用PTSD量表的分数和临床总体改善评级均明显减少。科恩等(2007)完成了一项可能是迄今为止最好的药物研究,他们在24名10～17岁的儿童中发现了类似的结果,这些儿童要么接受了创伤性(BTCTF-CBT)加舍曲林治疗,要么接受了创伤聚焦的认知行为治疗加安慰剂治疗。

选择性5-羟色胺再摄取抑制剂类药物通常是安全的且耐受性良好,但美国食品药品监督管理局提醒到,这些药物使得接受该药物治疗的抑郁症儿童的自杀意念和行为比例有所增加。

多蒙和安德森(Domon and Anderson，2000)在一个非控制系列实验中发现,奈法唑酮有助于改善PTSD和相关的烦躁及破坏性行为。值得注意的是,奈法唑酮已被撤出市场。在一系列案例中,米氮平、5-羟色胺和抗抑郁活性去甲肾上腺素无论是单独使用还是与选择性 5 -羟色胺再摄取抑制剂结合,对于 PTSD 的治疗都是有效的(Conner et al.,1999;Good and Peterson,2001)。

丁螺环酮,一种非苯抗焦虑 5 - HT1A 部分激动剂,可以有效减少焦虑、倒叙和失眠(Wells,Chu,and Johnson,1991)。

赛庚啶为抗组胺 5 - HT 拮抗剂,在减少创伤性噩梦方面具有有限的作用。因为它的镇静作用和通常安全的副作用,许多临床医生使用这种药物治疗患有 PTSD 的儿童的睡眠问题,不过这种做法没有实证支持。像曲唑酮这样的镇静血清素拮抗剂抗抑郁药物,无论是单独使用还是与选择性 5 -羟色胺再摄取抑制剂类药物结合使用,可能对 PTSD 患者经常出现的睡眠失调和与创伤相关的梦魇非常有效。

4. 肾上腺素和血清素的药物:三环类抗抑郁药、万拉法辛

由于有害的副作用和潜在的毒性,三环类抗抑郁药,如丙咪嗪和地昔帕明,在儿童和青少年精神病治疗中已经被新的抗抑郁药物基本取代。罗伯特等(2000)使用小剂量丙咪嗪(1 毫克/千克)治疗烧伤儿童急性应激障碍的症状。在这项研究中,年龄在 2~19 岁的 25 名儿童随机服用水合氯醛和丙咪嗪 7 天。接受丙咪嗪的 12 名受试者中,有 10 名受试者的急性应激障碍症状从半缓解到完全缓解;13 名受试者中,有 5 名对水合氯醛有反应。与睡眠相关的倒叙和失眠似乎对治疗特别有反应。在一项针对重症监护病房中 128 名小儿烧伤患者的研究中,有 114 名(约 89%)的 ADS 症状对丙咪嗪或氟西汀有反应;104 名病人中,有 84 名接受了丙咪嗪的初始治疗;24 名病人中,有 18 名用氟西汀有效;初始治疗对 26 名病人没有效果;12 名病人对替代药物有反应。(Tcheung et al.,2005)

5. γ-氨基丁酸能/苯二氮卓类药

很少有数据支持苯二氮卓类药物对 PTSD 主要症状的有效性。这些药物(例如,氯硝西泮、劳拉西泮)对减少急性、剧烈的焦虑和烦躁症状可能有轻微的疗效,也可以在心理治疗中作为短期辅助治疗,促进暴露任务的完成。

6. 阿片受体拮抗剂

阿片受体拮抗剂已经被用于治疗成人 PTSD 的各种症状,这些药物没有关于患有 PTSD 的儿童青少年的临床试验。

7. 影响多种神经递质的药物

已有对患 PTSD 的成年人使用抗惊厥和情绪稳定剂的一系列成功的开放性实验。锂、丙戊酸钠和卡马西平可能会缓解极端情绪不稳和愤怒失控

的症状。卢夫等(Loof et al.，1995)报告了对 28 名有性虐待经历的儿童和青少年使用卡马西平(300～1 200 毫克/天,血清 10.0～11.5 微克/毫升)的情况。治疗结束时,在 28 名患者中,有 22 名患者的 PTSD 症状消失了。剩余 6 名患者,除了仍会做与虐待相关的噩梦,其他 PTSD 症状都有显著改善。

以往的经验表明,事实上有创伤的儿童使用多动症的药物,如哌甲酯、右苯丙胺或托莫西汀,可以起到减少多动、冲动性失控、注意力分散的良好作用。同样,安非他酮通常被认为是治疗多动症的二线药物,而且可能对与多动症同时出现的失调或抑郁情绪有很好的疗效(Daviss，1999)。

五、结论与建议

药物可能对减轻日常生活中使人衰弱的 PTSD 症状具有重要作用,同时可以为治疗中的儿童提供有效的帮助。

选择性 5 -羟色胺再摄取抑制剂类药物是一种很好的广谱药物。当然,像多动症或攻击行为这样的共病症状,使用有针对性的药物治疗被认为是有效的。即使只减少一种失能症状,如失眠或过度反应,药物治疗也可能对儿童的整体功能起到积极的连锁效应。

参考文献

Amaya-Jackson, L., & March, J. (1993). Post-traumatic stress disorder in children and adolescents. In H. L. Leonard (Ed.), *Child psychiatric clinics of North America: Vol. 2. Anxiety disorders* (pp. 639–654). New York: Saunders.

American Psychiatric Association. (2004). *Diagnostic and statistical manual of mental disorders* (4th ed., text rev.). Washington, DC: Author.

Cohen, J. A. (1998). Practice parameters for the assessment and treatment of children and adolescents with posttraumatic stress disorder. *Journal of the American Academy of Child and Adolescent Psychiatry, 37*(Suppl.), 4s–26s.

Cohen, J. A., Mannarino, A. P., Perel, J. M., & Staron, V. (2007). A pilot randomized controlled trial of combined trauma-focused CBT and sertraline for childhood PTSD symptoms. *Journal of the American Academy of Child and Adolescent Psychiatry, 46*, 811–819.

Cohen, J. A., Mannarino, A. P., & Rogal, S. (2001). Treatment practices for childhood posttraumatic stress disorder. *Child Abuse and Neglect, 25*, 123–135.

Conner, K. M., Davidson, J. R., Weisler, R. H., & Ahearn, E. (1999). A pilot study of mirtazapine in post-traumatic stress disorder. *International Clinical Psychopharmacology, 14*, 29–31.

Daviss, W. B. (1999). Efficacy and tolerability of bupropion in boys with ADHD and major depression or dysthymic disorder. *Child and Adolescent Psychopharmacology Update, 1*(5), 1–6.

De Bellis, M. D., Chrousos, G. P., Dorn, L. D., Burke, L., Helmers, K., King, M. A., et al. (1994). Hypothalamic–pituitary–adrenal axis dysregulation in sexually abused girls. *Journal of Clinical Endocrinology and Metabolism, 78,* 249–255.

Domon, S. E., & Anderson, M. S. (2000). Nefazodone for PTSD. *Journal of the American Academy of Child and Adolescent Psychiatry, 39,* 942–943.

Donnelly, C. L., & Amaya-Jackson, L. (2002). Post-traumatic stress disorder in children and adolescents: Epidemiology, diagnosis and treatment options. *Pediatric Drugs, 4*(3), 159–170.

Famularo, R., Kinscherff, R., & Fenton, T. (1988). Propranolol treatment for childhood posttraumatic stress disorder, acute type. *American Journal of Diseases of Children, 142,* 1244–1247.

Famularo, R., Kinscherff, R., & Fenton, T. (1992). Psychiatric diagnoses of maltreated children: Preliminary findings. *Journal of the American Academy of Child and Adolescent Psychiatry, 31,* 863–867.

Ford, J. D., Racusin, R., Ellis, C. G., Daviss, W. B., Reiser, J., Fleischer, A., et al. (2000). Child maltreatment, other trauma exposure, and posttraumatic symptomatology among children with oppositional defiant and attention deficit hyperactivity disorders. *Child Maltreatment, 5,* 205–217.

Good, C., & Peterson, C. (2001). SSRI and mirtazapine in PTSD. *Journal of the American Academy of Child and Adolescent Psychiatry, 40,* 263–264.

Harmon, R. J., & Riggs, P. D. (1996). Clinical perspectives: Clonidine for posttraumatic stress disorder in preschool children. *Journal of the American Academy of Child and Adolescent Psychiatry, 35,* 1247–1249.

Horrigan, J. P. (1996). Guanfacine for posttraumatic stress disorder nightmares [Letter]. *Journal of the American Academy of Child and Adolescent Psychiatry, 35,* 975–976.

Horrigan, J. P., & Barnhill, L. J. (1999). Risperidone and PTSD in boys. *Journal of Neuropsychiatry and Clinical Neurosciences, 11,* 126–127.

Kant, R., Chalansani, R., Chengappa, K. N., & Dieringer, M. (2004). The off-label use of clozapine in adolescents with bipolar disorder, intermittent explosive disorder, or posttraumatic stress disorder. *Journal of Child and Adolescent Psychopharmacology, 14*(1), 57–63.

Kutcher, S. P. (2002). *Practical child and adolescent psychopharmacology.* Cambridge, UK: Cambridge University Press.

Loof, D., Grimley, P., Kuller, F., Martin, A., & Shonfield, L. (1995). Carbamazepine for PTSD. *Journal of the American Academy of Child and Adolescent Psychiatry, 34,* 703–704.

Lustig, S. L., Botelho, C., Lynch, L., Nelson, W. J., Eichelberger, W. J., & Vaughan, B. L. (2002). Implementing a randomized clinical trial on a pediatric psychiatric inpatient unit at a children's hospital: The case of clonidine for post traumatic stress. *General Hospital Psychiatry, 24*(6), 422–429.

Marmar, C. R., Foy, D., Kagan, B., & Pynoos, R. S. (1993). An integrated approach for treating post-traumatic stress. In R. S. Pynoos (Ed.), *Post-traumatic stress disorder: A clinical review* (pp. 239–272). Lutherville, MD: Sidran Press.

Perry, B. D. (1994). Neurobiological sequelae of childhood trauma: PTSD in children. In M. Murburgh (Ed.), *Catecholamine function in PTSD: Emerging concepts* (pp. 233–255). Washington, DC: American Psychiatric Press.

Pfefferbaum, B. (1997). Posttraumatic stress disorder in children: A review of the past 10 years. *Journal of the American Academy of Child and Adolescent Psychiatry, 36,* 1503–1511.

Putnam, F. W., & Hulsmann, J. E. (2002). Pharmacotherapy for survivors of childhood trauma. *Seminars in Clinical Neuropsychiatry, 7*(2), 129–136.

Robert, R., Blakeney, P. E., Villarreal, C., Rosenberg, L., & Meyer, W. J. (2000). Imipramine treatment in pediatric burn patients with symptoms of acute stress disorder: A pilot study. *Journal of the American Academy of Child and Adolescent Psychiatry, 39*(1), 11–12.

Seedat, S., Kaminer, D., Lockhat, R., & Stein, D. J. (2000). An overview of posttraumatic stress disorder in children and adolescents. *Primary Care Psychiatry, 6,* 43–48.

Seedat, S., Lockhat, R., Kaminer, D., Zungu-Dirwayi, N., & Stein, D. J. (2001). An open trial of citalopram in adolescents with post-traumatic stress disorder. *International Clinical Psychopharmacology, 16,* 21–25.

Seedat, S., Stein, D. J., Ziervogel, C., Middleton, T., Kaminer, D., Emsley, R., et al. (2002). Comparison of response to a selective serotonin reuptake inhibitor in children, adolescents and adults with posttraumatic stress disorder. *Journal of Child and Adolescent Psychopharmacology, 12*(1), 37–46.

Stathis, S., Martin, G., & McKenna, J. G. (2005). A preliminary case series on the use of quetiapine for posttraumatic stress disorder in juveniles within a youth detention center. *Journal of Clinical Psychopharmacology, 25*(6), 539–544.

Tcheung, W. J., Robert, R., Rosenberg, L., Rosenberg, M., Villarreal, C., Thomas, C., et al. (2005). Early treatment of acute stress disorder in children with major burn injury. *Pediatric Critical Care Medicine, 6*(6), 676–681.

Wells, G. B., Chu, C., & Johnson, R. (1991). Buspirone in the treatment of posttraumatic stress disorder. *Journal of Clinical Psychiatry, 55,* 517–522.

Wheatley, M., Plant, J., Reader, H., Brown, G., & Cahill, C. (2004). Clozapine treatment of adolescents with posttraumatic stress disorder and psychotic symptoms. *Journal of Clinical Psychopharmacology, 24*(2), 167–173.

第十一章 眼动脱敏与再加工治疗

C.理查德·斯帕茨(C. Richard Spates)、埃伦·科克(Ellen Koch)、卡伦·丘萨克(Karen Cusack)、谢里·帕基欧托(Sherry Pagoto)、斯泰西·沃勒(Stacey Waller)

一、理论背景

这一章批判性地总结了眼动脱敏与再加工治疗在创伤压力应用方面的信息,回顾了自本书原著第一版出版以来的实证证据及相关的荟萃分析,包括成人和儿童的眼动脱敏与再加工治疗数据。我们也核查了早先更新的有关"需要进一步研究的问题"的证据,以判断那些曾经被建议研究的问题是否已经被解释。最后,我们更新了一些与眼动脱敏与再加工治疗相关的后续研究。眼动脱敏与再加工治疗作为新兴的治疗 PTSD 的方式,获得了实证支持。

眼动脱敏与再加工治疗被广泛应用,其相关研究从大量的个案分析、无对照开放试验(Herbert and Mueser,1992)到关于其效用的对照性研究(也就是Davidson and Parker,2001;Van Etten and Taylor,1998)。一些早期的研究者也通过分解研究的策略来寻找这个疗法与众不同的特征,也就是眼球移动在治疗中的效果(Devilly,Spence,and Rapee,1998;Pitman et al.,1996;Renfrey and Spates,1994)。眼动脱敏与再加工治疗的创立者在早期著作中建议,将眼动(或交替刺激)在达成有效治疗效果中扮演的角色作为研究目标。然而根据分解研究,这个主张在 20 世纪 90 年代中期被修改(Shapiro,1995)。

在这一章,我们提出了关于眼动脱敏与再加工治疗在总体功效、比较效果和持续时间等方面的理论基础,呈现了与基本概念、程序组成相关的证据。

二、技术说明

我们首先总结了眼动脱敏与再加工治疗创立者的描述,然后介绍背后的理论假设。这种治疗方法由夏皮罗(Shapiro,1989b)创造,它包含以下步骤(参见 Shapiro and Maxfield,2002)。

1. 患者病史和治疗方案

在这个阶段,治疗师要评估患者的准备状态和治疗障碍,包括行为障碍、症状及其他疾病。

2. 准备

在这个阶段,治疗师要与患者建立治疗关系,使患者了解创伤,介绍治疗技术。

3. 评估

在这个阶段,治疗师要仔细地、详细地评估患者的创伤记忆。要求患者辨别出记忆中的痛苦图像、消极认知、可替代的积极认知,评估积极认知的可靠性,辨别与创伤记忆相关联的情感、自我评估等级,辨别与创伤相关的躯体感觉及其定位。这个过程通过详尽的面谈、使用主观指标和测量等措施来达成。

4. 脱敏与再加工

在这个阶段,治疗师的手指有节奏地在患者视野内前后移动(每秒一次),患者的眼睛要跟随治疗师的手指移动,与此同时,患者要记住痛苦影像、消极认知以及躯体感受。在 20 秒(或 20 次)后停止,深呼吸,患者反馈在影像、躯体感受、想法、情感方面任何的变化。记录下反馈之后,治疗师对患者下一步该做什么提出指引,通常是节奏类似的眼动。受到一些因素的影响,创伤记忆过程会受到阻碍,因此这个过程要根据阻碍的情况进行调整。这种眼动的程序性替代疗法还包括其他刺激,如与眼动类似的节奏性的刺激(也就是,只要求患者反复记住痛苦影像,跟着如上文所述的程序进行,除此之外不做任何其他事情)。

5. 植入积极认知

一旦困扰的图像变得不敏感,即主观困扰程度的评分变低(在 11 分的评分等级中得分为 0~2 分)或没有压力时,新一轮的眼动程序就可以启动了。当新一轮的眼动程序启动时,患者被引导想象积极的或期望的认知,而不是反馈想法、感觉和影像上的变化。

6. 躯体扫描

在本阶段,患者被要求辨别躯体上任何持续的紧张或不适,如果有这类报告,则要求患者在进行上述的眼动时还要留意躯体知觉的变化。

7. 结束

本阶段为患者提供应对意外的痛苦情绪或记忆的技巧,如放松技巧、积极想象等。患者被鼓励在每次治疗期间记录关于创伤的想法、梦境和感觉。

8. 再评估

在这个阶段，治疗师要评估治疗目标是否达成，以及疗效是否保持。

由此可见，步骤 4～6 是眼动脱敏与再加工治疗所特有的，其他步骤与其他治疗方法相同。

当眼动脱敏与再加工治疗被应用于儿童时，更加强调在一个安全的环境中唤起积极的情感。初学者应尽可能地遵循以下原则：只在需要时根据儿童的发展水平做评判。面对年幼的儿童，典型的改变包括调整眼动或使用其他替代性双侧刺激的形式，用视觉的或者躯体的方式代替主观困扰程度评分来表达情绪的等级，或者省略躯体扫描这一环节。针对儿童的眼动脱敏与再加工治疗时间相较于成人来说要短一些，并随着儿童注意力集中的时间长短而变化。年龄较大的儿童和青少年可按成人模式来。读者可以查阅廷克和威尔逊（Tinker and Wilson，1999）关于儿童眼动脱敏与再加工治疗阶段的调整建议。

眼动脱敏与再加工治疗的理论基础是"适应性信息加工"（Shapiro and Maxfield，2002）。这个理论认为，"如果压力记忆是未加工的，它们就是功能失调的基础"（Shapiro and Maxfield，2002）。眼动脱敏与再加工治疗通过使用眼动或者其他"双侧刺激"来促进信息的加工，释放患者的压力、被曲解的认知、功能失调的反应。在治疗过程中，"当图像变得不那么突出时，患者能更好地促发适应性信息，并与记忆网络形成新的联结"（Shapiro and Maxfield，2002）。眼动脱敏与再加工治疗被认为可以通过几个阶段的治疗更早地提供这些适应性信息。

眼动脱敏与再加工治疗是由夏皮罗在 1989 年提出的。之后，夏皮罗开展了一系列的临床案例研究和第一个准对照实验（1989a）。早期的研究多为个案研究，且受到赫伯特和缪尔塞（Herbert and Mueser，1992）的批判。从那时起，关于眼动脱敏与再加工治疗效用的研究质量有了重要的改进，治疗的结果大多是积极的。一些荟萃分析（Davidson and Parker，2001；Van Etten and Taylor，1998）与随机对照试验为眼动脱敏与再加工治疗提供了实证支持。该方法已被纳入国际创伤应激研究学会发布的适用于成人 PTSD 的指导纲要（Foa，Keane，and Friedman，2000），并被美国卫生保健政策研究所评为 A/B 级。

三、数据收集方法

我们在 PsycINFO 和 MEDLINE 数据库中,通过筛查,识别有关眼动脱敏与再加工治疗的随机对照试验和荟萃分析。筛查标准如下:(1)治疗对象被诊断为 PTSD;(2)发表在经同行评审的刊物上;(3)使用控制组或对照组;(4)使用随机分配;(5)至少包含一个 PTSD 的测量标准。

研究同样也包括儿童眼动脱敏与再加工治疗。注意,我们只纳入了陈托勃等(Chemtob et al.,2000)先前综述中未涉及的内容。

四、文献综述

(一)眼动脱敏与再加工治疗和暴露疗法的对比研究

早期的研究将眼动脱敏与再加工治疗与等候组、安慰剂或其他 PTSD 刺激治疗的功效进行了对比(参见 Chemtob et al.,2000)。然而,这些对照研究既不包括最具实证支持的 PTSD 干预、延长暴露(Foa et al.,2000),也不包括药物治疗。眼动脱敏与再加工治疗和延长暴露、药物治疗的对比是评估眼动脱敏与再加工治疗的重要一步。自上一版的国际创伤应激研究学会治疗指导纲要发布以来,有 1 项研究比较了眼动脱敏与再加工治疗和药理学疗程,6 项研究评估了眼动脱敏与再加工治疗和延长暴露或基础的以暴露为本的疗程(参见表 11.1 中的这些相关研究)。

在上一版的国际创伤应激研究学会治疗指导纲要中,眼动脱敏与再加工治疗得到了美国卫生保健政策研究所的 A/B 评级。这些结论源自系统地比较了眼动脱敏与再加工治疗和其他治疗方式的随机对照研究。沃恩等(1994)关于眼动脱敏与再加工治疗与表象习惯化训练组、放松训练组的对照研究也被引用以支持眼动脱敏与再加工治疗高评级。另外,马库斯、马奎斯和萨凯(Marcus,Marquis,and Sakai,1997)在对比眼动脱敏与再加工治疗和标准化临床治疗后,发现了更快更好地改善 PTSD、焦虑和抑郁的方式。在经过眼动脱敏与再加工治疗后,75%的患者不再出现 PTSD 症状,对照组为 50%。卡尔森等(Carlson et al.)也发现,70%患有 PTSD 的退伍老兵经过眼动脱敏与再加工治疗和放松训练后,在 9 个月后的随访中不再被诊断为 PTSD。

表 11.1 EMDR 成人治疗研究文献回顾

研 究	人员	对照组	N	试验期限	主要测量指标	成效值	对 比	N 组之间	
								ITT	完成度	结 果
(van der Kolk et al., 2007)	男性和女性，混合创伤	EMDR	29(24)	8 周疗程	CAPS	1.99(2.38)[a]	EMDR vs. PLA	0.48	0.59	EMDR>PLA, p<0.05[b]
		FLU	30(26)			1.68(1.91)[a]	FLU vs. PLA	0.04	0.06	FLU>PLA, ns[c]
		PLA	29(26)			1.43(1.87)[a]	EMDR vs. FLU	0.51	0.51	EMDR>FLU, ns[c]
(Taylor et al., 2003)[d]	男性和女性，混合创伤	EMDR	19(15)	8 周疗程	CAPS	1.60(2.35)	EMDR vs. REL	0.15	0.04	EMDR>REL, ns[c]
		PE	22(15)			1.33(2.47)	EMDR vs. REL	0.37	0.61	EXP>REL, ns[c]
		REL	19(15)			1.01(1.62)	EMDR vs. PE	−0.27	−0.67	EMDR<EXP, ns[c]
(Rothbaum et al., 2005)[d]	男性和女性，混合创伤	EMDR	25(20)	9 次，每两周 1 次	CAPS	(2.07)	EMDR vs. WL		1.42	EMDR>WL, p<0.001
		PE	23(20)			(1.98)	PE vs. WL		2.00	PE>WL, p<0.001
		WL	24(20)			(0.58)	EMDR vs. PE		−0.43	EMDR<PE, ns

续表

研　究	人员	对照组	N	试验期限	主要测量指标	成效值	对　比	ITT	完成度	结　果
（Power et al.，2002）	男性和女性，混合创伤	EMDR	39(27)	10次，每周1次	IES	(2.54)	EMDR vs. WL		1.66	EMDR＞WL，p＜0.001
		EXP+CR	37(21)			(1.41)	EXP+CR vs. WL		0.97 0.05	EXP＋CR＞WL，p＜0.05
		WL	29(24)			(0.38)	EMDR vs. EXP+CR		0.60	EMDR＞EXP+CR，ns
（Lee et al.，2002）	男性和女性，混合创伤	EMDR	13(12)	7次，每周1次	SI-PTSD	(2.00)	EMDR vs. SIT+PE		0.60	EMDR＞SIT+PE，ns
		SIT+PE	13(12)			(1.50)				
（Ironson et al.，2002）	男性和女性，混合创伤	EMDR+IVE	10(10)	5次，每周1次	PSS-SR	(1.47)	EMDR vs. PE		0.62	EMDR＞PE，ns
		PE	12(9)			(2.07)				

续 表

研 究	人员	对照组	N	试验期限	主要测量指标	成效值	对 比	ITT 完成度	N组之间结果
(Rogers et al., 1999)	男性、退伍老兵	EMDR	(6)	1个疗程	IES-R	(0.79)	EMDR vs. EXP		
		EXP	(6)			(0.18)		1.04	EMDR>EXP, ns

注：ES, 效果大小；ITT, 治疗意向；对照组：EMDR, 眼动脱敏及重建治疗；FLE, 氟西汀；PLA, 安慰剂；PE, 延长暴露；REL, 放松训练；WL, 等候组；EXP＋ CR, 暴露疗法加认知重建；SIT＋PE, 应激预防训练加暴露疗法；EMDR＋IVE, EMDR加现场暴露法；EXP, 暴露疗法。

主要测量指标：CAPS, 临床治疗师评估 PTSD 症状量表；IES, 事件影响量表；SI-PTSD, PTSD 的结构式会谈量表；PSS-SR, PTSD 症状量表自我报告；IES－R, 事件影响量表（修订版）。

结果：＞说明第一个治疗方式比第二治疗方式得分更低，＜则相反；ns, 非显著。

a 对照组效果大小是 Hedges's 公正的 g 基于治疗前与治疗后的对比。

b 对照组效果大小计算基于 Cohen's d 由主要作者提供。

c ITT 与完整组结果一样。

d 数据由主要作者提供。

e EMDR 组明显在连线上 CAPS 要差。

f 如果在治疗后仍有需要，增加三个额外的治疗环节。

负的效果大小说明 EMDR 组比对照组有更多的症状。

括号内为完成者样本值。

陈托勃等(2000)注意到,最早的眼动脱敏与再加工治疗研究在一般情况下取得了较好的治疗效果。他们指出这需要大量的对照条件,眼动脱敏与再加工治疗需要与其他现有的治疗方式进行比较。基于严格控制的试验得出的眼动脱敏与再加工治疗高评级(A/B级)是合理的。

在一项针对 PTSD 的社会心理学和药理学对比研究中,88 名患有 PTSD 的参与者被随机分配到眼动脱敏与再加工治疗组、氟西汀药物治疗组或安慰剂治疗组接受 8 个星期的治疗(van der Kolk et al.,2007)。处于创伤初期的参与者在基线上有更多显著的 PTSD 特征。76 名参与者全程参与,12 名参与者的退出原因并无显著不同。该对比研究由经过大量训练和持续督导的盲评人在治疗前、治疗中、治疗后的 6 个月进行随访,以评估实验结果的可靠性和有效性。通过协方差分析,在三种治疗方式下,PTSD 的症状和抑郁在治疗中和治疗后均有所减轻。通过直接比较分析发现,眼动脱敏与再加工治疗组明显优于安慰剂组。对完成者和 ITT 样本 6 个月的随访显示,眼动脱敏与再加工治疗在缓解 PTSD 症状、抑郁方面明显优于氟西汀药物治疗组。二级分析表明,在眼动脱敏与再加工治疗中,带有成年型创伤的个体相较于带有幼年型创伤的个体对治疗有更好的反应。

第二个对照研究是由泰勒等(2003)主持的。他们将 60 名患有 PTSD 的参与者随机分配到眼动脱敏与再加工治疗组、暴露疗法组、放松训练治疗组接受为期 8 周的治疗。45 名参与者接受了完整的治疗。暴露疗法包括 4 个想象暴露环节及之后的实物暴露环节。评估是由盲评人在治疗前、治疗 1 个月后、治疗结束 3 个月后分别完成的。治疗的完整度为 59%,过程完整度为 28%。评估者评估了治疗的常规组成、治疗的特别之处以及治疗的无协议干预程度。这三种治疗方式在治疗中及治疗后都缓解了 PTSD 的症状、内疚、愤怒、抑郁情况。暴露疗法使得很大一部分参与者在临床上有着重大改变,重复体验和回避症状也大大减少。

在另一个临床试验中,罗特鲍姆、阿斯廷和马斯特勒(Rothbaum,Astin,and Marsteller,2005)把 74 名因遭强暴而患有 PTSD 的参与者随机分配到眼动脱敏与再加工治疗组、延长暴露疗法组和等待序列对照组。治疗分为 9 个疗程,每周 2 次。眼动脱敏与再加工治疗组被改进得与延长暴露疗法组保持一致。盲评人在治疗前、治疗 1 个星期后、治疗结束 6 个月后进行评估。为了完成对治疗的可靠性、持续性和功能的评定,每组 25% 的治疗环节都是由专家开展。两种治疗方式无论是临床症状还是统计数据,都说明 PTSD 症状、抑郁、焦虑、分裂均有显著改善。基于贝克抑郁量表,状态-

特质焦虑量表-状态焦虑(STAI－S),眼动脱敏与再加工治疗组和延长暴露疗法组在最终的功能状态上都优于等待序列对照组。其他研究同样证明了眼动脱敏与再加工治疗的疗效。鲍尔等(2002)将105名苏格兰的PTSD患者随机分到眼动脱敏与再加工治疗组(39人)、暴露认知重建(EXP+CR)组(37人)、等待序列对照组(29人)。每个参与者接受10个疗程。盲评人在治疗前和治疗后进行评估。治疗结束15个月后的临床医师专用PTSD量表是由治疗师而非盲评人填写的。虽然未提供具体细节,但研究人员表示,该治疗效果在15个月后,依然显著。眼动脱敏与再加工治疗组的参与者平均接受了4.2个疗程,暴露认知重建组为6.4个疗程。两个治疗组都有显著改进,在PTSD的测量总分上都比等待序列对照组要高,眼动脱敏与再加工治疗组60%的参与者和暴露认知重建组50%的参与者的PTSD临床症状都有了显著改善。

在另一个研究中,李等(Lee et al.,2002)将24名患有PTSD的参与者随机分配到眼动脱敏与再加工治疗组和应激预防训练暴露(SIT＋PE)组。超过一半的样本牵涉到诉讼。通过专家来保障治疗的可靠度,两组都接受可靠度评定。眼动脱敏与再加工治疗和应激预防训练暴露都被验证是有效的,眼动脱敏与再加工治疗组83%的参与者和应激预防训练暴露组75%的参与者都不再符合PTSD的诊断标准。眼动脱敏与再加工治疗大大减轻了困扰症状,并在3个月后的随访中表现出显著优势。在治疗后,每组有67%的参与者表现出临床上的显著改善;而在之后的随访中,眼动脱敏与再加工治疗组92%的参与者和应激预防训练暴露组50%的参与者都表现出了临床上的显著改善。

另外两个研究比较了眼动脱敏与再加工治疗和延长暴露或其他暴露疗法,但是两个研究在方法论上有弱点。爱恩森等(Ironson et al.,2002)将22名参与者随机分配至眼动脱敏与再加工治疗组和延长暴露组,以检验治疗的功效、耐受性和维持度。两个治疗组的治疗包含3次准备环节(其中一次为基线评估)、3次刺激治疗环节和家庭作业。治疗的可靠度未被评估。经过3次刺激治疗环节后,眼动脱敏与再加工治疗组10人里有7人,延长暴露组12个人里有2人的症状有了改善。剩下的参与者接受了3次额外的刺激治疗。因为有参与者中途放弃,专家最终完成了眼动脱敏与再加工治疗组6人和延长暴露治疗组6人的随访分析。治疗后的随访结果显示,两种治疗均缓解了PTSD症状和抑郁程度。

罗杰斯等(Rogers et al.,1999)以小组的形式对12名越南战争的老兵开展眼动脱敏与再加工治疗和暴露疗法。在治疗环节,眼动脱敏与再加工治疗组参与者的主观困扰程度增加了。治疗后,事件影响量表显示两组参与者都有了显著改善,但是总体症状减少是很少的(分别为 7% 和 2%)。参见表格 11.1 中的分析。

总之,以上研究都显示眼动脱敏与再加工治疗是治疗 PTSD 的有效方式。最近关于眼动脱敏与再加工治疗与延长暴露疗法的对比研究显示,眼动脱敏与再加工治疗的作用与延长暴露疗法是差不多的。美国退伍军人事务部/国防部(2003)、英国国家卫生与临床优化研究所(NICE;2005)、澳大利亚创伤后心理健康中心(ACPMH;2007)在其他研究中也得出了这些结论。

(二) 分解研究

大量研究证明,眼动对于眼动脱敏与再加工治疗的疗效并没有显著的作用(完整的回顾请参见 Chemtob,2000)。戴维森和帕克(Davidson and Parker,2001)在一个精神分析研究中检验了眼动或其他律动刺激是否是眼动脱敏与再加工治疗的必要组成部分,认为从已公开的数据中无法找到支持眼动或其他律动有利于增进治疗效果的证据。

还有几项研究也检验了眼动和其他形式的刺激在减少情绪性记忆方面的影响。具体来说,在最近的一项试点研究中,研究人员比较了三种类型的听觉和动觉刺激(间歇刺激、间歇双边同时刺激、连续双边刺激)对 20 多名 PTSD 患者的影响(Servan-Schreiber et al.,2006)。这三种刺激形式在眼动脱敏与再加工治疗环节中都显著降低了主观困扰程度的评分。当使用新的目标记忆时,交替刺激会导致评分更快地降低。

还有一些研究检查了多种形式的刺激的影响,此类研究的受试者要么是非临床的大学生(Andrade,Kavanagh,and Baddeley,1997;Barrowcliff et al.,2004;Barrowcliff et al.,2003;Christman et al.,2003;Kavanagh et al.,2001;Sharpley,Montgomery,and Scalzo,1996;van den Hout et al.,2001),要么是有创伤暴露经历但没有被诊断为 PTSD 的人员。基于之前与眼动和其他形式的刺激相关的分解研究,以及最近有关这一议题的临床研究,到目前为止,最好的临时性结论是眼动脱敏与再加工治疗的"双侧刺激"不能起到增加疗效的作用。

另一个分解研究对眼动脱敏与再加工治疗认知元素的作用进行了评估(Cusack and Spates,1999)。38 名参与者随机接受 3 次 90 分钟的标准眼动脱敏与再加工治疗或类似的治疗,这些治疗不含认知成分(EMD,即积极的认知、VoC 和积极认知的植入）。盲评人分别在治疗 1 个月、2 个月后随访，评估 PTSD 症状的改善情况。11 名参与者（EMD 7 个，眼动脱敏与再加工治疗 4 个）中途退出研究，最终的样本包括 27 人（EMD 13 人，眼动脱敏与再加工治疗 14 人）。两个治疗组在治疗后都有了明显的改善，两者之间没有显著区别。但这只是文献中唯一提到眼动脱敏与再加工治疗积极认知的研究，因此还需要更多的研究来确定积极认知对治疗效果的影响。

（三）随访调查

马库斯、马奎斯和萨凯（2004）对比了眼动脱敏与再加工治疗与标准护理的效果，并提供了 3～6 个月的随访数据。在 67 名参与者中，研究人员对 44 名完成了 3 个月的随访，对 36 名完成了 6 个月的随访。两项随访数据表明，眼动脱敏与再加工治疗要优于标准治疗。3～6 个月的随访显示，眼动脱敏与再加工治疗组的抑郁和焦虑状态有了明显改善。

（四）过程导向的研究

李、泰勒和德拉蒙德（Lee，Taylor，and Drummond，2006）调查了眼动脱敏与再加工治疗期间个体的反应及其随着双侧刺激而发生的变化。他们的研究随机对照了那些主张将"再现"作为传统暴露疗法的机制假设，指出"距离"更好地描述了进行眼动脱敏与再加工治疗的受试者在第一次治疗期间的主观体验："当参与者以一种更独立的方式去处理创伤时，PTSD 症状会得到更大的改善。"然而，如果调查者采用实证主义对比暴露疗法和独立的眼动脱敏与再加工治疗治疗群体，那么得到的证据将会更有说服力。

（五）儿童和青少年

在国际创伤应激研究学会发布的第一版实践指导指南中，儿童和青少年 PTSD 患者使用眼动脱敏与再加工治疗的评级为 B－C（Cohen，Berliner，and March，2000）。轶事证据、个案报告证明眼动脱敏与再加工治疗能有效改善儿童和青少年的 PTSD 症状（Chemtob，Nakashima，and Carlson，2002）。从那时起，眼动脱敏与再加工治疗就被持续认定为治疗儿童和青少年 PTSD 的有效方式。在一项符合 6 条"黄金准则"（Foa and Meadows，1997）的对照研究中，研究人员比较了眼动脱敏与再加工治疗和 CBT 对 12～13 岁遭受性虐待的伊朗女孩的治疗效果（Jaberghaderi et al.，2004）。14 名参与者被随机安排接受 12 节眼动脱敏与再加工治疗或 CBT。两组的治疗效果没有差异,都显著减轻了症状。而当治疗次数和家庭作业减少时,眼动脱敏与再加工治疗组比 CBT 组更能有效地减轻症状。

另外几个公开发表的儿童和青少年领域的眼动脱敏与再加工治疗研究不符合文献选用标准。例如,奥拉斯等(Oras et al.,2004)在对 13 名 8~16 岁被诊断为 PTSD 的流浪儿童进行心理治疗时加入了 6 节眼动脱敏与再加工治疗。通过测量发现,参与者的症状与整体功能在治疗后有了改善,但该研究没有控制组和对照组。同样,耶罗、阿蒂加斯和哈通(Jarero,Artigas,and Hartung,2006)为洪灾中的儿童和青少年幸存者提供没有控制组的眼动脱敏与再加工治疗。通过测量发现,参与者的与创伤相关的症状有了改善。费尔南德斯、加里内里和洛伦泽蒂(Fernandez, Gallinari, and Lorenzetti,2003)对目睹飞机失事的儿童进行了眼动脱敏与再加工治疗评估。然而,这些研究既没有控制组或对照组,也没有使用标准的 PTSD 症状测量工具。在一项随机的、对照的调查中,鲁宾等(Rubin et al.,2001)在一个儿童指导中心比较了眼动脱敏与再加工治疗和照常治疗。然而,这个研究没有专门针对 PTSD,因此没有包含 PTSD 的标准测量。索伯曼、格林沃尔德和鲁尔(Soberman, Greenwald, and Rule,2002)比较了在居家或日间治疗中的 3 次眼动脱敏与再加工治疗与照常治疗,治疗对象为 29 名 10~16 岁有行为问题的男孩。这个研究之所以不符合标准,是因为它不是针对 PTSD 的。尽管这些针对儿童眼动脱敏与再加工治疗的研究并没有改变当前偏向使用 CBT 进行一线儿童创伤治疗的状况,但它们为将来的研究奠定了基础,也促使我们更清楚地认识到 PTSD 的评估和治疗应该考虑的发展因素是什么。

(六) 眼动脱敏与再加工治疗的荟萃分析研究和作用范围

我们在 PsycINFO 和 MEDLINE 数据库,通过搜索关键字"眼动脱敏与再加工""PTSD 和荟萃分析"来收集相关的资料(参见表 11.2)。

1. 荟萃分析的特征

上述荟萃分析的平均值是 26(范围为 7~61)。7 项研究中,只有 2 项研究未发表(Sherman,1998;Van Etten and Taylor,1998)。4 个荟萃分析提供了质量评分(即 Sack, Lempa, and Lamprecht,2001;Seidler and Wagner,2006;Van Etten and Taylor,1998;Waller, Spates, and Mulick,2000)。2 项研究报告通过观察评估和自我报告评估的方式测量效应值(Van Etten and Taylor,1998;Waller et al.,2000),其他的采用复合计分,

表 11.2 综述荟萃分析的特点

研究	方法					结果				
	搜索方式	样本量（包含的研究数量）	选择标准	有效性评估	试验流程[a]	研究类型	定量数据合成	效应值	结论	同行评审
(Seidler and Wagner, 2006)	数据库	7	1989—2005 年；随机分配；18 岁以上；平均值和标准差，症状改善的比例或统计值；使用 1 个或多个有效可靠的手段	每项研究报告质量评分	是，例外度。样本量，人选标准，PTSD 抑郁症独立评估人	认知行为治疗加暴露方法的效应值 d=0.28 随访/随访：EMDR 的效应值（总体抑郁症状，治疗后-治疗后 d=0.40，随访/随访 d=0.12）	总体症状：治疗-治疗后 d=0.13 随访/随访 d=	效应值	没有证据支持一种治疗方式更优于其他的	是
(Waller, Spates, Mulick, 2000)	数据库，人工搜索	20	1988—2000 年；公开发表；RCT 数据可计算出效应值；符合"部分"样本符合 PTSD 诊断标准	EMDR；RCT 或暴露疗法；每项研究报告质量评分	没有讨论	治疗类型	效应值（观察者评估和自我报告测量和随访）：治疗后测量和前后标准测量：EMDR d=1.16 暴露疗法：d=0.98	比"黄金准则"对比暴露疗法和 EMDR	暴露疗法和 EMDR 作用相当	否

研究	方法						结果			
	搜索方式	样本量（包含的研究数量）	选择标准	有效性评估	试验流程	研究类型	定量数据合成	效应值	结论	同行评审
(Van Etten and Taylor, 1998)	数据库；人工搜索、会议记录、次文献；与PTSD研究人员接触	61	1984—1996年；PTSD症状；得分5+；公开发表；足够的信息度；表可以计算效应值；结果至少使用4个中的1个变量	研究治疗长度编码；控制组 vs. 非控制组；治疗师训练	是，在文章中，例外和原因的数量	效应值（观察者评估和自我报告）；分析问题报表	效应值	治疗前后总症状的严重程度自我报告/观察者评估 EMDR：d=1.24 行为治疗：d=1.27 暴露疗法：d=1.89 药物治疗：d=0.69 d=1.05	暴露疗法和EMDR相比，作用相当，但是对比药物治疗中途退出率低。暴露疗法和EMDR的中途退出率之间没有不同	是
(Sherman, 1998)	数据库和人工搜索	17	PTSD精神疗法；没有年份限制；公开发表和未发表的"临床试验"；对照组，推论统计学；客观测量量；患者符合PTSD诊断标准	没有	没有讨论	样本量；创伤类型；治疗组	效应值（综合在每个研究中使用的所有测量方式；权重相等）	所有暴露为本的治疗方式的总体质量方式通过测量：d=0.52 (r=0.25)	暴露为本的治疗方式（包括EMDR）是有效的。治疗模式之间不同	是

续表

研究		方法				结果		结论	同行评审
	搜索方式	样本量（包含的研究数量）	选择标准	有效性评估	试验流程	研究类型	定量数据合成	效应值		
（Davidson and Parker, 2001）	数据库和人工搜索	34	公开发表的研究；1997—2000年3月；随机分配；信息足够计算效应值；治疗方式不混用治疗师	否	是，例外和原因的数量	创伤类型	效应值（仅针对治疗后）	产出测量的一项效应值 EMDR（治疗前后）r＝0.63 EMDR/EMDR 不含眼动：r＝0.10	EMDR是有效的，眼动不增加作用	是
（Sack, Lempa, and Lamprecht, 2001）	数据库	17	仅含公开发表的研究；仅EMDR；5人以上采用EMDR治疗；随访或两者均有；标准测量；控制组设计	研究报告质量评分有足够的信息可以分析	是，在文章中，例外和原型样本量	样本量中、高	效应值通过质量评级（低、中、高）	治疗前后EMDR效应值 低质量研究：d＝0.43 中等质量研究：d＝1.20 高质量研究：d＝1.76	EMDR有证据证明药物治疗和心理干预措施有差别	是

续 表

研 究	方 法						结 果			
	搜索方式	样本量（包含的研究数量）	选择标准	有效性评估	试验流程	研究类型	定量数据合成	效应值	结 论	同行评审
(Bradley et al., 2005)	数据库手工搜索	26	PTSD 心理干预治疗：1980—2003 年公开发表；成人患者；排除未公开发表的研究；随机对照试验，>10 个患者，有控制组或对照组，可靠的测量，英文报告	否	没有讨论	样本量，创伤类型，广出介入症状，随访	效应值，完整的评估，治疗后评估，改进	PTSD症状改变（治疗前后，vs.等候控制组，vs.支持控制组，治疗组）暴露疗法 d=1.57, 1.26, 0.84 EMDR d=1.43, 1.25, 0.75	暴露疗法和 EMDR 没有区别，两者都好于没有治疗	是

注释ᵃ：一些研究被排除在荟萃分析之外，原因不包括频率。

测量方式没有不同。各项研究在入选标准(如诊断状况、随机分配和测量方式)上有一些变化。2 项荟萃分析的试验只招募符合 DSM－Ⅲ－R 或－Ⅳ标准的 PTSD 患者(即 Seidler and Wagner,2006;Van Etten and Taylor,1998),2 项试验中所有的患者都符合 PTSD 的标准(即 Sherman,1998;Waller et al.,2000)。1 项荟萃分析不包括诊断分类标准,但是诊断状态是符合标准的(即 Sack et al.,2001),其他的只包括标准的测量手段,但没有明确的诊断标准。还有 1 项研究没有明确提及与诊断状态相关的入选标准(即 Davidson and Parker,2001)。

3 项荟萃分析只包括随机分配的研究(Bradley et al.,2005;Seidler and Wagner,2006;Waller et al.,2000),但是有一个例外(Davidson and Parker,2001),1 项荟萃分析包括随机和非随机安排(即 Sack et al.,2001)。2 项研究只包括对照试验,但是不要求随机分配(即 Sherman,1998;Van Etten and Taylor,1998)。

2. 结论

(1)眼动脱敏与再加工治疗对 PTSD 的作用

所有结论都表明眼动脱敏与再加工治疗是治疗 PTSD 的有效方式。4 项荟萃分析回顾了眼动脱敏与再加工治疗组与控制组的对比研究,发现自我报告测量的平均效应值较大(Cohen's d＝0.8;Bradley et al.,2005;Davidson and Parker,2001;Sack et al.,2001;Van Etten and Taylor,1998)。萨克等(Sack et al.,2001)证明,有较高方法论质量的研究会有最高的效应值,低效用值证明研究有严重的方法论问题。

(2)眼动脱敏与再加工治疗和暴露疗法的差别

4 项荟萃分析比较了眼动脱敏与再加工治疗与暴露疗法的作用,没有发现两者在治疗后(Davidson and Parker,2001;Seidler and Wagner,2006;Waller et al.,2000)或随访时(Seidler and Wagner,2006;Van Etten and Taylor,1998;Waller et al.,2000)的效果差别。但有一项调查发现,在观察者评定(但不包括自我报告)的量表中,暴露疗法的疗效优于眼动脱敏与再加工治疗(Van Etten and Taylor,1998);然而,这种疗效会随着随访的结束而减弱。

(3)增加眼动的价值

1 项荟萃分析探讨了眼动或其他刺激运动是否是眼动脱敏与再加工治疗的必要组成部分(Davidson and Parker,2001)。作者得出的结论是,发表的数据并不能表明眼动或其他刺激运动对测量有效。

（4）总结

上述荟萃分析已证实眼动脱敏与再加工治疗是一项治疗 PTSD 的有效方式，与暴露疗法的疗效相当。未来的随机对照试验可以通过进一步评估行动机制，来阐明眼动脱敏与再加工治疗和以暴露为本的治疗相同或不同的机制。这样，我们就可以认识到哪种元素对两种治疗方式来说是重要和有益的，也可以产生新的、更综合的、有效的和精简的治疗模式。塞德勒和瓦格纳（Seidler and Wagner，2006）也认为，未来的研究应致力于解释哪种治疗方式最可能使患者受益。

五、结论与建议

与其他以创伤为中心的治疗方法相比，样本数量、治疗效用、儿童 PTSD 疗效评估、患者的舒适度或耐受性都是研究的目标。然而，现有文献中既没有提到患者的特征，也没有提到使用训练有素的治疗师进行实地试验的重要性。我们认为探讨和研究这些问题对改进治疗方法非常重要，基于此，我们提出以下建议。

（一）研究过程分解：目标过程和产出

心理治疗研究领域采用分解策略的一项作用是，当它们与治疗步骤相关时，它们提供了一个最简化的解释治疗作用的途径（Borkovec and Castonguay，1998）。所有的东西都是平等的，当最少的元素达到与复杂治疗相同的产出时，就像是最小的功能产生明显的效果。分解策略也已经被恰当地运用于 PTSD 的外部治疗，包括治疗抑郁（Jacobson et al.，1996）、恐慌症（Öst，Thulin，and Ramnerö，2004）、特殊恐惧症（Koch，Spates，and Himle，2004）。我们建议继续分解这些研究（如其他以 PTSD 为目标的研究），以便鉴别基本治疗方案的实证支持元素。至于眼动脱敏与再加工治疗，我们建议优先关注家庭作业、日志的重要作用，另外还应注意操作中高度可见的认知元素的作用。由于这种研究策略的应用，建设性研究设计（Borkovec and Castonguay,1998）得以进行，它整合了那些有经验支持的治疗元素。

（二）眼动脱敏与再加工治疗的效用比较

最近的研究尝试比较眼动脱敏与再加工治疗和延长暴露在创伤治疗中

的效用。结论显示,暴露带有"正念"特点的包含眼动脱敏与再加工治疗的后曝光,在创伤记忆上可能优于延长暴露。无论如何这一假设需要更多的研究来验证它的有效性。在某些方面,恐慌症的治疗也同样受益于这些需要依据内受的痛苦来源而立即响应的刺激的方法(Barlow,2002)。

(三)与创伤药物治疗的结合

自从眼动脱敏与再加工治疗被开创并传播以来,美国食品药品监督管理局已经批准了几项可以应用于这类治疗的药物。因此,可以看到很多研究者要么在讨论这些药物,要么在眼动脱敏与再加工治疗中加入试验。理解这些干预的个体效能与理解复合功效的实证依据是同样重要的,因为它们的结合在实践中是可能实现的。基于这种失序治疗,药物和有效的心理干预结合是复杂的,不能总结为"多即是优";相反,这个假设更多地立足于实证调查。

(四)容忍度和接受度的研究

最后,我们建议"实施研究"(Sanders and Haines,2006)侧重于强调检查患者对治疗的接受度,以阐明哪种治疗方式更适用于哪种患者。在高退出率的 PTSD 治疗中(参见 Foa and Rothbaum,1998;Zayfert,Becker,and Gillock,2002;Zayfert and Black,2000),理解患者和治疗师的容忍度和接受度是非常必要的,因为它们会影响干预的有效性。

参考文献

Andrade, J., Kavanagh, D., & Baddeley, A. (1997). Eye-movements and visual imagery: A working memory approach to the treatment of post-traumatic stress disorder. *British Journal of Clinical Psychology, 36*, 209–223.

Australian Centre for Posttraumatic Mental Health. (2007). *Australian guidelines for the treatment of adults with acute stress disorder and posttraumatic stress disorder*. Melbourne: Author.

Barlow, D. H. (2002). *Anxiety and its disorders: The nature and treatment of anxiety and panic* (2nd ed.). New York: Guilford Press.

Barrowcliff, A. L., Gray, N. S., Freeman, T. C. A., & MacCulloch, M. J. (2004). Eye-movements reduce the vividness, emotional valence and electrodermal arousal associated with negative autobiographical memories. *Journal of Forensic Psychiatry and Psychology, 15*, 325–345.

Barrowcliff, A. L., Gray, N. S., MacCulloch, S., Freeman, T. C. A., & MacCulloch, M. J. (2003). Horizontal rhythmical eye movements consistently diminish the arousal provoked by auditory stimuli. *British Journal of Clinical Psychology, 42*, 289–302.

Borkovec, T. D., & Castonguay, L. G. (1998). What is the scientific meaning of "empiri-cally supported therapy"? *Journal of Consulting and Clinical Psychology, 66*, 136–142.

Bradley, R., Greene, J., Russ, E., Dutra, L., & Westen, D. (2005). A multidimensional meta-analysis of psychotherapy for PTSD. *American Journal of Psychiatry, 162*, 214–227.

Carlson, J. G., Chemtob, C. M., Rusnak, K., Hedlund, N. L., & Muraoka, M. Y. (1998). Eye movement desensitization and reprocessing (EMD/R) treatment for combat-related posttraumatic stress disorder. *Journal of Traumatic Stress, 11*, 3–24.

Chemtob, C. M., Nakashima, J., & Carlson, J. G. (2002). Brief treatment for elemen-tary school children with disaster-related posttraumatic stress disorder: A field study. *Journal of Clinical Psychology, 58*, 99–112.

Chemtob, C. M., Tolin, D. F., van der Kolk, B. A., & Pitman, R. K. (2000). Eye move-ment desensitization and reprocessing. In E. B. Foa, T. M. Keane, & M. J. Fried-man (Eds.), *Effective treatments for PTSD: Practice guidelines from the International Society for Traumatic Stress Studies* (pp. 139–154). New York: Guilford Press.

Christman, S. D., Garvey, K. J., Propper, R. E., & Phaneuf, K. A. (2003). Bilateral eye movements enhance the retrieval of episodic memories. *Neuropsychology, 17*, 221–229.

Cohen, J. A., Berliner, L., & March, J. S. (2000). Treatment of children and adoles-cents. In E. B. Foa, T. M. Keane, & M. J. Friedman (Eds.), *Effective treatments for PTSD: Practice guidelines from the International Society for Traumatic Stress Studies* (pp. 106–138, 330–332). New York: Guilford Press.

Cusack, K., & Spates, C. R. (1999). The cognitive dismantling of eye movement desen-sitization and reprocessing (EMDR) treatment of posttraumatic stress disorder (PTSD). *Journal of Anxiety Disorders, 13*, 87–99.

Davidson, P. R., & Parker, K. C. H. (2001). Eye movement desensitization and repro-cessing (EMDR): A meta-analysis. *Journal of Consulting and Clinical Psychology, 69*, 305–316.

Devilly, G. J., Spence, S. H., & Rapee, R. M. (1998). Statistical and reliable change with eye movement desensitization and reprocessing: Treating trauma with a veteran population. *Behavior Therapy, 29*, 435–455.

Elofsson, U. O. E., von Schèele, B., Theorell, T., & Söndergaard, H. P. (2008). Physi-ological correlates of eye movement desensitization and reprocessing. *Journal of Anxiety Disorders, 22*, 622–634.

Fernandez, I., Gallinari, E., & Lorenzetti, A. (2004). A school-based eye movement desensitization and reprocessing intervention for children who witnessed the Pirelli Building airplane crash in Milan, Italy. *Journal of Brief Therapy, 2*(2), 129–136.

Foa, E. B., Keane, T. M., & Friedman, M. J. (Eds.). (2000). *Effective treatments for PTSD: Practice guidelines from the International Society for Traumatic Stress Studies.* New York: Guilford Press.

Foa, E. B., & Meadows, E. A. (1997). Psychosocial treatments for posttraumatic stress disorder: A critical review. *Annual Review of Psychology, 48*, 449–480.

Foa, E. B., & Rothbaum, B. O. (1998). *Treating the trauma of rape: Cognitive-behavioral therapy for PTSD.* New York: Guilford Press.

Herbert, J. D., & Mueser, K. T. (1992). Eye movement desensitization: A critique of the evidence. *Journal of Behavior Therapy and Experimental Psychiatry, 23*, 169–174.

Institute of Medicine of the National Academies, Committee on Treatment of Post-traumatic Stress Disorder, Board on Population Health and Public Health Practice. (2008). *Treatment of posttraumatic stress disorder: An assessment of the evidence.* Washington, DC: National Academies Press.

Ironson, G., Freud, B., Strauss, J. L., & Williams, J. (2002). Comparison of two treatments for traumatic stress: A community-based study of EMDR and prolonged exposure. *Journal of Clinical Psychology, 58,* 113–128.

Jaberghaderi, N., Greenwald, R., Rubin, A., Zand, S. O., & Dolatabadi, S. (2004). A comparison of CBT and EMDR for sexually abused Iranian girls. *Clinical Psychology and Psychotherapy, 11,* 358–368.

Jacobson, N. S., Dobson, K. S., Truax, P. A., Addis, M. E., Koerner, K., Gollan, J. K., et al. (1996). A component analysis of cognitive-behavioral treatment for depression. *Journal of Consulting and Clinical Psychology, 64,* 295–304.

Jarero, I., Artigas, L., & Hartung, J. (2006). EMDR integrative group treatment protocol: A postdisaster trauma intervention for children and adults. *Traumatology, 12*(2), 121–129.

Kavanagh, D. J., Freese, S., Andrade, J., & May, J. (2001). Effects of visuospatial tasks on desensitization to emotive memories. *British Journal of Clinical Psychology, 40,* 267–280.

Koch, E. I., Spates, C. R., & Himle, J. A. (2004). Comparison of behavioral and cognitive behavioral one-session exposure treatments for small animal phobias. *Behaviour Research and Therapy, 42,* 1483–1504.

Kuiken, D., Bears, M., Miall, D., & Smith, L. (2001–2002). Eye movement desensitization reprocessing facilitates attentional orienting. *Imagination, Cognition and Personality, 21,* 3–20.

Lee, C., Gavriel, H., Drummond, P., Richards, J., & Greenwald, R. (2002). Treatment of PTSD: Stress inoculation training with prolonged exposure compared to EMDR. *Journal of Clinical Psychology, 58,* 1071–1089.

Lee, C., Taylor, G., & Drummond, P. (2006). The active ingredient in EMDR: Is it traditional exposure or dual focus of attention? *Clinical Psychology and Psychotherapy, 13,* 97–107.

Marcus, S. V., Marquis, P., & Sakai, C. (1997). Controlled study of treatment of PTSD using EMDR in an HMO setting. *Psychotherapy: Theory, Research, Practice and Training, 34,* 307–315.

Marcus, S. V., Marquis, P., & Sakai, C. (2004). Three- and 6-month follow-up of EMDR treatment of PTSD in an HMO setting. *International Journal of Stress Management, 11,* 195–208.

National Institute for Clinical Excellence. (2005). *Posttraumatic stress disorder: The management of PTSD in adults and children in primary and secondary care.* London: Royal College of Psychiatrists.

Oras, R., Cancela de Ezpeleta, S., & Ahmad, A. (2004). Treatment of traumatized refugee children with eye movement desensitization and reprocessing in a psychodynamic context. *Nordic Journal of Psychiatry, 58,* 199–203.

Öst, L.-G., Thulin, U., & Ramnerö, J. (2004). Cognitive behavior therapy vs. exposure *in vivo* in the treatment of panic disorder with agrophobia. *Behaviour Research and Therapy, 42,* 1105–1127.

Pitman, R., Orr, S., Altman, B., Longpre, R., Poire, R., & Macklin, M. (1996). Emotional processing during eye movement desensitization and reprocessing therapy of Vietnam veterans with chronic posttraumatic stress disorder. *Comprehensive Psychiatry, 37,* 419–429.

Power, K., McGoldrick, T., Brown, K., Buchanan, R., Sharp, D., Swanson, V., et al. (2002). A controlled comparison of eye movement desensitization and reprocessing versus exposure plus cognitive restructuring versus waiting list in the treatment of posttraumatic stress disorder. *Clinical Psychology and Psychotherapy, 9,* 299–318.

Renfrey, G., & Spates, C. R. (1995). Eye movement desensitization: A partial dismantling study. *Journal of Behavior Therapy and Experimental Psychiatry, 25,* 231–239.

Rogers, S., Silver, S. M., Goss, J., Obenchain, J., Willis, A., & Whitney, R. L. (1999). A single session, group study of exposure and eye movement desensitization and reprocessing in treating posttraumatic stress disorder among Vietnam War veterans: Preliminary data. *Journal of Anxiety Disorders, 13,* 119–130.

Rothbaum, B. O., Astin, M. C., & Marsteller, F. (2005). Prolonged exposure versus eye movement desensitization and reprocessing (EMDR) for PTSD rape victims. *Journal of Traumatic Stress, 18,* 607–616.

Rubin, A., Bischofshausen, S., Conroy-Moore, K., Dennis, B., Hastie, M., Melnick, L., et al. (2001). The effectiveness of EMDR in a child guidance center. *Research on Social Work Practice, 11*(4), 435–457.

Sack, M., Lempa, W., & Lamprecht, F. (2001). Study quality and effect sizes: A meta-analysis of EMDR-treatment for posttraumatic stress disorder. *Psychotherapie Psychosomatik Medizinische Psychologie, 51*(9–10), 350–355.

Sanders, D., & Haines, A. (2006). Implementation research is needed to achieve international health goals. *Public Library of Science: Medicine, 3,* 719–722.

Seidler, G. H., & Wagner, F. E. (2006). Comparing the efficacy of EMDR and trauma-focused cognitive behavioral therapy in the treatment of PTSD: A meta-analytic study. *Psychological Medicine, 6,* 1–8.

Servan-Schreiber, D., Schooler, J., Dew, M. A., Carter, C., & Bartone, P. (2006). Eye movement desensitization and reprocessing for posttraumatic stress disorder: A pilot blinded, randomized study of stimulation type. *Psychotherapy and Psychosomatics, 75,* 290–297.

Shapiro, F. (1989a). Efficacy of the eye movement desensitization procedure in the treatment of traumatic memories. *Journal of Traumatic Stress Studies, 2,* 199–223.

Shapiro, F. (1989b). Eye movement desensitization: A new treatment for posttraumatic stress disorder. *Journal of Behavior Therapy and Experimental Psychiatry, 20,* 211–217.

Shapiro, F. (1995). *Eye movement desensitization and reprocessing (EMDR): Basic principles, protocols, and procedures.* New York: Guilford Press.

Shapiro, F., & Maxfield, L. (2002). Eye movement desensitization and reprocessing (EMDR): Information processing in the treatment of trauma. *Journal of Clinical Psychology, 58,* 933–946.

Sharpley, C. F., Montgomery, I. M., & Scalzo, L. A. (1996). Comparative efficacy of EMDR and alternative procedures in reducing the vividness of mental images. *Scandinavian Journal of Behaviour Therapy, 25,* 37–42.

Sherman, J. J. (1998). Effects of psychotherapeutic treatments for PTSD: A meta-analysis of controlled clinical trials. *Journal of Traumatic Stress, 11,* 413–435.

Soberman, G. B., Greenwald, R., & Rule, D. L. (2002). A controlled study of eye movement desensitization and reprocessing (EMDR) for boys with conduct problems. *Journal of Aggression, Maltreatment and Trauma, 6*(1), 217–236.

Taylor, S., Thordarson, D. S., Maxfield, L., Fedoroff, I. C., Lovell, K., & Ogrodniczuk, J. (2003). Comparative efficacy, speed, and adverse effects of three PTSD treatments: Exposure therapy, EMDR, and relaxation training. *Journal of Consulting and Clinical Psychology, 71,* 330–338.

Tinker, R. H., & Wilson, S. A. (1999). *Through the eyes of a child: EMDR with children.*

New York: Norton.

van den Hout, M., Muris, P., Salemink, E., & Kindt, M. (2001). Autobiographical memories become less vivid and emotional after eye movements. *British Journal of Clinical Psychology, 40*, 121–130.

van der Kolk, B. A., Spinazzola, J., Blaustein, M. E., Hopper, J. W., Hopper, E. K., Korn, D. L., et al. (2007). A randomized clinical trial of eye movement desensitization and reprocessing (EMDR), fluoxetine, and pill placebo in the treatment of post-traumatic stress disorder: Treatment effects and long-term maintenance. *Journal of Clinical Psychiatry, 68*, 37–46.

Van Etten, M. L., & Taylor, S. (1998). Comparative efficacy of treatments for post-traumatic stress disorder: A meta-analysis. *Clinical Psychology and Psychotherapy, 5*, 126–144.

Vaughn, K., Armstrong, M. S., Gold, R., O'Connor, N., Jenneke, W., & Tarrier, N. (1994). A trial of eye movement desensitization compared to image habituation training and applied muscle relaxation in post-traumatic stress disorder. *Journal of Behavior Therapy and Experimental Psychiatry, 25*, 283–291.

Veteran Administration/Department of Defense Clinical Practice Guideline Working Group. (2003). *Management of post-traumatic stress.* Washington, DC: Veterans Health Administration, Department of Veterans Affairs and Health Affairs, Department of Defense.

Waller, S., Spates, C. R., & Mulick, P. (2000). *A meta-analysis of leading psychological interventions for PTSD: The effect of selected moderator variables.* Paper presented at the 3rd International Conference of Traumatic Stress, Melbourne, Australia.

Wilson, D. L., Silver, S. M., Covi, W. G., & Foster, S. (1996). Eye movement desensitization and reprocessing: Effectiveness and autonomic correlates. *Journal of Behavior Therapy and Experimental Psychiatry, 27*, 219–229.

Zayfert, C., Becker, C. B., & Gillock, K. L. (2002). Managing obstacles to the utilization of exposure therapy with PTSD patients. In L. VandeCreek & T. L. Jackson (Eds.), *Innovations in clinical practice: A source book* (Vol. 20, pp. 201–222). Sarasota, FL: Professional Resource Press.

Zayfert, C., & Black, C. (2000). Implementation of empirically supported treatment for PTSD: Obstacles and innovations. *Behavior Therapist, 23*, 161–168.